医生
教你别掉“坑”里

YISHENG JIAO NI BIE DIAO “KENG” LI

田军章　瞿红鹰　主编

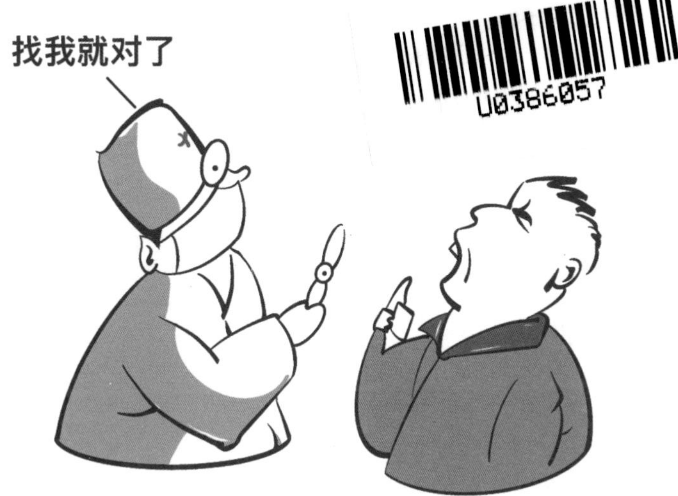

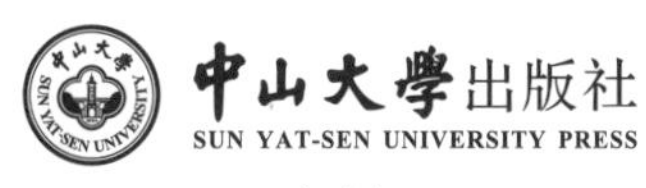

· 广州 ·

图书在版编目（CIP）数据

医生教你别掉“坑”里/田军章，瞿红鹰主编．—广州：中山大学出版社，2021.6
ISBN 978-7-306-07237-5

Ⅰ.①医…　Ⅱ.①田…②瞿…　Ⅲ.①疾病—诊疗—基本知识　Ⅳ.①R4

中国版本图书馆CIP数据核字（2021）第123568号

出 版 人：王天琪
策划编辑：熊锡源
责任编辑：熊锡源
封面设计：曾　斌
责任校对：张陈卉子
责任技编：何雅涛
出版发行：中山大学出版社
电　　话：编辑部 020-84113349，84111997，84110779
　　　　　发行部 020-84111998，84111981，84111160
地　　址：广州市新港西路135号
邮　　编：510275　　传　　真：020-84036565
网　　址：http://www.zsup.com.cn　E-mail：zdcbs@mail.sysu.edu.cn
印 刷 者：广州市友盛彩印有限公司
规　　格：787mm×1092mm　1/16　28.00印张　550千字
版次印次：2021年6月第1版　2021年6月第1次印刷
定　　价：68.00元

编　委　会

林岱华　林周胜　林炎玲　林晓霓　欧阳振波　欧栓机

罗宇荣　罗婧龙　周建群　郑　权　郑少玲　钟　启

姜　敏　秦　思　黄　呈　黄正平　黄志祥　黄晓青

黄锦萍　黄翠英　龚金如　梁　婕　梁嘉豪　童　赟

曾维波　温建燔　谢楚珊　简丽梅　詹琴琳　蔡嘉惠

谭友平　潘　霞　魏　峰　魏佳雪

序

医病的过程是医患双方结成同盟，以患者为中心、以医生为主导，共同努力战胜疾病、恢复健康的过程。这不仅要求医生有精湛的技术，也需要患者了解必要的医学知识，在治疗的过程中积极配合，以达到更好的疗效。

《医生教你别掉“坑”里》是一本由广东省第二人民医院（简称“省二医”）编写的医学科普图书，书中收录了很多医患之间的日常对话。实际上，这样的情景在日常诊疗中每天都在发生，有时候囿于权威医疗咨询获取渠道的局限，人们通常会在网络上找答案，而网络上的医疗信息鱼龙混杂、真假难辨，患者易被误导。本书针对现代常见病，以答疑的方式回应患者的问题，比如，针对尿酸过高时的生活饮食习惯问题，便有好几篇文章。

我们注意到，非急诊患者在就诊前会向患过类似疾病的亲友了解就诊情况；就诊后，住院患者与病房病友之间的交流非常多，频次远胜于同医护人员的交流。虽然这是医疗过程中的常见现象，但我们不应忽视其中存在的价值与风险。这些现象提示我们，患者在治疗过程中会受到病友的影响，会被他人的健康知识所左右。如果病友热心的答疑是正确的，当然有助于诊疗的完成；可一旦他们的答疑不完全正确，将会给诊疗带来意想不到的困难。我们没有办法阻止病友之间的交流，只能帮助他们获得更多更科学的健康知识。因此，提高大众的医学知识水平，优化全社会的健康传播环境，是科学诊疗的要求，也是我们医护人员的责任。

本书中的部分内容曾在省二医的微信公众号上发表过，现在又配备了简明生动的插图及幽默诙谐的小林漫画，为读者的阅览增加了趣味性。本书内容老少咸宜，用简明生动的语言，深入浅出地讲解最常见的健康知识，涵盖内科、外科、妇产科、儿科、皮肤科、中医科等学科知识，几乎每篇都在强调“早发现、早诊断、早治疗”的健康理念，帮助人民群众增强健康意识，增加健康知识。

习近平总书记在全国卫生与健康大会上强调：要倡导健康文明的生活方式，树立大卫生、大健康的观念，把以治病为中心转变为以人民健康为中心，建立健全健康教育体系，提升全民健康素养，推动全民健身和全民健康深度融合。在建党百年之际，省二医以医学科普图书为抓手，通过塑造良好的医学文化和健康传播氛围，提高患者在就诊前后的健康知识素养，以星火燎原和春风化雨的方式促进以病患为中心的健康传播向更加科学、有效、细致的方向落到实处。希望省二医将此项工作继续下去，也希望更多医院的医师们在力所能及的条件下，加入健康知识科普行列，创造健康传播的良好氛围，共同推动健康中国建设。

是为序。

姚志彬

2021 年 6 月

前　言

习近平总书记高度重视“健康中国”建设，多次发表重要讲话，实施“健康中国”战略，为人民群众提供全方位、全周期健康服务。在广大医务工作者的不懈努力下，中国卫生健康事业取得显著成绩，医学科学技术发展日新月异，许多以前的不治之症得到有效治疗甚至治愈，慢性病已经得到有效防治。但是，医学仍然给人一种深奥复杂的感觉，科学健康知识的普及还任重道远；网络上又充斥大量的伪医学信息，患者遇到疾病时往往听信“谣言”，一不留神就掉进“坑”里。因此，广东省第二人民医院发起了科普征文活动，我院一批志同道合的临床医师自发地将容易被误解的医学知识以科普的方式撰写成书，以传播正确的医药健康知识，并庆祝党的100岁生日。

我院历来有重视科普文章创作的氛围，近年来在医院的大力支持与推动下，涌现出一批热衷于健康知识普及和传播的医务人员，他们或出版医学科普图书，或善用网络新媒体向大众推广科普知识。本书均选自他们的未公开发表的精华文章，共150篇，充分贴合群众需求，去芜存菁，几经易稿。本书分14章，按照“从头到脚”的顺序编排，方便查找；涵盖内科、外科、妇产科、儿科、皮肤科、中医科等几大领域，内容全面；各篇适当辅以真实案例，方便理解。本书是一部医学科普读本，既有专业性与实用性，又有通俗性与趣味性，帮助大众真正认知健康，早预防、早发现、早治疗，提高生活质量，降低因病致贫等风险。“多一些科普，少一些悲剧”，相信读者读后一定会有所收获。

由于时间仓促，作者在编写过程中难免会有疏漏与不妥之处，敬请广大读者指出，以便在修订时做出修改。

时代在发展，社会将会需要更多的医学科普作品，医学科普也是省二医人“厚德精医”的使命。我们希望借此为科普教育事业尽绵薄之力，为健康中国建设贡献自己的力量！

编　者

2021年4月19日

目　录

第一章

从“头”开始

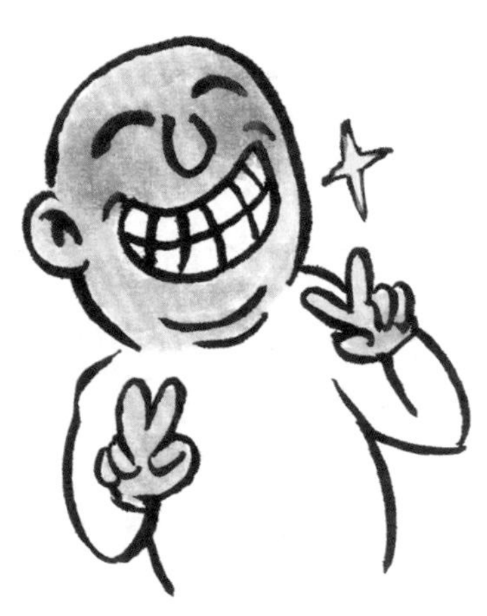

一定要保持笑容
不然这些年的牙都白刷了

“一年之计在于春，一日之计在于晨”，那么“一体之计”肯定是在于“头”了。头部是我们最重要的部位，不仅有身体的“总司令”——大脑，还有我们用来感受生活的眼、耳、口、鼻，更有我们想不断追求美丽的脸蛋儿。所以，本章把有关头部的常见疾病汇总，主要包括脑卒中（中风）、眩晕、耳鸣、面部过敏等内容。

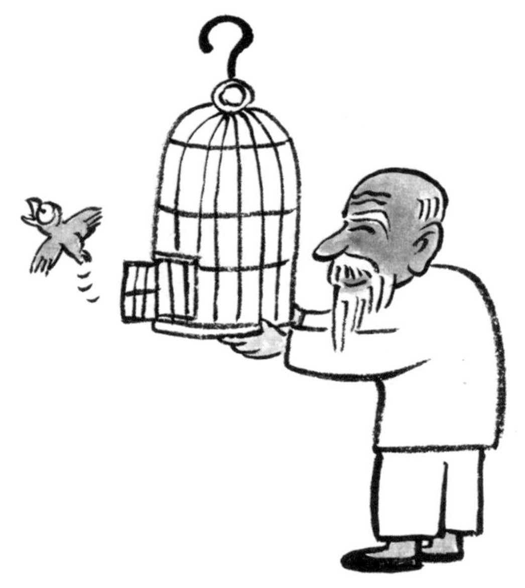

没认真年轻过
就该认真地老去

"痫"来无事，有法可治

"意识丧失，双眼上翻、四肢抽搐、口吐白沫"——这是我们印象中的癫痫，但是出现"发呆""做噩梦""乱蹦乱跳"，甚至"灵魂出窍"的情况，也有可能是癫痫发作！人们对癫痫都充满了恐惧，害怕癫痫患者发作时大吼大叫、手舞足蹈的样子，害怕他们脸色发青、口唇发紫的模样，害怕这种疾病会遗传、会传染，害怕得病后再也不能治愈、不能融入社会……

癫痫是脑部的疾病，其表现可以是脑部任何一种功能缺失的体现。我们对大脑的了解，据说和对宇宙的了解相差无几——目前还存在大片的空白区域。所以，现在我们来尝试了解一下癫痫。

什么是癫痫

癫痫是一种由多种病因引起的慢性脑部疾病，以脑神经元过度放电，导致反复性、发作性和短暂性的中枢神经系统功能失常为特征。癫痫在任何年龄、地区和种族的人群中都有发病，但儿童时期和老年时期是癫痫高发期。

癫痫的临床表现多种多样，大多数患者在不发作期间可完全正常，只在发作期表现为癫痫发作的相关症状，以抽搐、痉挛、昏厥等为主要症状，部分患者可表现为肢体麻木、针刺感、眩晕、面部及全身潮红、腹痛、反复搓手、脱衣、失神等。根据癫痫发作表现的不同，可以将癫痫发作分成多种类型，例如大发作、失神发作、强直发作等。有些癫痫发作很明显，如全身大发作（就是可以经常看到的四肢抽搐类型）；有些发作很轻微，不仔细观察很容易被忽略，如手部肌肉阵发性痉挛发作；还有些发作只有患者自己能感觉到，旁人无法感知，例如似曾相识感或视幻觉。

癫痫发作是具体的症状表现，而癫痫则是一种疾病层面上的概念。可以这样类比：某人最近感冒了，他表现为感冒样症状，如发热、鼻塞、咳嗽等。这时候，感冒相当于"癫痫"，是一种病名；感冒样症状相当于"癫痫发作"，是具体的表现。如患者表现反复的癫痫发作时，医生就可考虑下癫痫这一诊断了。

癫痫的发病情况

虽然大家对癫痫充满恐惧、难以启齿，但是癫痫却是神经科最常见的疾病之一，是继脑卒中之后的第二大常见神经疾病，是被世界卫生组织作为重点防控的神经、精神慢性病之一。

据世界卫生组织估计，全球大约有 5000 万癫痫患者，中国约有 900 万癫痫患者，其中约 600 万人是活动性癫痫患者，每年还新增癫痫患者约 40 万人。癫痫患者的死亡危险性为一般人群的 2 ～3 倍。

哪些人相对容易患上癫痫

出生时的低体重儿，出生后 1 个月内出现癫痫发作，先天脑结构异常，有脑外伤史、脑部缺氧史、颅内出血史，脑血管畸形、脑肿瘤、颅内感染（脓肿、脑炎及脑膜炎）、脑梗死、有脑瘫史，精神智能发育迟滞，脑创伤急性期出现癫痫发作，有癫痫或热惊厥的家族史，有持续时间较长的热惊厥史，阿尔茨海默病（老年性痴呆），有特殊用药史（如可卡因），等等。以上都是患癫痫的高危人群，若出现了疑似癫痫发作的情况，一定要去看医生。需注意的是，在已经患有癫痫的患者中，有相当一部分患者找不到上述任何因素。

怎样确诊是不是癫痫

我们要知道，并非所有的晕厥抽搐都是癫痫发作。有些人看到鲜血或听到噩耗时会晕倒，甚至还可能伴有抽动表现；有些人会因心律失常而晕厥或因血糖过低而变得头脑不清。但是，这些情况都不是癫痫发作。

明确什么情况是癫痫发作，是诊断癫痫的第一步。医生需要仔细了解发作的具体情况。例如，发作出现的背景如何？是在清醒还是睡眠状态下发作的？发作之前患者有无异常感觉（先兆）？发作时患者头脑是否清楚？有无面部或肢体的抽搐？是双侧对称抽搐还是只有一侧肢体抽搐？发作表现是如何演变的？发作持续了多长时间？发作后患者是什么状态？有无舌头咬伤或小便失禁？事后患者对发作有无记忆？有几种发作形式？各种发作的发生频率如何？引起发作的诱因是什么？判断某一个症状是否为癫痫发作需要很强的专业知识，应由专科医生来完成。作为患者和家属，首要的任务是尽可能地提供准确全面的发作病史、诊疗情况等信息。

什么时候需要到医院进行检查

第一次出现癫痫发作或长期接受治疗的癫痫患者发作次数增加，都需要立即至医院检查；长期治疗的患者若控制良好，每隔半年至 1 年要至医院复诊。根据情况完善以下检查：①脑电图，包括长程视频脑电图、门诊脑电图；②血液检查；③头部 MR；④PET－CT；⑤心理评估。

癫痫有哪些治疗方法

总体来说，癫痫的治疗方法有三种：药物治疗、外科治疗（包括神经调控）、生酮饮食。

（1）药物治疗：治疗癫痫的药物品种比较多，须根据发作类型、患者性别年龄、病因以及共患病等适当选择用药，如苯妥英钠、丙戊酸钠、卡马西平、左乙拉西坦等。

癫痫病患者是不是需要终身服药治疗呢？在医生指导下，如果保持 2 ～ 5 年无发作，许多患者是可以成功减停药物的，甚至停药后将来也不会复发。但同时也应看到，有大约 30% 的儿童和 30% ～ 65% 的成人患者会在停药后反复，可能需要长期服药。在打算减停药物之前，必须要和医生商量，根据具体情况来确定合理的减停药物方案，切忌突然停药。

（2）外科治疗：有约 30% 的癫痫患者经过规范的药物治疗，仍然不能控制癫痫发作，这种癫痫可称为药物难治性癫痫。这些患者可以选择外科手段治疗，包括手术评估后切除或毁损治疗、神经调控治疗（VNS、DBS、TMS 等）。

（3）生酮饮食是常应用于儿童药物难治性癫痫的一种非侵袭性手段，是通过高脂、低碳水化合物和适当蛋白质的饮食进行的饮食疗法。这一疗法用于治疗儿童难治性癫痫已有数十年的历史，虽然其抗癫痫的机理目前还不清楚，但是其有效性和安全性已得到公认。

对癫痫的错误认识

通过以上的解释，我们知道了癫痫的病因，也了解到癫痫病有很多治疗方法。但仍有不少人对这种疾病存在很多偏见和误解。

（1）癫痫是一种精神疾患吗？癫痫不是精神病。事实上，大多数癫痫患者没有任何的精神疾患。即使出现精神症状，也是发作性的、不持续的。不过，近些年的研究显示，癫痫患者可能更容易出现焦虑、抑郁和其他心境障碍性疾患。可能与癫痫的病因、发作累及的特殊脑区、抗癫痫药物的副反应、癫痫患者的特殊心理特征等有关。不过，即使出现了这些疾患，目前也有相应的有效控制手段。

（2）癫痫患者会有暴力或攻击倾向吗？没有证据表明癫痫患者比其他人群有更多的攻击行为或暴力倾向。人们常把发作当时或发作刚结束时患者的某些表现误认为是"暴力或攻击"行为。例如，在发作时患者的表情令人恐惧，他们喊叫、抱住旁边的人等，在发作刚结束时站起来乱跑、被阻止时做出躁动不安或打人的动作等。其实，这些表现仅仅是由于发作导致意识朦胧状态下的一种不自主行为，是发作本身表现或发作后状态的一部分，不是患者的主观意愿。应该强调，癫痫发作一般是简单动作的重复，很少有目的性很强的行为。认为"癫痫患者什么事都可能做"，甚至会实施暴力或杀人，是错误的认识。

（3）癫痫患者的智力发育低下吗？某些人认为，癫痫患者智力发育是迟滞的，但这一观点是错误的。如同其他人群一样，癫痫患者中既有比较聪明的，也有智力低下的，但大多数癫痫患者智力正常，他们有能力过正常人的生活。当然，少数癫痫患者的病因可能是严重脑部损伤，例如，有出生时缺氧窒息史、严重脑炎或头部外伤史，这些基础病本身就导致患者的精神智能障碍，进而会影响日常生活。

遇上癫痫发作怎么办

我们也许会遇上一些癫痫发作的情况，这时知道要怎么做吗？许多人在看见患者犯病时会惊慌失措，不知该如何处理。其实处理措施并不复杂，有下面一些注意事项：

（1）保持镇定，不要害怕。

（2）防止患者受伤。例如，把患者搬离水池旁、高处、楼梯处，帮助其摘下眼镜，移开患者附近的尖锐物体，在患者身体下面垫上柔软物体等；如果患者在站立时发作，应扶助和引导患者，防止患者突然倒地或走向危险地段等。

（3）在患者抽搐时，不要试图按住患者身体。

（4）不要往患者口中放任何物体，不要试图喂水、喂药和喂食其他食物；尤其不要将手指放到患者口中。

（5）注意发作持续了多长时间。如果发作持续不停止（大于5分钟），应立即呼叫急救车。

（6）发作结束后，许多患者头脑并不马上清醒，由于口中有许多分泌物或有可能出现呕吐，为防止患者窒息或误吸，可以把患者搬成侧卧位姿势或者将头向一侧偏转，便于口中物体引流出来。

（7）等待患者清醒后再离开（一般需要5～10分钟），或帮助其联系家属。

（8）在患者发作时，如果有可能，可以用手机等及时联系患者家属或医生，在他们的指导下进行操作。

绝大多数癫痫发作在1～2分钟后就会自行停止，旁人是无法采取措施中止发作的。采取按压人中穴位等方法是无效的，所能做的就是在保证患者安全的情况下等待发作结束。如果发作持续不停，应及时呼叫急救车，以便尽快应用药物来中止发作。

癫痫病因非常复杂，关于癫痫还有很多知识都不容易被广大群众理解，但是了解癫痫是什么病、消除对癫痫患者的误解、让他们融入社会是完全可以做到的。正确学习如何帮助癫痫发作的患者，避免患者受到二次损伤，更是简单易学的"重中之重"。

击倒拳王的帕金森病

1981 年 12 月 11 日，阿里在最后一场比赛后宣布退役。在 20 年的时间里 22 次获得重量级拳王称号，风光无限的阿里本应过上奢华享乐的生活，但不幸的是，他在之后患上了帕金森病。1996 年亚特兰大奥运会，阿里点燃主火炬，当时的他已经双手抖动、肢体僵硬、表情僵硬——这些就是帕金森病的典型症状。2016 年 6 月 3 日，穆罕默德·阿里在凤凰城当地医院病逝，享年 74 岁。究竟什么是帕金森病呢?

什么是帕金森病

帕金森病又称特发性帕金森病，也称为震颤麻痹，是中老年人常见的神经系统变性疾病，也是中老年人最常见的锥体外系疾病。65 岁以上人群患病率为 1%，随年龄增高，男性稍多于女性。

帕金森病的病因与发病机制十分复杂，目前认为它是遗传因素、环境因素、年龄老化等多因素交互作用所致。目前尚无有效的预防措施阻止疾病的发生和进展，所以控制疾病的发展是很重要的。

帕金森病有什么症状

帕金森病的症状并不是仅有手抖，还会出现一系列运动症状与非运动症状。

（1）运动症状，可以有运动迟缓、静止性震颤、肌强直、姿势步态异常、面具脸、小写症等，症状常开始于一侧的上肢，逐渐波及同侧下肢，再波及对侧的上肢及下肢。

（2）非运动症状，可以表现为情绪低落、焦虑、抑郁、淡漠、认知功能障碍、睡眠障碍等，认知功能障碍可在 83% 的患者中发生，有睡眠障碍和淡漠症状的患者超过 60%。有些患者会发生便秘、尿频尿急、勃起功能障碍等自主神经功能紊乱的症状，有的出现嗅觉减退或丧失等感觉神经障碍的症状，还可能发生体位性低血压、视物模糊、出汗异常等。

帕金森病的非运动症状可能比运动症状更加突出，或早于运动症状出现，并随着病情进展而逐渐加重，给患者的生活带来很大的影响。

帕金森病离我们很遥远吗

并不！目前我国 65 岁以上人群的帕金森患病率为 1.7%，我国现在约有 300 多万帕金森病患者，占据全世界帕金森病患者的近一半。由于帕金森病起病隐匿，病程进展缓慢，对人类健康和生活质量造成严重影响，已成为我国老年人死亡的最常见病因之一。

得帕金森病后能治好吗

很遗憾，帕金森病目前不能治愈，但通过规范的药物治疗，并配合运动和康复训练、心理辅导以及社会支持，早期的帕金森病患者可以得到良好的治疗效果甚至恢复工作能力；中晚期的帕金森病患者也可以通过手术治疗重新获得良好的药物治疗效果。经过规范治疗的帕金森病患者，其寿命已经与正常人无明显差异。

帕金森病的药物治疗

帕金森病药物治疗的目标有两个，即有效改善症状，提高生活质量。

案例一：目前治疗帕金森病的药物有复方左旋多巴（如美多芭、息宁）、多巴胺受体激动剂（如泰舒达、森福罗）、MAO－B 抑制剂（如司来及兰、雷沙吉兰）、COMT 抑制剂（如恩他卡朋），及促多巴胺释放的金刚烷胺抗胆碱药物等。帕金森病治疗用药宜从小剂量开始逐渐加量，尽可能以小剂量达到满意效果。在遵循一般原则的同时也应根据患者的病情、年龄、职业及经济状况等因素个性化定制方案。

案例二：药物治疗时不仅要控制症状，也应尽量避免药物副作用和运动障碍并发症的发生。

当帕金森病患者最初使用抗帕金森病药物治疗时，药效通常可维持一整天。随着疾病的进展，患者会发现药物起效时间不能维持到下一次服药时间，这种现象称为“疗效减退”。当药物疗效减退时，震颤、动作缓慢和行走困难等帕金森病症状会复现。再次服用药物后，症状再次缓解。症状控制好的时期称为“开期”；症状不佳的时期，称为“关期”。

当患者出现扭动、扭转等不自主运动，这种现象称为运动障碍（异动症）。当出现异动症时，往往是药物剂量偏大的信号。如果只是轻度的不自主运动，减少药物后又使帕金森病病情加重，则可以维持原治疗不变。如果异动症很明显，可以适当减少多巴胺类药物的量和应用多巴胺受体激动剂。如果异动症是严重的，影响到了生活自理，经过药物的调整也不能解决，可以考虑行外科手术治疗。

简而言之，在帕金森病专科医生制定的诊疗计划治疗下，患者跟家属需要建立慢性疾病、长期坚持治疗、定期复诊的意识，方可达到治疗目的。

帕金森病手术治疗

由于科技的发展，中晚期的帕金森病患者目前也得到了一项十分有效的手术治疗方法——脑深部电极置入术。这项技术的诞生造福了很多有一定经济能力的帕金森病患者，这也是神经外科医生与神经内科医生联手取得神奇疗效的"黑科技"。我们来看看两个帕金森病患者的经历，就比较容易理解这个"黑科技"了。

案例一：58 岁的曹先生，7 年前因"肢体震颤伴动作迟缓"去看医生，被诊断为帕金森病。之后曹先生就坚持服用抗帕金森病药物进行治疗。开始几年，药物控制都很理想，但近两年，曹先生感觉药物能够发挥作用的时间很短，同时还会有情绪的亢奋，肢体不自主扭动。服药 1 个多小时后，再次出现下肢沉重、肢体僵硬、难以行走的情形，多次药物调整后症状仍反反复复。经过评估，曹先生已经出现了明显的症状波动和异动症。因为多次药物调整都难以有满意的疗效，主诊医生建议手术治疗，并根据曹先生的情况使用最常见的丘脑底核（STN）作为手术靶点。曹先生接受了 STN－DBS 的植入并恢复了自如的生活，同时，抗帕金森病的药物量明显地减少了许多。

案例二：58 岁的杜女士，因"动作迟缓伴情绪低落"，6 年前被确诊帕金森病。同样，杜女士出现了药物疗效逐渐减退的现象。杜女士长期心情悲观，对疾病治疗没有多大的信心了。为了帮助杜女士走出困境，经过一系列生理、心理的术前评估，医生给杜女士选择了另外一个靶点，进行了 Gpi－DBS 的植入。术后开机和程控之后，虽然杜女士还是服用一样的药物，但整个情绪与手术前明显不一样，每天都能接送孙子上学，享受天伦之乐。

对长期药物治疗疗效减退或出现异动症药物难以改善的患者，手术是一个很好的治疗方法。虽然手术依旧不能根治疾病，术后仍要服用药物，但是可以减少药物的用量。具体手术靶点应如何选择，就要根据不同的情况综合考虑，要依靠神经外科医生的专业技术来判断。

"帕友"别怕，送您非药物治疗的小锦囊

张大爷从 5 年前就出现手部抖动、走路变慢的情况。近两年来，他又得了一个好像电视里"慢镜头"的怪病，比如他说话的声音越来越轻，写字越写越小，吃一口饭需要吞咽近 1 个小时。张大爷就诊后发现，自己原来患的是帕金森病，而且已经到了中晚期。经过药物及非药物系统治疗，张大爷惊喜地发现自己手不抖了，说话响亮了，走路也快起来了。帕金森病的药物治疗是基石，而帕金森病患者的非药物治疗也贯穿疾病的始终，对改善生活质量起到关键作用。那么，帕金森病的非药物治疗到底是什么？接下来，一起了解经颅磁刺激技术以及认知功能训练、体能康复锻炼和音乐治疗等治疗方法。

什么是经颅磁刺激

经颅磁刺激（TMS）（图 1）是一种无痛、无创的绿色治疗方法。它利用交变磁场作用于中枢和外周神经系统（主要是大脑），产生感应电流、影响脑皮层代谢和神经电活动，从而达到一定的生理学效应。经颅磁刺激对于帕金森病患者步态障碍、动作迟缓、睡眠障碍及情绪低落均有良好的临床效果。

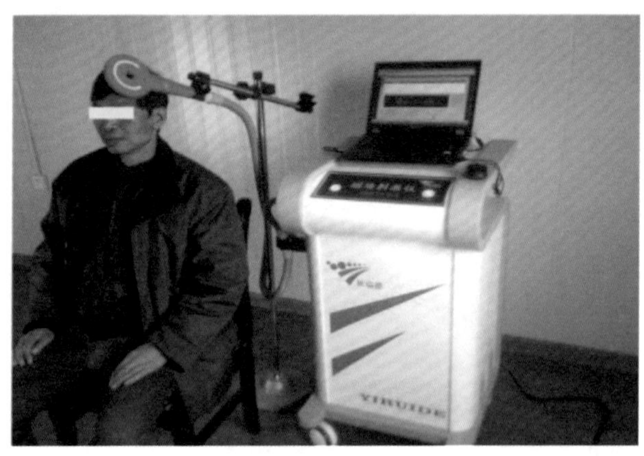

图 1　经颅磁刺激（TMS）

认知功能训练

认知功能训练可通过进行注意力、视空间能力、回忆、词语流畅性、定向力、抽象、推理及功能性任务的练习，提高认知功能。训练内容包括识记结识的人物姓名、养成记录笔记的习惯和记住更多日常的行程等。

帕金森病患者适合哪些体育康复锻炼

适合帕金森病患者的体能锻炼有太极、瑜伽、跑步、康复体操、渐进式的抗阻力力量锻炼、爱尔兰椅子舞练习和探戈舞蹈练习等（图2）。总体原则是在保证安全（防止跌倒）的基础之上进行异常姿势的纠正，从而提高平衡能力；增加肌力耐力，从而提高步行能力；通过伸展、拉伸和扭转的动作，改善呼吸功能，增加关节活动度，改善躯干的柔韧性。

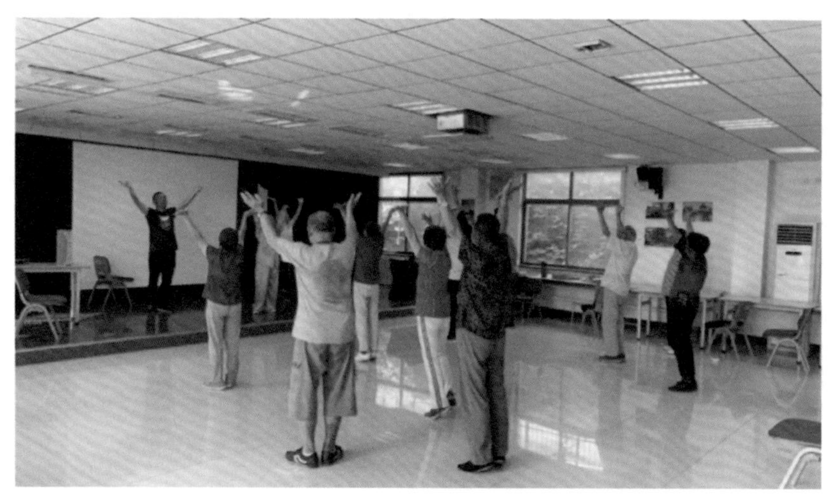

图2　帕金森病患者体育康复锻炼

帕金森病患者如何进行音乐治疗

音乐康复疗法即在康复治疗师的指导下让患者每天聆听旋律优美协调的古典音乐、民族音乐，随后组织患者集体歌唱，选择以老年人喜闻乐见的中文经典、革命歌曲和节奏欢快的歌曲为主，每次1小时，每周5次。一位来自美国的帕金森病患者，在2003年确诊患帕金森疾病后病情逐渐发展，并出现腿痉挛、行走困难等障碍，后来在洗澡时跌倒受伤。偶然地，音乐带给她奇迹和希望。如果她想走快点，就播放布鲁斯的摇滚歌曲《诞生在美国》；如果想减缓脚步，就播放皇后乐队的《我们是冠军》。

"帕友"们生活管理注意事项

（1）合理饮食：多食用富含纤维素和易消化的食物，多食用新鲜蔬菜、水果，多饮水，多食用富含酪氨酸的食物如瓜子、杏仁、芝麻、脱脂牛奶等可促进脑内多巴胺的合成，适当控制脂肪的摄入；服用美多芭前后1.5小时内不能摄入含有蛋白质的食物，因为蛋白质可与左旋多巴竞争而影响药效。

（2）穿着：选择容易穿脱的拉链衣服及开襟在前、不必套头的衣服。尽量穿不用系鞋带的鞋子，避免穿橡胶底的鞋子，防止鞋子抓地时向前倾倒。

（3）洗浴：在浴盆内或淋浴地板上铺上防滑垫；可准备一张矮凳，以便让患者坐着淋浴。长握把的海绵、洗浴用的手套等有助于患者洗浴。使用纸杯或塑料杯刷牙。

（4）进餐：细嚼慢咽，在患者的碗和盘子下放一块橡皮垫防滑。

（5）预防便秘：鼓励患者增强运动，多饮水，多食用富含纤维素的食物如蔬菜、水果等，必要时才用通便药物。

想要提高“帕友”们的生活质量，合理、个体化的用药方案至关重要，也离不开物理疗法、体育锻炼、音乐治疗等非药物治疗手段和积极正确的生活管理。亲爱的“帕友”们，请收下这份快乐锦囊。保持乐观向上的生活态度对疾病的控制大有益处！

脑梗死的预兆——短暂性脑缺血发作

62 岁的李叔叔 1 个月前晨起时，突然左手乏力、发麻，持续几分钟后完全缓解。第 2 天再次出现同样症状，持续大概 20 分钟后完全缓解，无遗留任何不适。李叔叔以为是工作劳累引起的，并没有重视。次日凌晨 1 点起身小便时突发左手左脚乏力、步态不稳、口角歪斜、讲话不清。至医院就诊行脑血管检查发现，右侧大脑中动脉 M1 段闭塞，头颅磁共振提示右侧基底节区脑梗死。原来反复出现短暂性手麻、乏力是脑梗死的预警信号，李叔叔没有及时发现并就医，导致错过了最佳治疗时机，只能接受瘫痪的事实。

据统计，短暂性脑缺血发作后，50% 患者 5 年之内至少发生 1 次脑梗死；如果诊断或治疗不及时，其中 10% 脑梗死发生在短暂性脑缺血发作 90 天之内。短暂性脑缺血发作是一个脑梗死的预兆，千万要引起重视，避免在发生脑梗死时才后悔莫及。

什么是短暂性脑缺血发作

短暂性脑缺血发作是神经内科临床急症、重症，是局部脑或视网膜缺血所致的、未发生脑梗死的短暂性神经功能障碍，临床症状一般不超过 1 小时，最长不超过 24 小时。

短暂性脑缺血发作有哪些症状

（1）眼前发黑：突然出现眼前发黑，看不见东西，数秒钟或数分钟即恢复，还伴有恶心、呕吐、头晕及意识障碍。

（2）视物模糊：表现为短暂性视力障碍或视野缺损，多在 1 小时内自行恢复。

（3）持物落地：是指自己手拿物品时，头转向一侧，突然感觉手臂无力，物品落地，1 ～ 2 分钟后完全恢复。

（4）一侧面部或上下肢突然感到麻木、软弱无力，嘴歪，流口水。

（5）突然感到眩晕，摇晃不稳。

（6）突然出现说话困难，或听不懂别人的话。

（7）突发跌倒：下肢突然无力而跌倒，很快自己站起。

（8）短时间记忆丧失：对时间、地点分辨不清，交谈、写字能力正常，数小时后完全好转。

短暂性脑缺血发作好发于哪些人群

短暂性脑缺血发生高危因素同脑梗死一样，主要与高血压、高血脂、高血糖及心房纤颤、吸烟、饮酒有关。多在体位改变，活动过度、颈部突然转动或屈伸等情况下发病。

发生短暂性脑缺血发作症状该怎么办

建议立即就诊，当天完成头颅 CT 或磁共振初始检查项目。为进一步明确短暂性脑缺血发作的病因，还需要进行动态心电图、心脏彩超、脑血管造影等检查。

短暂性脑缺血的治疗方法

在医生的指导下进行抗血小板治疗、抗凝治疗、扩容治疗，发展为脑梗死的患者尽快行溶栓治疗或血管内介入治疗。

短暂性脑缺血发展临床常表现为一过性视力模糊、语言障碍、肢体无力等，大多数病人持续少于 1 小时。如未进行及时有效的识别、诊断和干预会进一步发生脑梗死，造成患者神经功能缺损，严重者可危及患者生命。如有短暂性脑缺血发作，应尽早去神经内科专科进行检查治疗，防止发生脑梗死。即使未发生，也应及早识别危险因素、做好预防。

脑卒中，是谁在从中作梗

我们常常听说有的人昨天还在正常工作，今天就突然倒下并失去意识，被救护车送到医院。虽然经过抢救治疗捡回一条命，但是手脚却不再灵活，或者卧床不起，从而改变了个人和整个家庭的工作和生活，这就是一个典型的脑卒中的例子。早在2400多年前，医学之父希波克拉底就认识到了脑卒中，将其描述为"猝不及防的瘫痪"。随着现代医学的发展，我们对脑卒中的认识日渐深刻。那么，脑卒中究竟是什么？

什么是脑卒中

脑卒中又称"中风""脑血管意外"，是一种急性脑血管疾病，是由于脑部血管突然破裂或因血管阻塞导致血液不能流入大脑而引起脑组织损伤的一种疾病，包括缺血性卒中和出血性卒中。其中，缺血性卒中占脑卒中总数的60%～70%。患者年龄多在40岁以上，且男性多于女性。全国每年死于脑卒中的患者高达196万，残疾率更是高达70%，具有典型的"三高"特点，即发病率高、死亡率高和致残率高。

什么人易患脑卒中

如此可怕的脑卒中容易盯上什么样的人群呢？这就要来说说脑卒中的高危因素了。除了年龄这一不可避免的因素外，不良的生活习惯，如吸烟、酗酒、熬夜等会大大增加患脑卒中的风险。此外，冠心病、高血压、高血脂、糖尿病等基础疾病较多的患者也是易患脑卒中的高危人群。

脑卒中会有哪些表现

脑卒中最常见症状为一侧脸部、手臂或腿部突然感到无力，跌倒甚至昏迷、不省人事。其他症状包括：突然出现一侧脸部、手臂或腿麻木或突然发生口眼歪斜、半身不遂；神志迷茫，说话或理解困难；单眼或双眼视物困难；行路困难、眩晕、失去平衡或协调能力；无原因的严重头痛；昏厥；等等。

国际"FAST"法则可以帮助大家快速识别脑卒中的发生：

F（Face）：是否能够微笑？是否感觉一侧面部无力、歪斜或者麻木？

A（Arm）：是否能顺利举起双手？是否突然感觉一侧肢体没有力气？

S（Speech）：能否流利对答？是否说话困难或言语含糊不清？

T（Time）：如果上述三项有一项存在，请您立即拨打急救电话120。时间就是大脑，少一分延误，多一分康复。

中国版简单的“中风 1－2－0”中风识别法：

“1”：看一张脸，面部出现不对称，口角歪斜，尤其是微笑时两边弧度不一致。

“2”：查看两只胳膊，平行举起时有单侧无力。

“0”：聆听患者语言，言语不清、表达困难，连基础的短句都无法准确表达。

如何预防脑卒中

（1）避免过度劳累、情绪激动、环境杂乱，生活有规律。

（2）低盐低脂饮食，戒烟酒，控制体重，控制血压、血脂、血糖、同型半胱氨酸等。

（3）防治腹泻、脱水等，避免血黏度增加、血容量过低，保持大便通畅。

（4）防治心脏病、颈动脉狭窄等疾病。

近年来，随着慢性高血压、糖尿病、高血脂患者的增多，脑梗死、脑出血等脑血管疾病发病率越来越高，如何从微小症状判定疾病的发生、发展、预后，做好高危患者的管理至关重要。

脑卒中的急救常识

（1）脑卒中的黄金时间窗：在发病 4.5 小时内得到救治。

（2）将患者放平，仰卧位，去枕平卧，头偏向一侧。

（3）在没有确诊前，切勿给患者服用任何药物。

（4）立即拨打 120，简单说明情况，让急救医生做好抢救准备。不要选择自驾车或出租车转运。

脑卒中的恢复治疗

多项研究发现，脑卒中治疗最大的获益在脑卒中后的前 3 个月。

（1）康复关键期需积极药物治疗改善脑血液循环。脑血液循环的改善是一个缓慢的过程。在脑卒中后的前 3 个月，每天坚持使用改善脑血液循环的药物，才能最大限度地促进血管新生，恢复缺血部位的血液供应，使丧失的功能逐渐恢复。改善脑血液循环的常用药物如下（具体药物需要医生的指导下服用）。

抗血小板药：长期服用抗血小板药物，可以有效防止血小板聚集，预防血栓形成，常用药为阿司匹林、氯吡格雷。

抗凝药：房颤患者容易引起脑卒中的发生，抗凝药可有效预防心源性栓塞。

开放侧支循环药物：急性缺血性脑卒中的治疗，除了恢复脑部大血管再通，还要建立侧支循环，弥补脑部的供血不足。常见用药为丁苯酞等，坚持使用可有效改善预后。

（2）康复关键期需积极控制与脑卒中相关的基础疾病。

高血压：合理选用降压药，在患者可耐受的情况下，最好能将血压降至 140/90 mmHg 以下。密切监测血压水平。

脂代谢异常：服用他汀类降脂药，使低密度脂蛋白胆固醇降到 100 mg/dL（1.8 mmol/L），定期（3～6个月）进行血脂检测。

糖代谢异常：可采用口服降糖药物或注射胰岛素来控制血糖。空腹血糖控制在 70 mmol/L 及以下，非空腹血糖控制在 10 mmol/L 及以下。

（3）康复关键期需积极改变不良生活习惯。

饮食：多吃果蔬、谷类、豆类、牛奶、鱼、禽、瘦肉等；减少盐、饱和脂肪、胆固醇的摄入。

运动：每天 30 分钟及以上的适度体力活动，如散步、慢跑、骑车或其他有氧代谢活动。

控制体重：成年人的 BMI［体重（kg）÷身高^2（m^2）］控制在 28 以下，或腰/臀围比小于 1。

戒烟：吸烟者戒烟，不吸烟者减少被动吸烟。

限酒：男性每日白酒小于 50 毫升，啤酒 1 瓶以下，葡萄酒小于 200 毫升，女性减半。建议不喝酒者不要饮酒。

避免不良情绪：保持情绪平稳，避免高度兴奋状态。

（4）定期复诊、按时吃药。脑卒中患者出院后需要根据医生的医嘱定期复诊，观察病情变化并调整用药。要记得坚持长期规律服药，不能擅自停药，停药换药需要去医院咨询医生。

所以，遇到了脑卒中不要慌，尽早识别、尽早诊断、尽早治疗。发生了脑卒中也不要放弃，在医生指导下，通过药物及康复训练，是可以逐渐恢复一些功能的。

脑梗死复发：危害猛于虎

脑梗死又称缺血性脑卒中，是指因各种脑血管病变所致脑部血液供应障碍，导致局部脑组织缺血、缺氧性坏死，而迅速出现相应神经功能缺损的一类临床综合征。缺血性脑卒中的复发率以平均每年 8.7% 的速度递增，也带来了更高的死亡率。脑梗死复发病情一次比一次严重，发病间隔的时间一次比一次短。如何预防脑梗死复发显得尤为重要。

降低脑梗死复发率，重在二级预防

二级预防是指针对发生过脑梗死或有短暂性脑缺血发作病史的个体，通过寻找意外事件发生的原因，治疗可逆性病因，纠正所有可干预的危险因素，预防脑卒中复发。二级预防应尽早进行，越早越好，没有终止时间，终生预防。可干预的危险因素包括高血压、糖尿病、血脂异常、心脏病、高半胱氨酸血症、吸烟、酗酒、肥胖、抑郁、不良生活方式等。

（1）调血脂：已有脑梗死病史患者要求低密度脂蛋白胆固醇在 2.59 mmol/L 以下或使降幅达到 30%～40%。

（2）降血压标准：一般患者的血压须降至 140/90 mmHg 以下；伴心力衰竭或肾功能衰竭患者，降至 130/85 mmHg 以下；合并糖尿病患者，降至 130/80 mmHg 以下。

（3）控制血糖：定期测定血糖，必要时测糖化血红蛋白；糖尿病患者应通过控制饮食，加强体育锻炼活动来控制血糖；2～3 个月血糖控制不佳，则应使用药物治疗。

（4）保持健康的生活方式：戒烟，避免主动或被动吸烟；限酒，尽量少喝酒；合理饮食；多吃水果或蔬菜；降低盐摄入量；早吃好、午吃饱、晚吃少；保持充足的睡眠时间；控制好情绪。

（5）积极运动：适当的锻炼，可增加脂肪消耗，减少体内胆固醇沉积，提高胰岛素敏感性，并对预防肥胖、控制体重、增加循环功能、调整血脂、降低血压、减少血栓均有益处；不宜做剧烈运动，如快跑、登山等；可进行慢跑、散步、柔软体操、打太极拳等有氧运动。

（6）控制体重：腰围每增加 1 cm，心脑血管事件的风险增加 2%；腰围臀围每增加 0.01 cm，心脑血管事件的风险增加 5%。

坚持服用药物及定期复查

服用改善脑血管循环药物，如抗血小板聚集、抗凝、降纤、扩容、扩张血管类药物；服用神经保护药物，如依达拉奉等；服用他汀类降脂调脂药，延缓动脉硬化及斑块形成。

定期复查可以评估治疗效果，指导正确的医疗方案，以预防卒中复发。复查内容包括血脂、血压检查，神经系统检查，颈动脉超声检查，及头颅血管检查等。

识别脑梗死复发，及时接受治疗

按以下图 1 可以迅速识别是否有脑梗死发作。

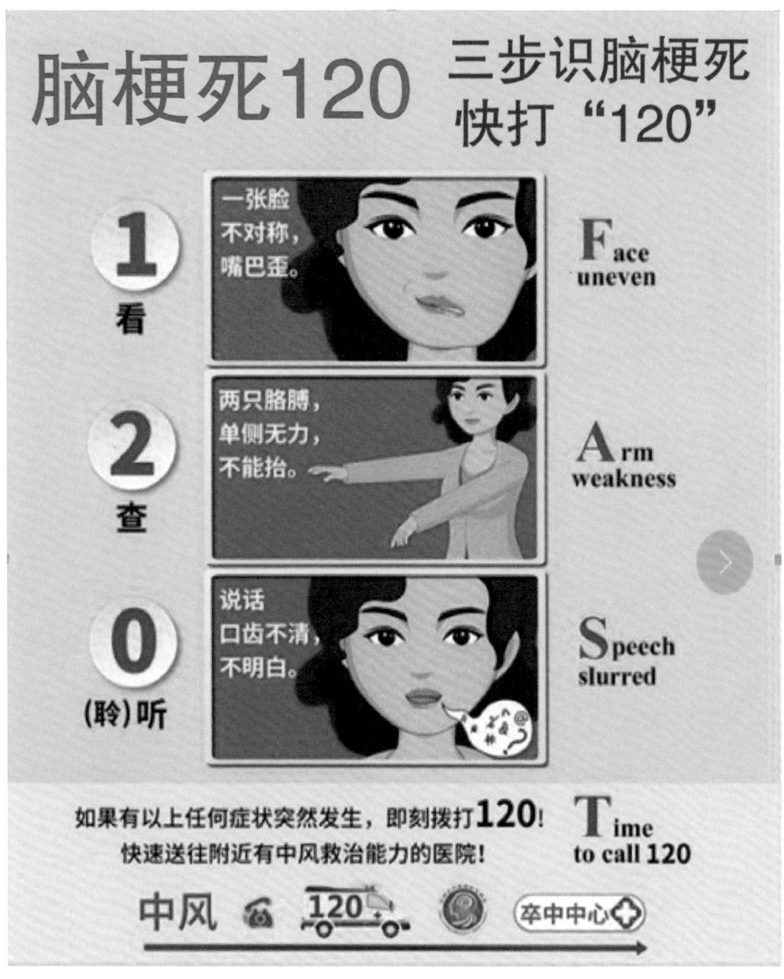

图 1　教你三步识别脑梗死

如何评估脑梗死复发风险

脑梗死复发高危因素，见图2。

ESRS 评分

危险因素	分值
年龄 65~75 岁	1
年龄>75 岁	2
高血压	1
糖尿病	1
心肌梗死病史	1
其他心血管疾病★	1
外周动脉疾病	1
缺血性脑卒中/TIA 复发	1

★除外 MI 和心房颤动

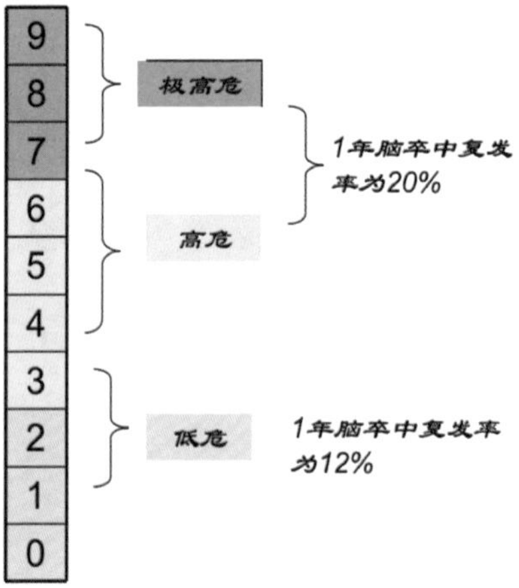

9、8、7：极高危
6、5、4：高危
（极高危、高危）1年脑卒中复发率为20%
3、2、1：低危
1年脑卒中复发率为12%
0

图2　脑梗死复发高危因素评分图

综上所述，脑梗死发病率高、致死率高、致残率高、复发率高。通过对可预防因素的管理可有效降低脑梗死的复发，减少脑梗死的死亡率。脑梗死二级预防、药物治疗及脑卒中识别极其重要。让我们一起携手，为降低脑梗死的复发而努力！

脑内的“不定时炸弹”——脑动脉瘤

一名37岁的业余足球运动爱好者，在踢球时突发晕厥后不省人事，并出现四肢抽搐，这就是动脉瘤破裂后引起的癫痫样发作。经过脑卒中绿色通道的急诊头颅CT检查，发现是蛛网膜下腔出血，CT血管造影进一步检查显示为前交通动脉瘤破裂。究竟什么是脑动脉瘤？脑动脉瘤有什么预兆？

什么是脑动脉瘤

脑动脉瘤也叫颅内动脉瘤（见图1），是动脉壁局部的异常膨出，是最危险的脑血管病之一，医学界称其为埋藏在脑部的“不定时炸弹”。脑动脉瘤破裂引起的蛛网膜下腔出血，第一次出血死亡率达30%；如果发生第二次出血，死亡率高达70%。脑动脉瘤患者中，青年患者有时较中老年患者更难救治，体现在短时间内颅内压增高，脑疝导致的致死、致残率十分高。

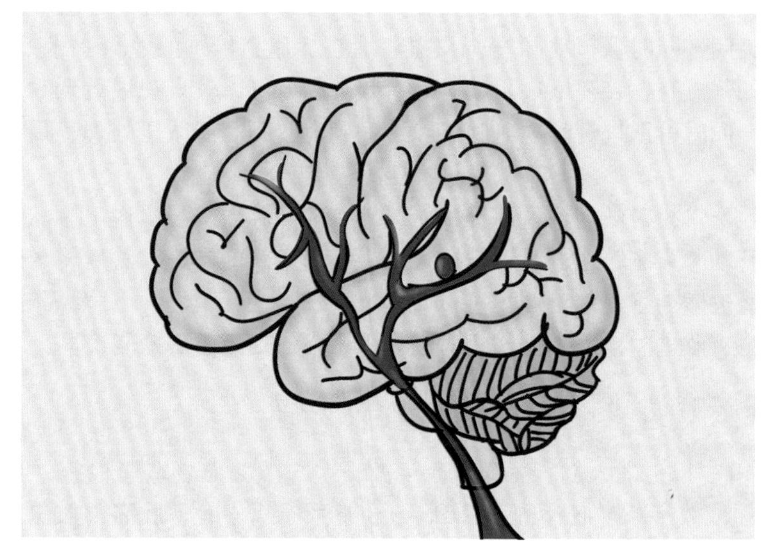

图1　颅内动脉瘤

哪些信号提示可能有动脉瘤

有一些属于脑动脉瘤的特殊的症状表现。若遇到如下情况，要立刻、马上到医院就诊！

（1）爆炸性头痛——动脉瘤一旦破裂，其警告信号常被描述为“一生中最剧烈的头痛"。任何突然、严重的头痛，不同于你以前的头痛，都需要尽快进行检查。

(2) 癫痫发作——这也是动脉瘤破裂引起蛛网膜下腔出血的一种急症，一般表现为四肢强制性阵挛的大发作。

(3) 一侧眼睑下垂、视物重影——这是动脉瘤压迫到动眼神经引起的。

我们还可以从脑动脉瘤破裂和未破裂的症状去了解症状。

(1) 未破裂出现的症状：小型、微小型颅内动脉瘤通常无明显临床症状，大型、巨大型颅内动脉瘤可因占位效应出现神经症状。常见症状有头痛、头晕、眼睑下垂、视力视野缺失、锥体束征、面部疼痛或麻木等。

(2) 破裂后出现的症状：无论大型还是小型，动脉瘤一旦破裂，病情十分凶险。症状包括剧烈头痛、恶心呕吐、颈项强直、肢体瘫痪甚至昏迷不醒等。

动脉瘤的治疗方法有哪些

动脉瘤的主要治疗方法有开颅动脉瘤夹闭术以及血管介入栓塞术，脑血管外科医生需要根据患者具体情况来制定治疗方案。

开颅夹闭术，顾名思义，就是要在大脑上开刀，在显微镜的帮助下对颅内动脉瘤进行夹闭，同时保持动脉瘤所在血管通畅。作为传统的外科手术处理方式，这个方法的优点是在直视下进行动脉瘤有效夹闭，可以较直观地看到对动脉瘤的夹闭效果，同时可以进行颅内血肿清除，达到有效颅高压减压处理，最大限度地保护脑组织。

介入栓塞术相对微创，适用于出血量较小的动脉瘤破裂出血患者。首先需要在大腿进行动脉穿刺，通过股动脉插入一根细而柔软的导管，然后将导管送进脑动脉，再通过微导管将弹簧圈填塞入动脉瘤。近年还有球囊、支架等辅助技术，栓塞材料也有改进。该手术创伤相对较小，手术成功后术后恢复快。

有哪些方法可以提前发现脑动脉瘤

对于40岁以上的人群，每3～5年做一次头颅脑血管造影检查（可以通过CT、磁共振或数字减影血管造影术DSA）。直系亲属中有动脉瘤出血史的，则强烈建议筛查。当怀疑自身患有脑动脉瘤等血管性疾病时，最好找有经验的专科医师进行咨询，必须做DSA检查，以便对脑血管病进行精准诊断，评估出血的风险，做出合理治疗选择或者随访。这样可以提早发现那些未破裂的动脉瘤，从而进行早期干预，降低因脑动脉瘤破裂而造成死亡的概率。

哪些人算得上是高危人群

40岁以上，特别是患有高血压、糖尿病、动脉粥样硬化，以及有动脉瘤家族史及患有多囊肾的，属于高危人群。每年至少要做1次头颅CTA和头颅MR检查，以便及时发现是否患有先天性脑动脉瘤等疾病。

动脉瘤患者生活上需注意什么

（1）患者注意休息，避免劳累，保持情绪稳定，避免情绪波动。培养良好作息习惯，保持良好心态，避免情绪太过激动或消极。大笑、剧烈咳嗽等可能会增加颅内压力。

（2）控制饮食，采用低盐、低脂饮食。饮食上应该摄入一些营养丰富的易消化的食物，避免摄入辛辣刺激性的食物；多食富含纤维素的蔬菜水果。保持排便通畅，避免用力排便。必要时辅以必要的通便药物。

（3）规律服药，积极治疗高血压、高血脂、糖尿病、心脏病等原发病。高血压患者更应严密监测血压。如果血压波动较大，应及时到高血压门诊调整药物。建议控制血压的范围：有糖尿病的患者低于135/85 mmHg，无糖尿病的患者低于140/90 mmHg，大于70岁的患者低于150/90 mmHg。如控制不佳，请及时到心内科门诊就诊。

（4）严格戒烟戒酒。

（5）定期复查，每年复查1次，观察动脉瘤形态和大小有没有变化。

所以，人到中年，建议重视个性化、深入细致的健康体检，不妨每年做个头颅CT血管造影/磁共振血管成像，及时了解脑血管的健康状况，排除脑血管的一些高危病变。

颅内动脉瘤极易在紧张、用力、疲劳、血压升高时突然发生破裂，所以提前拆除这个"不定时炸弹"很重要；一旦爆炸则对生命和健康有很大威胁，死亡率和伤残率都很高。"炸弹"可能悄悄存在，千万不能忽略。

耳闷、耳痛、耳鸣、听力下降？您可能得了分泌性中耳炎

"医生，我的耳朵像隔着一层膜一样，堵得厉害，还隐隐作痛，有时还会听到嗡嗡声，而且最近听声音差了一些，我的耳朵是怎么了？"

"别担心，这很可能是分泌性中耳炎导致的。"

那什么是分泌性中耳炎，怎么导致的，该如何治疗呢？

什么是分泌性中耳炎

分泌性中耳炎是以鼓室积液及听力下降为主要特征的中耳非化脓性疾病，也称渗出性中耳炎、卡他性中耳炎、浆液性中耳炎、中耳积液、非化脓性中耳炎、胶耳等，可分急、慢性两种。急性分泌性中耳炎病程延续8周，若8周后未愈者即可称为慢性分泌性中耳炎。儿童、成人均可发病，但儿童的发病率更高，因为儿童咽鼓管短而宽，近于水平，易导致鼻部及咽部的感染扩散至中耳。

导致分泌性中耳炎的病因有哪些

（1）咽鼓管功能不良：多由咽鼓管机械性闭塞和功能性闭塞所致。机械性阻塞，如儿童腺样体肥大、肥厚性鼻炎、鼻咽部肿瘤或淋巴组织增生、长期的后鼻孔及鼻咽部填塞等。功能性闭塞，原因有咽鼓管软骨部弹性差、管壁塌陷、开放不良等。

（2）感染：分泌性中耳炎可能是中耳的一种轻型的或低毒性细菌感染，主要致病菌为流感嗜血杆菌和肺炎链球菌。

（3）免疫反应：儿童免疫系统尚未完全发育成熟，这可能也是儿童分泌性中耳炎发病率较高的原因之一。

（4）气压损伤：飞行、潜水的急速升降亦可引发此病，临床上称为气压性中耳炎。

分泌性中耳炎都有哪些可能症状

（1）听力减退：听力下降、自听增强。头位前倾或偏向健康侧时，听力可暂时改善；积液黏稠时，听力可不因头位变动而改变。

（2）耳痛：急性者可有隐隐耳痛，可为持续性，亦可为抽痛。慢性者耳痛不明显。

（3）耳鸣：多为低调间歇性，如“噼啪”声、嗡嗡声及流水声等。当头部运动或打呵欠、捏鼻鼓气时，耳内可出现气过水声。

（4）耳闷：患耳周围皮肤可有阻塞感、耳内闭塞或闷胀感，反复按压耳屏后症状可暂时减轻。

该做哪些检查以证明是分泌性中耳炎

（1）耳内镜检查：分泌性中耳炎的患者可能出现鼓膜内陷、鼓膜表面呈淡黄色、鼓室内液平面和光锥缩短变形或消失、锤骨柄向后上移位、锤骨短突外突等表现。（图1）

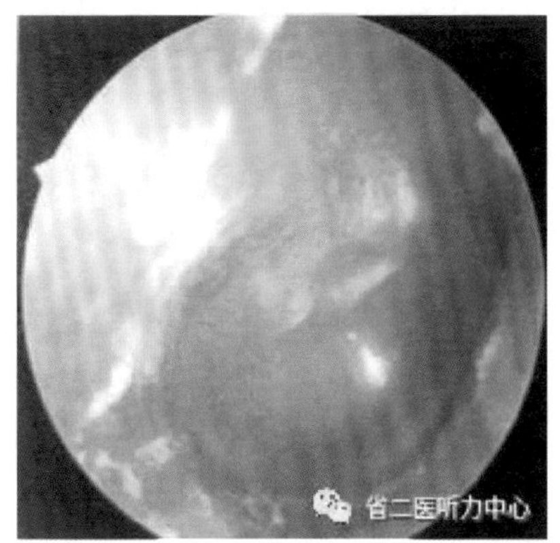

正常耳朵

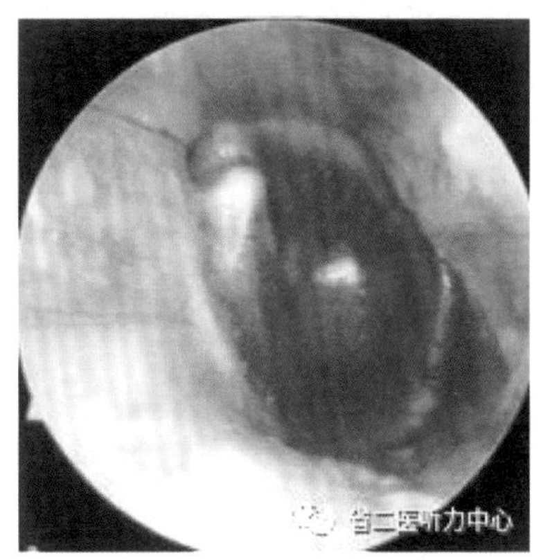

分泌性中耳炎

图1　分泌性中耳炎与正常耳朵对比

（2）听力学检查：音叉试验及纯音听阈测试结果示传导性聋（如图2a）。听力损失一般以低频为主，积液排出后听力即改善。声导抗图对诊断有重要价值，平坦型（B型）为分泌性中耳炎的典型曲线（如图2b）；负压型（C型）示咽鼓管功能不良，部分有鼓室积液（如图2c）。

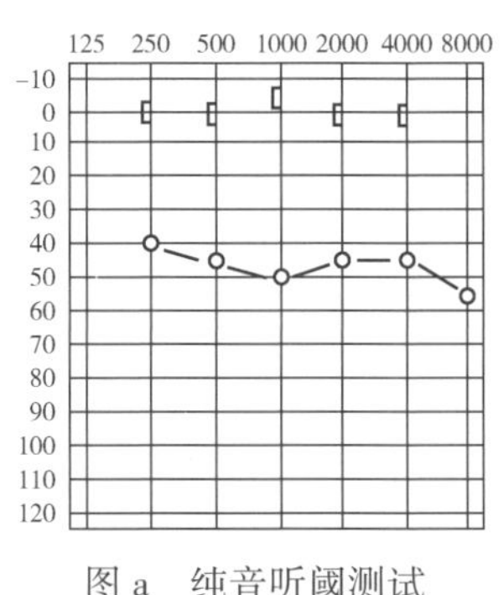

图a　纯音听阈测试

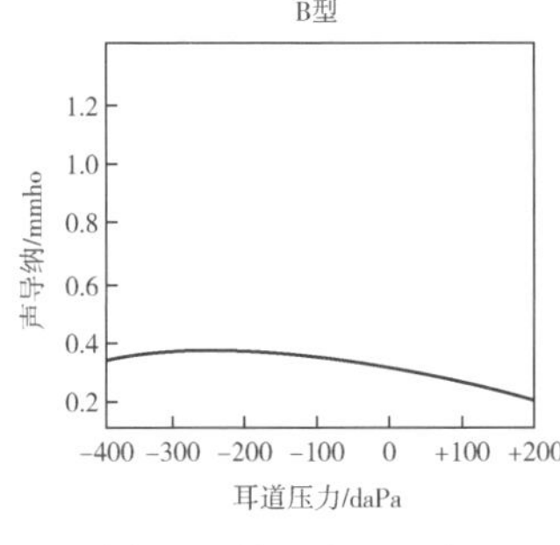

图b　平坦型（B型）

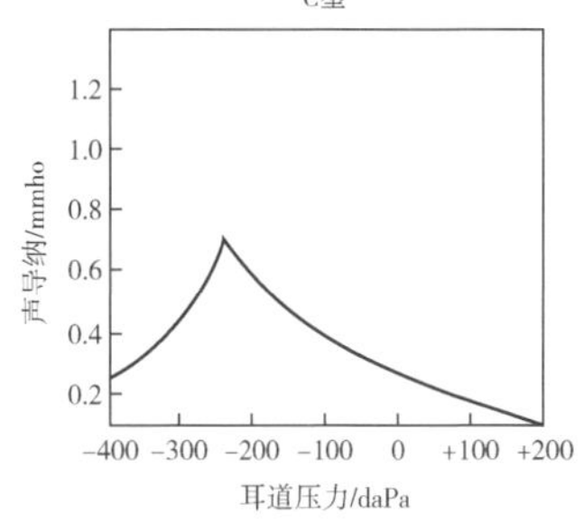

图c　负压型（C型）

图2　纯音听阈测试和声导抗图

（3）CT 扫描：可见中耳气腔有不同程度密度增高影，CT 值大多为 40 Hu 以下。

分泌性中耳炎要如何治疗

首选非手术治疗 3 个月，病因治疗，改善中耳通气引流及清除中耳积液为本病的治疗原则。可选用的药物有抗生素、稀化黏素药物、糖皮质激素类药物等，常用的治疗方包括咽鼓管吹张、鼓膜穿刺、鼓膜置管、腺样体切除术、鼻中隔矫正术、鼻息肉切除术等。

所以，如果当你出现耳闷、耳痛、耳鸣、听力下降的情况时，应尽早前往耳鼻喉科做相应的检查，以明确是否患有分泌性中耳炎。如果得了分泌性中耳炎也不用太担心，积极配合医生的治疗，是可以早日恢复的。

如果耳鸣了，该怎么办?

很多小伙伴经常有这样的烦恼，在一个夜黑风高、伸手不见五指的夜里，突然听到耳朵里传来一个尖锐的声音，一种不祥的预感涌上心头，于是难以入睡，开始思考人生……这到底是什么病?

耳鸣的定义

耳鸣是指个体在外界无相应声源或电刺激的情况下产生的一种听觉体验，是听觉功能紊乱所致的一种常见症状。这种听觉体验，周围的人是感受不到的，只有自己听得到。

耳鸣可能会有哪些危害

首先，影响日常工作或学习。当耳鸣白天出现的时候，心情会比较烦躁，影响工作、学习的效率和进度。其次，影响睡眠作息。有些患者在夜深人静的时候会耳鸣得比较厉害，难以入眠。最后，耳鸣也影响心理情绪。长期严重耳鸣可以使人产生心烦意乱、忧虑、焦急、抑郁等情绪变化。

如果耳鸣了要怎么办

耳鸣的病因不清，机制复杂，在诊断上有不少难度。但切勿束手干等，而应尽快到医院检查治疗。

首先，你可以尝试着用手轻轻地按压一下耳屏，看看耳鸣能否自行消失。其次，耳鸣的出现也是一种信号，很有可能是预示着内耳存在某些疾病。因此，如果一直持续存在，应该尽早就医，明确病因。及时诊断，积极治疗后，大部分早期的急性耳鸣是可能消失的。最佳的治疗时期是在三个月以内。

耳鸣时间长了是不是一定会聋

“久鸣必聋”只是民间的传言而已，不具有科学性。耳鸣≠耳聋，有耳鸣也不一定会耳聋。不过确实，有些患者发生耳鸣以后，听力也随着下降了，但这跟每个人的生活作息、饮食习惯和个人情绪、心态息息相关。而且，导致耳鸣的病因有很多，除了耳部疾病，也有可能是全身疾病，如心血管疾病、高血压、脑外伤等。

耳鸣的治疗

（1）声音治疗：如耳鸣掩蔽治疗，是指以白噪声为主的声音减轻耳鸣症状，改善患者对耳鸣的适应。又例如耳鸣习服疗法，也叫 TRT 法，它的机理就是给患者一个人为的声音，让这个声音和耳鸣同时出现，同时存在，让患者的主要精力关注到旁边那个声音，从而忽略耳鸣。通过一段时间治疗，可以让耳鸣患者的症状很好地减轻或者去除，这种方法是目前治疗耳鸣的一个很好的方法。

（2）经颅磁刺激治疗：通过头皮刺激脑特定区域的一种技术，皮层神经元在电磁感应的作用下去极化。

（3）认知行为疗法：指导患者认识到导致压力的消极想法并将其转变为有益的想法。

（4）助听器验配：耳鸣伴有听力下降的患者可以尝试佩戴助听器。

（5）药物治疗：引起患者耳鸣的原因很多，患者需要根据耳鸣的症状到当地医院查明病因，再进行针对性的治疗，治疗过程中要采取合适的药物。如神经性耳鸣可以服用银杏叶片、甲钴胺片、谷维素和维生素 B 进行治疗。高血压引起的耳鸣需要服用降压药。

耳鸣的预防

首先要避免噪声，规律作息；其次要调整心态，避免焦虑、烦躁情绪和压力；再次，重视生活习惯，不吸烟，忌浓茶，忌酒，低盐、低脂饮食；最后，慎用耳毒性药物，如链霉素、庆大霉素等。

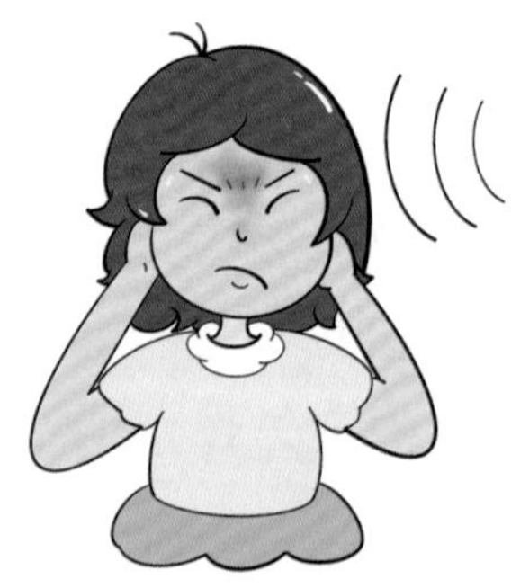

耳鸣可能是某些疾病的首发症状或伴随症状，因此要重视这个症状的出现，要找专业的医生咨询，明确病因。耳鸣的治疗有一定难度，如果为非可逆性病因，缓解紧张情绪以及教会患者适应耳鸣是比较有效的方法，需要患者及家属耐心地配合治疗。

青少年听力健康不容忽视

听力损失是全球发病最广的感觉器官致残性疾病。据世界卫生组织估计，全球听力残疾人数逐年上升，从2006年约2.78亿人，发展至2018年已达4.66亿人。世界卫生组织还估计，在全球听力残疾人人群中，有9%是青少年及儿童。现在全世界有11亿年轻人（12～35岁）由于不当使用智能手机和音响设备或在娱乐场所接触过于响亮的音乐，正面临着听力损失的风险。

青少年处于儿童向成年过渡的重要阶段，听力损失不仅引起生理、听觉相关行为改变和认知能力下降，还会影响青少年学习、理解、沟通和交际能力以及心理健康，甚至还影响其就业、婚育、生活和社会融合。所以关注青少年听力健康，预防听力损失尤为重要。

青少年听力损失的常见危险因素

（1）遗传因素。遗传是青少年先天性听力损失的主要因素之一。儿童及青少年的非综合征性听力损失检出率远高于成年患者。常见的致病基因有*GJB*2，*GJB*3，*SLC*26*A*4和线粒体基因*MT*－*RNR*1。其中，*SLC*26*A*4突变导致的双侧进行性、波动性感音神经性耳聋又称为大前庭导水管综合征，大部分人从出生到青春期任何时期隐匿发病，也有因头部外伤、运动、上呼吸道感染、用力擤鼻涕等诱因而突然发病。另外，线粒体MT－RNR1基因突变导致药物性非综合征型母系遗传性听力损失，常常表现为双侧、不对称性、与氨基糖苷类药物使用直接相关的感音神经性耳聋。

（2）娱乐噪音。青少年是接触娱乐性噪音较多的人群，是智能手机、游戏机、个人聆听设备等电子产品的主要消费群体，他们比较热衷于参与热闹、嘈杂的娱乐休闲活动，这增加了青少年发生噪声性听力损失的风险。

噪声性听力损失早期表现为高频区域感音神经性耳聋。高频听力损失通常不易被察觉，因此，随着高强度、长时间的噪声暴露，从耳蜗底回至顶回的毛细胞损伤越来越多，就会出现涉及言语频率的听力下降、耳鸣、听觉过敏、耳闷塞感等不适。随着噪声强度及暴露时间的逐渐累积，听力损失会从暂时性的听力损失逐步发展为永久性的听力损失。

（3）突发性耳聋。突发性耳聋特指突然发生的、原因不明的感音神经性听力损失，表现为单侧听力下降，可伴有耳鸣、耳堵塞感、眩晕、恶心、呕吐等。以往突发性耳聋多见于中年人，现在有资料显示，在突发性耳聋的人群中，20～30岁的年轻人占30%。其诱发原因多与病毒感染、自身免疫性疾病、熬夜、过度劳累、精神紧张、压力过大、情绪波动、生活不规律、睡眠障碍、抽烟、酗酒以及天气变化相关。这些诱因可能导致内耳血管痉挛、栓塞，内耳膜迷路病变，内耳出血，致使听力突然下降。

（4）个人疾病史。癫痫、中耳炎、先天性胆脂瘤、耳部肿瘤以及Ⅰ型糖尿病、特发性肾病综合征、缺铁性贫血等常见于青少年的全身疾病史均为导致听力损失的危险因素。

（5）不良个人习惯。中国民间有“三大快活似神仙”之说，其中就有“掏耳朵”。掏耳朵常常导致弥漫性外耳道炎及鼓膜炎，甚至可以发生外伤性鼓膜穿孔，因感染导致流脓和听力进一步下降。

青少年如何预防听力损失

第一，有耳聋家族史的青少年，应尽早进行基因筛查；只要早诊断，就能早预防、早干预。

SLC26A4 突变一旦确诊，医生会及时告诫家长和孩子，尽一切可能避免导致听力下降的各种诱发因素。如避免参加竞技性体育运动，避免举重或倒立，避免头部外伤，避免用力擤鼻涕或便秘时用力排便，积极治疗急、慢性上呼吸道感染，并防止情绪过分激动。另外，一旦发生听力骤然下降，应该尽快去医院进行挽救性治疗，经过及时治疗，部分人的听力会有不同程度恢复。

线粒体 MT－RNR1 基因突变导致药物性聋的防治关键在于“防”。只要不接触或不使用耳毒性药物，就可以有效减少耳聋的发生。

第二，使用智能手机等个人聆听设备时，一定要遵循“三个 60 原则”，即音量不超过最大输出的 60%，连续听的时间不超过 60 分钟，外界声音超过 60 分贝就不再戴耳机。

（1）公交、地铁、飞机、会场等嘈杂环境中不戴普通耳机。由于外界噪声过大，人们通常会将耳机音量调高，过高的音量会对听力造成损害。

（2）睡觉时不戴耳机，以免耳朵长时间暴露在音乐中损害听力。

（3）远离环境噪声超过 85 分贝的场所，如 KTV、舞厅、酒吧等。如果需要待在嘈杂环境中，一定要戴降噪耳塞做好听力防护。

第三，改变个人习惯，保护外耳道自洁能力，保持耳部干洁。

（1）尽量选择头戴式耳机，将外耳道或鼓膜伤害降到最小。

（2）及时改正挖耳陋习，以免损伤外耳道和鼓膜，继发感染。

（3）洗头、洗脸、洗澡时做好防护，避免水灌入耳道诱发中耳炎反复发作、眩晕及耳鸣。

（4）关注耳部不适，遇有耳鸣、耳闷、眩晕、耳痛、耳流脓或流血、耳部有异味和听力下降等情况，一定要及时就医。

（5）上呼吸道感染时，避免用力擤鼻涕。上呼吸道感染后没有及时治疗，尤其是用力擤鼻涕后，特别容易引发分泌性中耳炎、化脓性中耳炎，导致听力下降。

第四，关注听力应该成为我们的生活习惯。

（1）两只耳朵在离声源相同距离处分别聆听同一声音，由双耳感受到的强度是否相同可以初步估计听力状态，或通过在线听力测试关注听力，一旦发现听力下降，要尽早就医。

（2）对于大前庭导水管综合征患者，当听力出现波动时，应该尽早进行挽救性治疗；当听力损失超过 40 分贝时，应该实时佩戴助听器；当听力出现波动时，应该及时调整助听器功率；当出现极重度耳聋，并且助听器无效时，通过人工耳蜗植入手术，配合听力言语康复，绝大多数人都可以获得良好听觉言语效果。

第五，保持良好强心健体的生活状态。

（1）负面情绪会影响神经系统和免疫功能，保持良好心态，养成良好的生活习惯，不熬夜、抽烟和酗酒，注意保暖，对预防突发性听力下降至关重要。

（2）加强锻炼，增强体质。运动可以促进血液流动，充足的血液流量对于内耳精细地感觉毛细胞的活动至关重要。

青少年是听力损失的危险人群之一，早发现、早诊断、早治疗显得尤为重要。在发现和怀疑自己有听力障碍时，应及时前往医院进行听力学检查，并根据医生的指导进行相关治疗。如突发性耳聋、外耳道炎、鼓膜穿孔、中耳炎、先天性胆脂瘤、耳部肿瘤等所致听力损失，可以通过药物、手术进行治疗挽回听力。如发生了不可逆的听力损失，应及时佩戴助听器或通过其他听力辅助设备（骨桥、振动声桥、人工耳蜗）有效补偿听力。

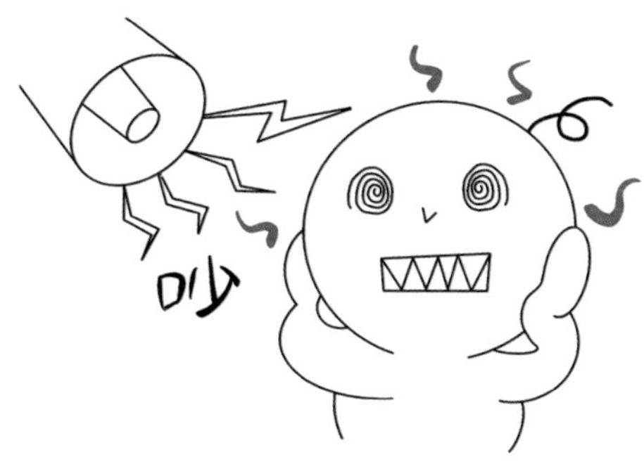

熬夜族身边的洪水猛兽——突发性耳聋

在门诊，经常会遇到患者说自己一觉睡醒或劳累后突然听力下降，常常伴有耳鸣，部分还伴有眩晕症状。很多患者并没有足够重视，往往认为过段时间自己就好了，但其实突聋是急症，越早治疗越好，错过了最佳治疗时期，听力没保住，后悔莫及。

什么是突发性耳聋

突发性耳聋，简称"突聋"，是指72小时内突然发生的、原因不明的感音神经性听力损失，至少在相邻的2个频率听力下降≥20 dBHL。

突发性耳聋有什么表现

主要表现为突然发生的听力下降，伴耳鸣（约90%）、耳闷胀感（约50%）、眩晕或头晕（约30%）、听觉过敏或重听、耳周感觉异常（全聋患者常见）等表现。部分患者会出现精神心理症状，如焦虑、睡眠障碍等，影响生活质量。

为什么会得突发性耳聋

突发性聋的病因和病理生理机制尚未完全阐明，局部因素和全身因素均可能引起突聋。常见的病因包括血管性疾病、病毒感染、自身免疫性疾病、传染性疾病、肿瘤等。只有10%～15%的突聋患者在发病期间能够明确病因，另有约1/3的患者的病因是通过长期随访评估推测或确认的。一般认为，精神紧张、压力大、情绪波动、生活不规律、睡眠障碍等可能是突聋的主要诱因。

突发性耳聋的治疗

根据听力曲线分型对突发性耳聋的治疗和预后具有重要指导意义，所以听力曲线的检查非常重要。改善内耳微循环药物和糖皮质激素对各型突聋均有效，合理的联合用药比单一用药效果要好。突发性耳聋越早治疗效果越好，因此建议出现突发性耳聋的患者立即至耳鼻喉科就诊，千万别耽误病情。

突发性耳聋中，听力损失的程度越重，预后越差；发病一开始就全聋或接近全聋者、高频下降型耳聋预后较差。对于最终治疗效果不佳者，待听力稳定后，可根据听力损失程度，选用助听器或人工耳蜗等听觉辅助装置。

突发性耳聋的预防

精神紧张、压力大、情绪波动、生活不规律、睡眠障碍等可能是突发性耳聋的主要诱因。因此，健康的生活方式可预防本病的发生，“熬夜族”千万要重视。老生常谈的“戒烟戒酒、健康饮食，适当锻炼、增强体质，规律作息、放松身心”是预防突发性耳聋的关键。因为突发性耳聋发病突然，患者容易产生焦虑抑郁情绪，所以缓解患者紧张、焦虑情绪，增强患者战胜疾病的信心，对治疗有积极意义。

我们应该保护听力，从预防开始，少熬夜，保持良好的心态。若发现突然听力下降，应尽早就医，以免错过听力的最佳抢救时间，后悔莫及。

起床躺下头晕？可能是耳石在作怪

林女士最近时常头晕，经常在半夜起床、早上起床、睡觉翻身等头位变化时突然感觉天旋地转，严重时还恶心呕吐；但是稍微“定住”，过阵子也就好了，罗女士也就没去重视。她的朋友知道了，让她去找医生看看，说很可能是耳石症！林女士感到奇怪：耳朵里的还有石头吗？究竟什么是耳石症呢？

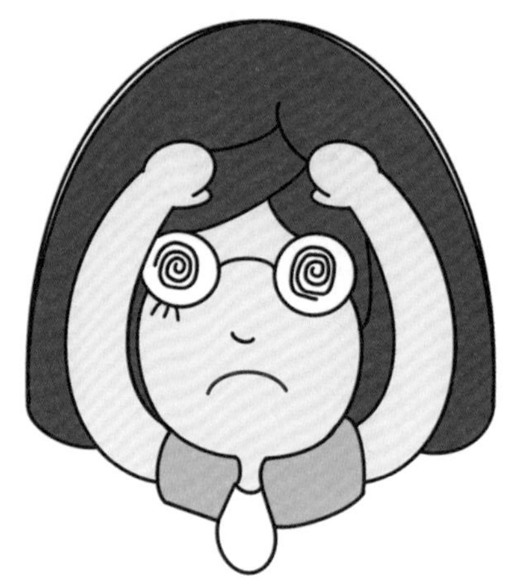

什么是耳石症

良性阵发性位置性眩晕（BPPV），俗称耳石症，是指头部运动或身体姿势改变诱发的短暂性眩晕，具体原因不明，是一种临床上比较常见的外周性眩晕。占周围性眩晕的 17%～20%，多见于 40～60 岁的人，女性多于男性（2∶1），发病率约为 64/10000。

耳石症有什么表现

耳石症主要有以下特点。

良性：除了会造成眩晕、恶心、呕吐等自主神经症状外，对身体系统无伤害。

阵发性：非持续性发作，一般每次发作时间不超过 1 分钟。

位置性：这个病的发作与特定的体位有关，一般多在起床躺下、左右翻身、抬头点头、左右转头等某个特定的体位发作。

伴随症状：可包括恶心、呕吐等自主神经症状，伴头晕、头重脚轻、漂浮感、平衡不稳以及震动幻视等。

为什么耳石会造成眩晕

耳石（图 1）是控制人体平衡的重要器官，是一种肉眼看不见的、大小只有 20～30 μm 的、灰色的碳酸钙晶体，黏附在前庭的椭圆囊斑和球囊斑上，主要功能是让人体感应直线加速度。

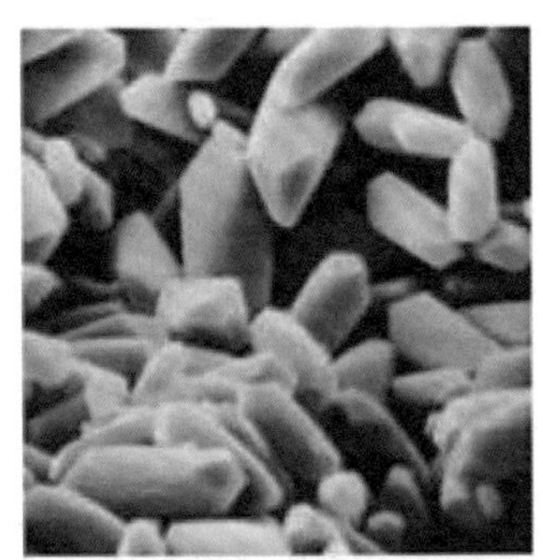

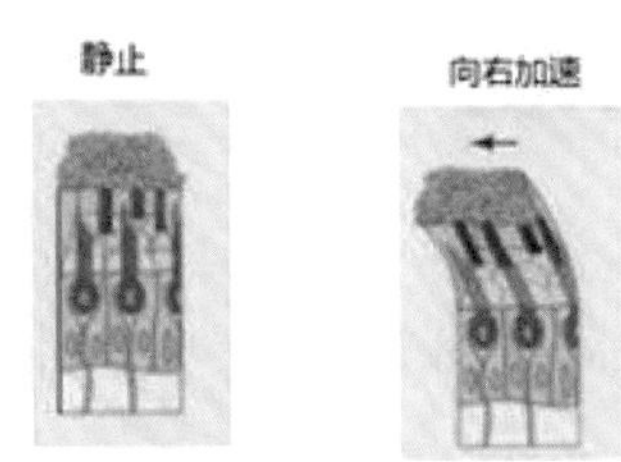

图 1　耳石

半规管是负责管理人体平衡的器官，半规管内的淋巴液随人体体位改变会相应改变流动方向，刺激壶腹嵴上的毛细胞引起其神经电反应，从前庭神经传递信息给大脑来调节人体平衡。

正常的耳石黏附在椭圆囊斑和球囊斑上，一些致病因素可以导致耳石脱落。耳石有很大的惯性，当脱落的耳石部分游离到半规管，随着体位改变直接影响淋巴液的流动，给平衡系统提供不正确的刺激信息，造成信息不对称，从而引发眩晕。

耳石症常见诱发因素

耳石新陈代谢、人体过度疲劳、头部外伤等是引起耳石脱落的最常见因素。此外，给椭圆囊供血的毛细血管阻塞缺血、中耳炎、噪音、药物中毒等因素也会引起耳石脱落。

耳石症的治疗

耳石症的治疗有手法复位、药物治疗和手术治疗，以手法复位、机器复位为首选。

（1）手法复位治疗：医生根据患者受累的部位不同，给予不同的复位治疗方法，通过改变患者头部位置，让脱落的耳石重新回到原来该在的地方，使它不能再刺激扰乱毛细胞，就不会发作头晕。

（2）药物治疗：药物治疗不能阻止耳石症的眩晕发作，但合并脑血管疾病的老年患者可能需要同时给予输液治疗。对于合并焦虑、抑郁、失眠或植物神经紊乱的患者，需要给予相应药物治疗，防止耳石症复发。确诊耳石症的患者，复位后需持续服用敏使朗等神经营养相关药物，帮助患者恢复，降低耳石症复发可能。

（3）手术治疗：对于确诊的耳石症患者，经过反复治疗仍反复发作且严重影响工作和生活的，可以选择手术治疗。

耳石症的常见疑问

（1）耳石症能治愈吗？耳石症的眩晕是良性的，有一定的自愈性，即发作数次后有可能自己好转，但是容易反复发作。手法复位、药物治疗的效果都是很满意的。

（2）手法复位做一次就可以了吗？有什么注意事项？个别患者须多次复位才能治愈，一般门诊治疗即可；复位成功后可能会出现头晕、昏沉、轻微晃动、不平衡感等问题，属于正常现象，不用太过担心。复位后 1 周内避免剧烈运动，如低头、摇头、奔跑、跳跃等，头部动作宜缓慢。

（3）眩晕是不是就是耳石症？不是，眩晕的原因有很多，如颈源性眩晕、脑血管病、美尼尔氏综合征等，必须排除其他疾病方可诊断。

耳石症经常突然发作，所以在发作时要预防跌倒。日常生活要养成良好的习惯，如戒烟、戒酒，避免熬夜、劳累，避免情绪波动，这对预防疾病发生或避免疾病进一步加重有益处。单纯的耳石症于病人无生命危险，其治疗效果也相当肯定，因此不必过于担忧。

鱼刺卡喉，四步教您如何自拔

罗小姐还记得当年毕业聚餐，岳阳的烤鱼使她终生难忘，人生第一次卡鱼刺就献给了那条12元的鲫鱼。卡了鱼刺十分难受，罗小姐苦于面子不敢声张，硬生生想把那鱼刺给吞进肚子里面，结果吞不进去又吐不出来了。于是试了大口吞米饭、喝白醋、大口喝汤等招数，反而感觉鱼刺卡得更深更疼了。最后没办法，罗小姐还是到了医院耳鼻喉科，在纤维鼻咽喉镜的帮助下取了鱼刺。这件事让罗小姐被亲朋好友们取笑了一阵：卡个鱼刺都要进医院，至于么？

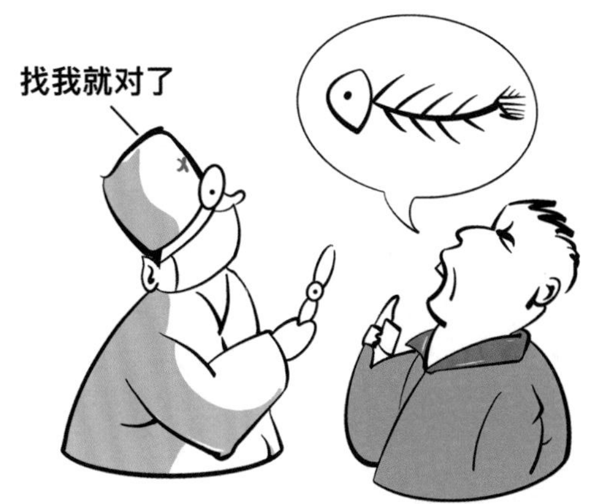

其实卡鱼刺的人每天都有，卡鱼刺是一个非常普遍的现象。轻一点的把鱼刺取出来就没事了；但也有严重的情况，需要住院用手术取出鱼刺。有些情况如扎破食管、扎到动脉，甚至会威胁生命。因此，不要小看卡鱼刺。接下来本文带着大家学习一下卡鱼刺的正确处理方法。

怎么处理 "鱼刺卡喉"

第一步

确认鱼刺的位置。当感觉有鱼刺卡喉时，先要明确是否真的发生了鱼刺卡喉，可以试着吞咽唾沫几次，因为有些情况下，鱼刺只是擦伤了黏膜但是并没有在喉咙处卡住。当吞咽时感觉有明显的刺痛，并且刺痛在一个固定位置出现时，我们可以判断确有鱼刺卡喉。

第二步

立即停止进食，减少吞咽动作，低头大弯腰，做猛咳动作，或用勺子压舌根，诱发呕吐。如果鱼刺刺入软组织不深，就可被挤压喷出。

第三步

如果仍然无效，可用身边干净的长物品如棉签、筷子等抵住舌头隆起处，用手电筒照射口腔查看有无鱼刺。如果有，可以尝试用镊子取出来；取不出，则直接来医院就诊。如果没有看见鱼刺，直接来医院，由医生用专业器械查看夹取。

第四步

有些人在卡鱼刺后吞了东西，这样从口腔就看不到鱼刺了，需要做纤维鼻咽喉镜查看鱼刺在咽喉部的位置，然后在安全的情况下取出。但是，万一鼻咽喉镜也看不到鱼刺怎么办？这时候就需要做 CT，确定鱼刺位置看是不是在食管内，在的话，可以通过食管镜或者全麻手术取出。所以，卡了鱼刺一定不要继续进食，这样很危险。一旦异物刺破食管壁，会造成食管穿孔，随即可能发生的就是纵隔感染；如刺破食道旁的大血管，严重的甚至可导致死亡。

怎么愉快地吃鱼

很多因卡鱼刺而住院的病人，会因为这痛苦的经历而谈“鱼”色变，甚至“戒鱼”。其实没有必要抵触吃鱼，毕竟鱼肉既美味又营养，不吃就太可惜了。只要我们知道正确吃鱼的方法就好了。

第一，吃鱼就不能一心二用，不能一边说话一边吃鱼。因为人们在说话时食道会出现震动，特别是在大笑时食道震动更加强烈，此时吃鱼，一旦吃进鱼刺，就会在食道震动下导致鱼刺卡喉。所以吃鱼时要尽量安静，避免大声说话，以减轻食道的震动。

第二，吃鱼一定要细嚼慢咽。特别是吃鱼刺较多的鱼时，一定要注意不要狼吞虎咽，很多鱼刺藏在鱼肉中不容易被发现，因此要将鱼肉中的鱼刺吐出来，这样做肯定不会被卡到。

第三，对于小孩尽量选择无刺的鱼。鲫鱼煲汤，细小刺很多的，尽量还是不要给孩子吃了，特别是还不会说话、不会表达的孩子。可以选择鳝鱼、鳕鱼、金鲳鱼、三文鱼等鱼刺较少的鱼给孩子吃，以防被鱼刺卡住。

头痛！"疼痛之王"三叉神经痛该如何治

三叉神经痛被称为"疼痛之王"，传说三国期间的曹操得的头风病正是三叉神经痛。而这也是困扰现代人的病症。广州的吴婆婆早在 1980 年就被诊断为原发性三叉神经痛，最初是上牙床、鼻翼旁的剧痛，当时口服卡马西平马上得到止痛，后来疼痛发作越来越频繁、越来越剧烈，药物也越吃越多，药物副作用也越来越大。吴婆婆当然也没有少找治疗方法，经历过大大小小 11 次治疗，依旧反复发作。这次，吴婆婆要接受全麻下的三叉神经球囊压迫术，等苏醒后就不会再疼痛了。

三叉神经是什么

三叉神经是面部最粗大的神经，支配脸部、口腔、鼻腔的感觉以及咀嚼肌的运动，并将头部的感觉信息传送至大脑。三叉神经，顾名思义分三支，由眼支（第一支），上颌支（第二支）和下颌支（第三支）汇合而成（图 1）。所以一旦三叉神经痛发作，从头皮到下颌，眼耳口鼻，针刺电击般疼痛说来就来，难怪被称为天下第一痛！

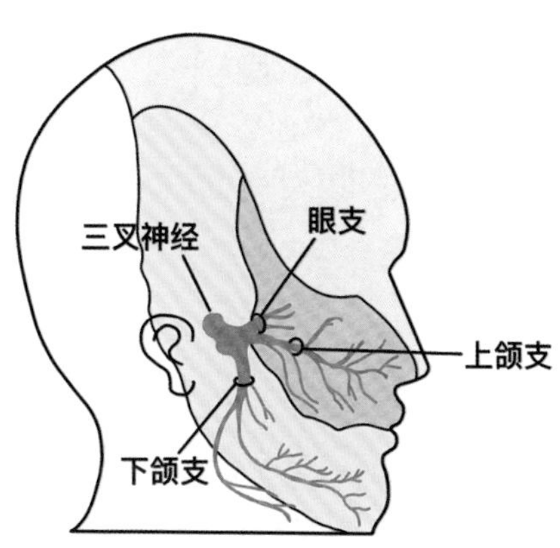

图 1　三叉神经分支示意图

三叉神经痛是什么病

三叉神经痛为局限于三叉神经分布区的一种反复发作性、短暂性、阵发性剧烈疼痛。根据病因和发病机制可以分为原发性和继发性三叉神经痛。原发性三叉神经痛的病因和发病机制尚不清楚；继发性三叉神经痛的病因较为明确，主要由脑桥小脑角（CPA）及其邻近部位肿瘤、炎性反应、外伤和三叉神经分支病变所致。

三叉神经痛爱找什么人

原发性三叉神经痛多发生于成年人，70%～80%的病例发生于40岁以上，高峰年龄为50岁；女性略多于男性；大多为单侧，右侧多于左侧，5%以下为双侧。

三叉神经痛发作的频率是不固定的，尤其是发作频繁的患者，其疼痛会持续好几个小时或者整天，但是会自行缓解，不过一段时间后又会发作。

有数据表示，近1/3的三叉神经痛是以“牙痛”为首发症状，不少患者误以为是牙病而去进行拔牙治疗，并出现误拔多颗牙齿而疼痛仍未消失的情况，延误了疾病的治疗。

三叉神经痛的治疗方法（图2）

（1）药物治疗：典型原发性三叉神经痛的自然恢复几乎是不可能的，药物治疗可能部分缓解疼痛或出现完全缓解与复发交替。因此，鼓励患者根据发作频率调整药物剂量。首次发作的原发性三叉神经痛，首选药物为卡马西平（强烈推荐），其次是奥卡西平（推荐）。卡马西平疗效可能优于奥卡西平，但后者副作用发生率低于卡马西平。

（2）外科治疗：药物治疗失败的患者应尽早考虑外科治疗。共识推荐的外科治疗方法主要有以下几种：经皮三叉神经半月节射频热凝术和Meckel囊球囊压迫术、立体定向伽马刀放射治疗、微血管减压术。外科手术治疗有各自的适应证及禁忌证，有些患者甚至经历过几个手术治疗才得到满意的疗效，因此三叉神经痛才这么让人头痛。

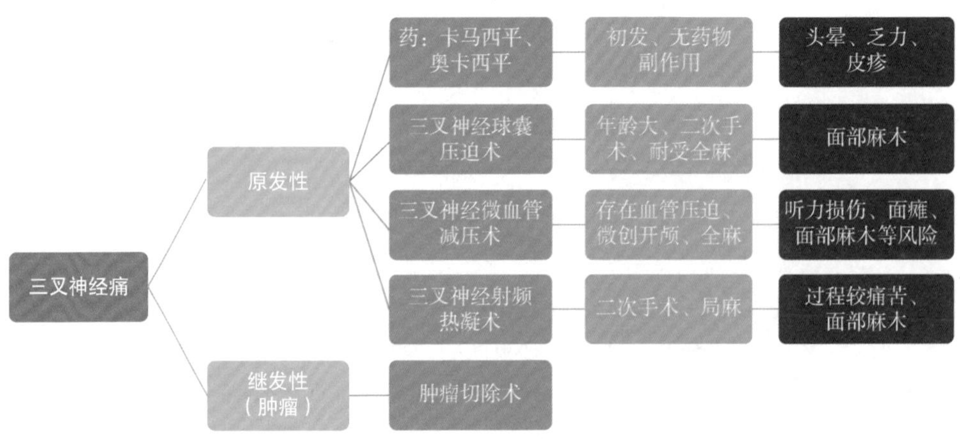

图2　三叉神经痛分型与治疗

看了吴婆婆的经历，我们就清楚三叉神经痛的治疗之路是多么坎坷。“疼痛不是病，痛起来要人命”就是这个感觉吧。随着技术的不断发展，治疗方法也越来越多样化。没有最好的，只有最适合的。因此，一定要选择靠谱的医院和医生，尽早远离这个“疼痛之王”。

偏头痛患者的“自我修养”

偏头痛是种常见的疾病，被世界卫生组织列为全球十大最影响健康的疾病之一，尤以青壮年人群最为常见，女性多于男性。很多人容易混淆“头痛”和“偏头痛”，或者把所有头部偏一边的痛都叫偏头痛，其实不然。下面就让我们了解一下偏头痛。

什么是偏头痛

偏头痛是一种搏动性头痛，会有像血管搏动的规律性，常出现在前额、头两侧、头顶、后脑以及眼眶后面等位置；而且往往合并其他症状：①恶心、呕吐，且怕动、怕光、怕吵；②可能伴随神经症状，如视力模糊、视野缺损、闪烁的光点或物体的形状改变；③可能还有肢体无力、感觉异常、晕眩、眼球动作障碍等；④偏头痛严重的话，可能造成脑梗死（中风）。

偏头痛的病因及偏头痛患者的“自我修养”

导致偏头痛的病因目前尚不完全明确。但是，现代医学研究发现，有很多因素可能诱发偏头痛的发生。而偏头痛患者通过改变生活方式、控制诱发因素的发生，可以明显减少偏头痛发作的次数，发作时的痛感也可以有所减轻。那么，如果患有偏头痛，应当如何“自我修养”？

（1）正常作息、缓解压力。现代社会节奏快，工作、学习、生活的压力大；而这些压力本身就可能诱发偏头痛。比较特殊的是，刚刚受到压力的时候，可能并不会出现明显的感觉；通常在压力解除之后，偏头痛才会姗姗来迟。有的患者工作日是“打工人、打工魂，有着钢铁般的意志”，熬夜加班是常事；到了难得的休息日，正想好好放松，却开始了头痛模式——这种偏头痛称为“周末偏头痛”。对于这种情况，平日里就要尽可能维持规律的作息、保证充足的睡眠，才可能减少偏头痛的频率。需要注意的是，睡太少或睡太多都可能会引起偏头痛问题。在保持作息规律之外，规律运动有助于稳定自主神经系统、释放压力、活络筋骨，也能改善偏头痛。推荐进行比较舒缓、低强度的有氧运动，如慢走、瑜伽、太极、国标舞等；太剧烈的运动反而不适于缓解压力。

（2）改善饮食结构。我们往往很难拒绝美食的诱惑，成为一个快乐的美食家是无数人的梦想。但是，有些食物不仅可能让人发福，也可能让人发偏头痛。引发偏头痛最常见的食物有：巧克力；含味精（MSG）的食物；含酪胺的食物，包括红酒、陈年奶酪、熏鱼、鸡肝、无花果和某些豆类；部分水果（如鳄梨、香蕉、柑橘类）；含硝酸盐的肉（如培根、热狗、香肠、腌制肉）；洋葱；花生及其他部分坚果和种子；其他加工、发酵、腌制食品。尤其是让人愉悦的“肥宅快乐水”——可乐，以及其他含有咖啡因的食物和饮料（如咖啡、茶、奶茶、红牛等），都可能让人快乐的同时头痛不已。因此，如果想要缓解头痛发作，三餐应定时定量，并以新鲜食材为佳；建议少吃加工食品，勿过度饮用咖啡，宜戒烟、少喝酒。

（3）科学用药和按摩。严重偏头痛或是经常发作的病患，建议使用预防治疗。预防治疗药物并非止痛药，而是主要以降低神经兴奋性类的药物为主，一般需要连续 6 周以上、每天服药，可减少头痛频率，降低对止痛药物的依赖程度。头痛发作使用止痛药时应掌握“有痛才吃、不痛不吃”的原则，且刚开始有痛感时就服用，效果较佳，若等到头痛欲裂才吃止痛药，效果则大受影响。然而，值得注意的是，若太常吃止痛药，可能造成药物性头痛，让头痛问题恶化。服用止痛药，建议 1 个月内不超过 8 天为宜，以改善症状。当偏头痛发生于后脑时，可按摩风池穴（位于后脑骨下缘、颈椎外侧）；若偏头痛发生在前额，可按摩太阳穴、合谷穴（手掌虎口处），以缓解不适。也可尝试大范围轻轻按摩头皮，促进血液循环，也有助改善头痛症状。需要注意的是，颈部不能随意按摩。因为该处血管离皮肤较近，又容易摸到；如果按摩手法不正确容易导致血管损伤、脑卒中，甚至晕厥和猝死。

偏方？美容圣品能治疗慢性偏头痛？

邵女士今年 50 岁，但是反复双侧颞枕部头痛却已经 15 年了。每次发作她都会口服西比灵、尼莫同、芬必得等药物，但药物效果逐渐减弱；后期头痛甚至每天发作，严重影响了邵女士的睡眠。邵女士无奈只能到处寻医，也遇到过不少神棍。这次她找到了王医生，王医生评估后考虑邵女士属于慢性偏头痛，建议肉毒毒素注射治疗。邵女士心想："完了，这次又是神棍了，肉毒毒素不是美容药么?"王医生看出了邵女士的疑问，经过详细解答后，邵女士接受了治疗。8 天后，她就感觉头痛缓解了许多，2 ～ 3 个月后就基本没犯了。看来这次是遇上"神医"了。不过"神医"告诉邵女士，这是"治标不治本"的方法，大概半年多肉毒毒素就会被代谢。但是邵女士觉得半年的"无痛"已经很幸福了。那么，注射肉毒毒素真的可以缓解偏头痛吗?

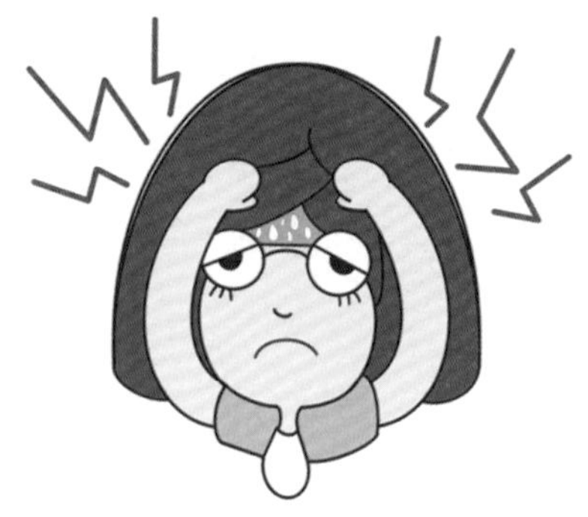

偏头痛的药物治疗

目前用于偏头痛预防性治疗的主要药物：①非甾体抗炎药（NSAIDs），如对乙酰氨基酚、阿司匹林及布洛芬等；②麦角类制剂，为 5 – HT 受体非选择性激动剂，可终止偏头痛的急性发作，如尼麦角林等；③曲普坦类药物，可通过收缩脑血管、抑制周围神经的神经痛觉传递，进而发挥镇痛作用，如佐米曲普坦等；④巴比妥类镇静药和阿片类药物，但因这些药物易成瘾，仅适用于其他治疗无效的严重偏头痛患者。

什么是肉毒毒素

提起肉毒毒素，大家就会想到除皱、减肥。确实，肉毒毒素是很常见的美容药物，但是，实际上，肉毒毒素在医疗界犹如"万金油"一般，很多疑难杂症，或者临床上用其他药物很难缓解的疾病，用它都能获得很不错的疗效。

肉毒毒素是毒性最强的天然物质之一，很容易存在于发胀了的罐头中。如果是人体食用和吸收这种毒素的话，神经系统将遭到破坏，会出现头晕、呼吸困难和肌肉乏力等症状。肉毒毒素还可用于生产生化武器，只需 1 毫克肉毒毒素就能杀死 2 亿只小鼠。不过聪明的科学家赋予了肉毒毒素新的用处——用来麻痹肌肉神经。它可以阻断运动神经和肌肉之间的信息传导，使肌肉松弛，从而达到舒展除皱的效果，这就是它能用于美容除皱的原理。由于性质稳定，易于生产和提纯精制，肉毒毒素很快在临床上得到广泛应用。

然而除了美容以外，肉毒毒素在很多功能性疾病方面都有较好的疗效，例如用来治疗多汗症和狐臭、治疗鼻炎、祛除瘢痕、减轻脱发等；另外，肌张力障碍类的疾病，像痉挛型震颤，帕金森病患者出现的躯干姿势异常，脑、脊髓疾病后遗肌肉痉挛，痉挛性构音障碍，等等，都可以通过肉毒毒素注射治疗来缓解。

肉毒毒素治疗慢性偏头痛

2010 年 10 月，美国食品与药品管理局批准 A 型肉毒毒素用于慢性偏头痛的治疗。此项批准主要是基于在欧洲和美国进行的三期临床试验的结果，其研究表明，头颈部注射 A 型肉毒毒素对治疗慢性偏头痛具有显著疗效。A 型肉毒毒素作为新型药物，其预防治疗偏头痛的疗效值得肯定，但也应遵循响应适应证——慢性偏头痛，每月头痛发作 15 次或更多，药物治疗不能缓解。对那些阵发性（每月头痛发作少于 15 次）或紧张性头痛的患者来说，肉毒毒素治疗效果并不确切，因此还是应先选择药物治疗。

慢性偏头痛患者需避免诱因

服用药物、注射肉毒毒素虽然可以缓解偏头痛，但是避免诱发因素也是我们日常应该掌握的知识。①食物。避免食用含酪胺的奶酪、含亚硝酸盐的肉类和腌制食品，含苯乙胺的巧克力，含谷氨酸钠的食品添加剂及葡萄酒等。②避免过度劳累。偏头痛患者睡眠尤其重要，应减少熬夜、保证睡眠及休息。③避免强光刺激。④避免应激、紧张、情绪激动、禁食、减肥等不良习惯。

偏头痛是一种常见的慢性神经血管性疾患，多起病于儿童和青春期，中青年期达发病高峰，女性多见，人群中患病率为 5%～10%。这种神经性疼痛很难"断根"，对患者造成很多困扰。肉毒毒素虽然"有毒"，用它治疗偏头痛却能获得很不错的疗效。虽然"治标不治本"，疗效也只有半年左右，但足以缓解一些患者的难堪、难受的症状。

面肌痉挛半辈子，一招“找回面子”

“我一半的人生都是在面部抽搐中度过的，不敢出门，怕见人，与人交流不自信，真是有苦说不出来!”回忆起那段不堪回首的岁月，46 岁的刘女士非常感慨。原来，刘女士 23 年来一直遭受面肌痉挛的折磨，在试过针灸、按摩、中药等多种治疗无效后，频繁发作且无法控制的眨眼、嘴抽让她逐渐淡出人群，郁郁寡欢。而最近的一个微创手术彻底解决了困扰了她 20 多年的难题，让她重新“找回面子”和信心。

什么是面肌痉挛

面肌痉挛是一种常见的颅神经疾病，是面神经支配的表情肌反复发作的不自主抽搐，典型的面肌痉挛症状由眼睑不自主眨动开始，向下逐渐发展至颊肌抽动、嘴角抽搐，严重时可出现睁眼困难、口角歪斜以及耳内抽动样杂音。

面肌痉挛的病因及病理

目前尚不十分清楚。目前普遍认为，多数面肌痉挛患者的病因为小脑－桥脑角部的面神经受血管压迫所致。在人的大脑里，神经、血管密布，如果神经、血管相互搭在一起，血管的搏动就会压迫神经，如果面部神经根受到血管反复搏动刺激，髓鞘就会萎缩变性，导致神经短路，从而使面神经兴奋性增强，出现面肌痉挛。

面肌痉挛多在中年以后发病，且以女性较为多见。多为一侧面部发作，双侧发作较为罕见。严重的患者面部会持续痉挛，影响社交、外貌，还可影响患者视力，导致工作、学习、阅读、驾车等大受影响。

面肌痉挛的治疗方法

（1）药物治疗。除苯妥英钠或卡马西平等药对一些轻型患者可能有效外，一般中枢镇静药、抑制剂和激素等均无显著疗效。

（2）注射肉毒毒素。注射肉毒毒素一定程度上可控制面肌痉挛，一般打一针最长能控制 1 年，长时间注射会产生抗药性。因 A 型肉毒毒素可麻痹面部神经造成人为的面瘫，所以打完后面肌痉挛当时就会得到控制。但长时间注射肉毒毒素的病人或多或少都会有面瘫的症状。

（3）手术治疗。据统计，采用显微血管减压术治疗面肌痉挛治愈率在 95% 以上，复发率小于 5%。微血管减压术损伤小，风险小，失血少，即便是七八十岁的老人家、有心血管疾病等基础病也可以做。

那么面肌痉挛在什么情况下需要做手术？首先，面部抽动影响工作，影响交流。其次，抽动时连眼睛都抽得闭上，视力也受到影响。最后，因为长期抽动，面部感觉非常不适，感到不轻松。医生提醒：面肌痉挛不会自愈，只会越来越严重，一旦确诊，还是应早日手术，以便早日恢复正常生活。

小心！"危险三角区"的痘痘碰不得

19 岁女孩小杨鼻梁上长了一颗"痘痘"，因为爱美，随手把它挤掉了。没想到却引发颅内感染，患上海绵窦血栓性静脉炎住进了医院。医生介绍，以嘴唇画一条直线，以鼻根部为一个点，连接起来的面部区域叫作"危险三角"。这种因为在"危险三角"挤痘痘造成的深部感染，如果没有得到及时治疗，轻则住进医院，重则可导致患者死亡。

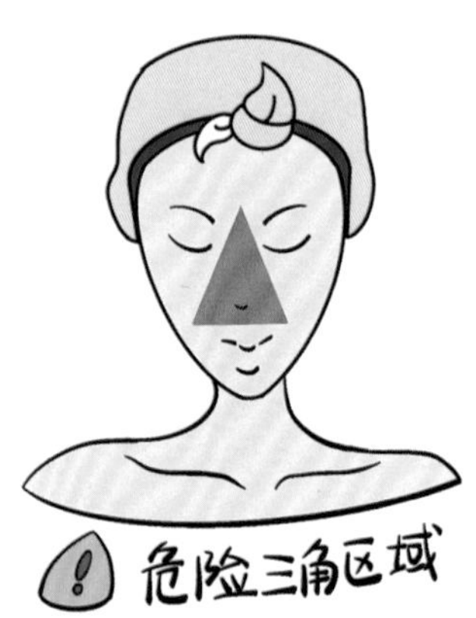

什么是颅内海绵窦血栓性静脉炎

颅内海绵窦血栓性静脉炎是由于面部（包括眼部及鼻部）静脉无静脉瓣，因而任何感染或病菌都可经过静脉回流停留在海绵窦，使血流缓行。有时被感染的血凝块进入海绵窦后，引起弯弯曲曲静脉内皮细胞的水肿，形成载有链球菌或金黄色葡萄球菌的血栓。

颅内海绵窦血栓性静脉炎的症状

颅内海绵窦血栓性静脉炎发病急骤，病情凶险：

（1）病变开始为单侧，前额剧烈头痛。

（2）眼睑水肿，结膜充血水肿，眶内浸润，脓肿形成。

（3）眼球明显前突，转动时无疼痛；眼球运动受限，乃至眼球固定，瞳孔对光反射消失。

（4）眼底检查见视网膜静脉扩张充血，视神经乳头水肿。

（5）视力减退乃至失明。

（6）病变可迅速累及双侧眼眶，至水肿、浸润等。

（7）鼻根部充血红肿。

（8）全身中毒症状明显，如体温升高，脉搏增快，白细胞增多。

（9）如向颅内发展，则形成脑膜炎，表现为剧烈头痛、颈强直，脑脊液检查白细胞增多，还可形成脑脓肿；如果脓栓流入颈静脉，可引起肺栓塞、胸痛、肺炎或胸膜炎。

如何预防颅内海绵窦血栓性静脉炎

（1）早期处理面部及其周围的感染病灶，以防止其蔓延。

（2）要改掉抠鼻子、拔鼻毛、挤压颜面部皮脂腺的不良习惯。

（3）积极治疗鼻腔疾病，防止面部疖肿、毛囊炎等感染性疾病，避免有害灰尘的刺激。

（4）酒糟鼻及痤疮患者，禁止用不洁的手抓挠患部，以免引起感染。

（5）应检查是否患有糖尿病。如患有糖尿病，应注意控制好血糖，以避免面部感染病症加重或复发。

挤压“危险三角区”容易导致海绵窦血栓性静脉炎，但不是一定会得海绵窦血栓性静脉炎，因此不用“谈痘色变”，预防起到关键作用。长粉刺注意不要用手去挤压，注意面部清洁，保持生活规律，避免辛辣刺激食物，多饮水促进新陈代谢，便于毒素排出体外，避免皮肤毛孔堵塞，导致感染的发生。

第二章

永不停跳的“心”

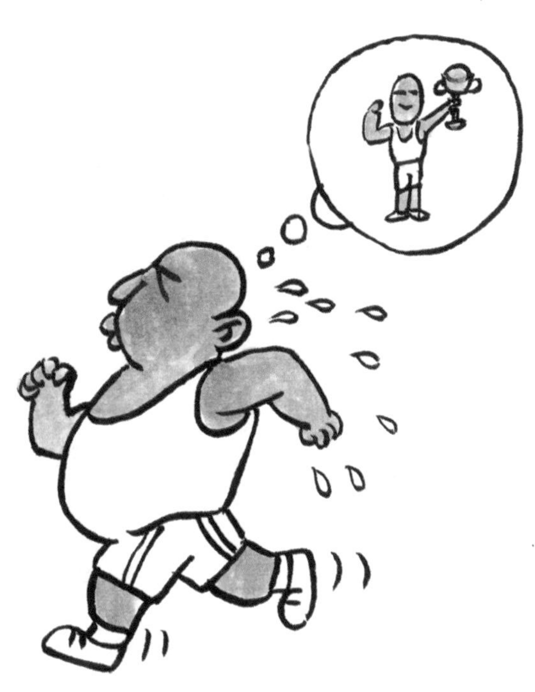

之所以这么努力
是因为我想要的都很贵

心脏的一生永不停歇，为我们人体的正常运作鞠躬尽瘁。如果心脏有了问题，会有什么后果呢？本章为大家科普最常见的心脏问题，让大家懂得如何让我们身体的这位大功臣开心地延长退休时间。

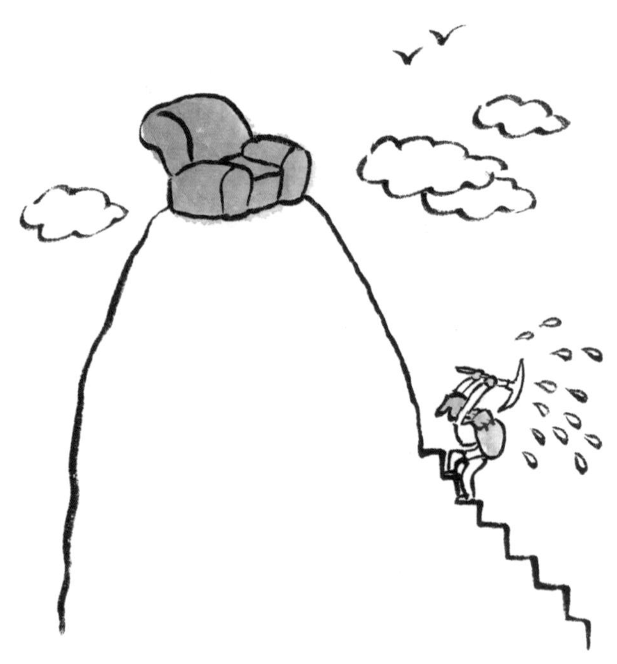

将来的你
一定会感谢
现在拼命的自己

教您认识高血压

最近，38 岁的陈大哥因为头痛，去药店想买点药吃，然后随手测了一下血压。不测不知道，一测吓一跳，血压计显示“165/95 mmHg”。陈大哥的父亲也有很多年的高血压病史，长期在吃药治疗。所以陈大哥瞬间焦虑了：我这么年轻就得老年病了？我以后要终身服药啦？血压一直高会有什么危害呢？后来的几天，陈大哥多次测量都发现血压偏高，赶紧跑去找心内科医生就诊。

认识什么是血压

血液要想在全身流动就需要有压力，血压就是指血液在流动时对血管壁产生的压力。通常用两个数字来描述血压，第一个数是“高压”，即收缩压；第二个数值比收缩压低，叫“低压”，即舒张压。生理情况下血压存在动态变化，通常需要非同日测量血压 3 次以上才能明确是否患有高血压 。

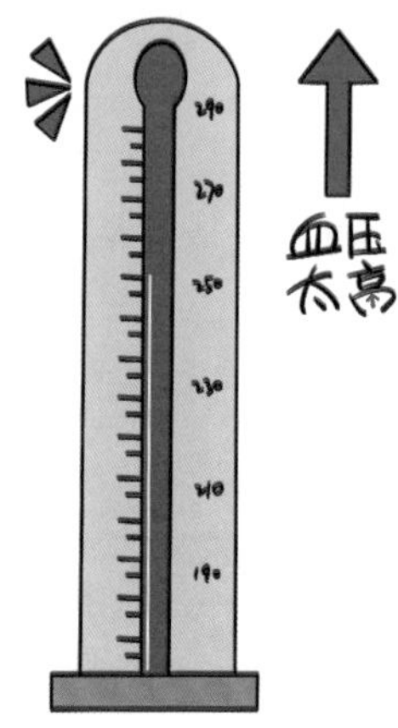

血压水平分类和定义

用下面两个表来说明血压正常值、高血压和高血压分级。

表 1　血压分类

分类	收缩压/mmHg	舒张压/mmHg
正常血压	＜120	＜80
正常高值	120～139	80～89
高血压	≥140	≥90

表2　高血压分级

分类	收缩压/mmHg	舒张压/mmHg
1 级高血压	140～159	90～99
2 级高血压	160～179	100～109
3 级高血压	≥180	≥110
单纯收缩期高血压	≥140	＜90

高血压心血管风险分层

根据血压升高的水平、危险因素、并发症给高血压进行心血管风险分层，级别越高说明危险越大，得严重心脑血管疾病的可能越大，预后越差。高血压的危险因素有：年龄（男性 55 岁，女性 65 岁）、吸烟、糖耐量受损、高血脂、亲属有早发心血管病家族史，腹形肥胖、高同型半胱氨酸症等。靶器官损害是指左心室肥厚、动脉粥样硬化、视网膜动脉狭窄等。具体分层见表 3。

表3　高血压心血管风险分层

其他心血管危险因素和疾病史	血压/mmHg			
	收缩压 130～139（或）舒张压 85～89	收缩压 140～159（或）舒张压 90～99	收缩压 160～179（或）舒张压 100～109	收缩压≥180（或）舒张压≥110
无	—	低危	中危	高危
1～2 个其他危险因素	低危	中危	中/高危	很高危
≥3 个其他危险因素，靶器官损害，或 CKD（慢性肾脏病）3 期，无并发症的糖尿病	中/高危	高危	高危	很高危
临床并发症，或 CKD≥4 期，有并发症的糖尿病	高/很高危	很高危	很高危	很高危

以上简要介绍了高血压的诊断标准和心血管病危险分层。在实际生活中，是否患有高血压，以及高血压的严重程度，要以医生的诊断为准。

高血压有什么危害

很多高血压患者没有症状，但是医生要求必须把血压控制在合理水平，这是为什么呢？因为高血压会造成很多器官的损害，这种危害才是最可怕的。高血压会造成哪些器官的损害呢？最主要是造成心脑肾脏血管的损害。

在高血压患者中，明确有无靶器官损害是高血压诊断和治疗的重要依据。早期及时检查出并治疗，亚临床靶器官损害是可以逆转的。高血压患者需要重视亚临床靶器官损害的筛查和防治。那么，如何明确高血压有无靶器官损害？

（1）心脏。高血压可引起左心室肥厚、心衰、冠心病等心脏损害。评估高血压心脏损害最常用的方法有心电图和心脏超声。还有胸部 X 线、运动试验、心脏同位素显像、计算机断层扫描冠状动脉造影（CTA）、冠状动脉造影等。

（2）肾脏。肾脏损害主要表现为血清肌酐升高、估算的肾小球滤过率（eGFR）降低，或尿蛋白排出量增加。高血压患者须定期监测尿白蛋白排泄量，监测 24 小时尿白蛋白排泄量或尿白蛋白与肌酐的比值，评估肾小球滤过率和血尿酸水平。

（3）大血管。高血压会引起血管内皮功能异常、颈动脉内膜增厚、粥样斑块形成等情况，动脉彩超是最简单的评估方式。

（4）眼底。高血压可引起视网膜出血及渗出，视盘水肿等。眼底检查可以明确视网膜动脉病变，反映小血管病变情况。

（5）神经精神系统。高血压可引起短暂性脑缺血、脑出血、高血压脑病，长期会出现认知功能障碍、痴呆等问题。头颅 CT 或磁共振检查有助于发现脑缺血性病灶、脑血管病变以及脑白质损害。长期慢性病患者，可以采用简易精神状态量表评估认知功能。

高血压药物分类

高血压口服药物主要有 5 大类：利尿剂（如氢氯噻嗪、螺内酯）、肾素－血管紧张素－醛固酮系统抑制剂（厄贝沙坦、缬沙坦、福辛普利、培哚普利叔丁胺片等）、钙通道阻滞剂（硝苯地平、氨氯地平等）、β 受体阻滞剂（美托洛尔、比索洛尔等）、交感神经抑制剂中枢性降压药（利血平）。每个药物都有自己的适应证跟禁忌证，降压药物究竟该怎么选择？医生会根据患者的自身情况量身定制降压方案，我们要配合的就是完善相关的检查、定期监测血压、规律服药（不能自己停药）。

话说回来，心内科医生评估了一下陈大哥的情况：38 岁男性，吸烟史 20 余年，无饮酒，体型偏胖，高脂血症，没有糖尿病及糖耐量受损，其父亲是在 60 岁时发现高血压病的，平素喜欢吃咸香的食物，工作压力大，也很少锻炼。因为连续几天多次测得血压升高，陈大哥的高血压病是确诊的了，属于“高血压 2 级高危组”。结合陈大哥的情况，医生建议要改变不良的生活习惯，并且进行药物治疗。

高血压病的自我管理

对于高血压病患者，一定要改变自己的不良生活方式，做好高血压患者自我管理。那具体应该怎么做呢?

容易导致高血压的不良生活方式

高血压危险因素包括遗传、年龄以及多种不良生活方式。随着高血压危险因素累积数目和严重程度的增加，血压水平呈现升高趋势，高血压患病风险增大。常见高血压的不良生活方式：高钠低钾膳食、超重和肥胖、过量饮酒、长期精神紧张、缺乏体力活动、血糖异常、血脂异常，等等。避免以上不良生活方式是治疗和预防高血压病的基础。

高血压病治疗目标及患者自我管理

高血压病治疗的根本目标是降低发生心脑肾及血管并发症和死亡的风险，并且应该防患于未然。

(1) 针对正常人群，须采取健康生活方式，定期监测血压。

(2) 针对高血压的高危人群，在正常人群管理基础上，有针对性对高血压的危险因素进行行为纠正和生活方式指导。

(3) 已确诊高血压病的患者，在高血压高危人群管理基础上，采取综合管理措施。坚持药物治疗、终身治疗和长期随访，正确认识高血压药物的疗效和不良反应。

积极药物治疗

(1) 常用的5大类降压药物均可作为初始治疗用药，针对特殊人群、合并症等情况进行个体化药物治疗。寻找医生定制降压方案并坚持随访。

(2) 应根据血压水平和心血管风险选择初始单药或联合治疗。

(3) 一般患者采用常规剂量，老年人及高龄老年人初始治疗时通常应采用较小的有效治疗剂量。根据需要逐渐增加至足剂量。

(4) 优先使用长效降压药物，以有效控制24小时血压，更有效预防心脑血管并发症发生。

(5) 对于血压≥160/100 mmHg、高于目标血压20/10 mmHg的高危患者，或单药治疗未达标的高血压患者，应进行联合降压治疗，包括自由联合或单片复方制剂。

（6）对血压≥140/90 mmHg 的患者，可起始小剂量联合治疗。

采取健康生活方式

（1）减少钠盐摄入，增加钾摄入：为了预防和降低高血压患者血压，钠的摄入量减少至 2400 mg/d（6 g 氯化钠），主要措施有减少烹调用盐和含钠高的调味品、避免含钠盐量高的加工食品、尽可能使用定量盐勺。

（2）合理膳食：合理膳食可降低人群高血压、心血管疾病的发病风险。建议高血压患者和有进展为高血压风险的正常血压者，饮食以新鲜水果和蔬菜、低脂乳制品、富含食用纤维的全谷物、植物来源的蛋白质为主，减少饱和脂肪和胆固醇摄入。

（3）控制体重：推荐将体重维持在健康范围内（BMI：18.5～23.9 kg/m^2，男性腰围＜90 cm，女性腰围＜85 cm）。

（4）不吸烟：戒烟虽不能降低血压，但是能够显著降低心血管风险。

（5）限制饮酒：每日酒精摄入量男性不超过 25 g，女性不超过 15 g；每周酒精摄入量男性不超过 140 g，女性不超过 80 g。

（6）增加运动：建议非高血压人群和高血压患者，除日常生活活动外，每周 4～7 天，每天累计 30～60 分钟的中等强度运动（如步行、慢跑、骑自行车、游泳等），以有氧运动为主，无氧运动为补充。

（7）减轻精神压力：保持心理平衡，精神紧张会激活交感神经使血压升高。非高血压人群和高血压患者应进行压力管理，必要时到专业医疗机构就诊。

积极处理高血压相关危险因素

（1）血脂异常管理：合并有血脂异常的高血压患者，应在治疗性生活方式改变的基础上，积极降压治疗以及适度降脂治疗。

（2）抗血小板治疗：合并有缺血性心脑血管病的高血压患者，须进行抗血小板治疗。

（3）血糖控制：糖尿病患者应该严格控制血糖。血糖控制目标：糖化血红蛋白含量＜7%；空腹血糖浓度 4.4～7.0 mmol/L；餐后 2 小时血糖或高峰值血糖浓度＜10.0 mmol/L。容易发生低血糖、病程长、老年人、合并症或并发症多的患者，血糖控制目标可以适当放宽。

重视随诊

（1）随诊目的：评估治疗反应，了解患者对药物的耐受情况，分析血压是否稳定达标，分析其他危险因素的状况。

（2）随诊内容：测量血压和（或）动态血压，了解血压数值及达标状态，询问服药的依从性，根据血压的波动以及药物的不良反应进行高血压治疗药物的调整，按时服药，改善生活方式，坚持长期治疗，不随意停药。

（3）随诊间隔：正常高值或高血压 1 级，低/中危患者或仅服 1 种药物治疗者，每 1 ～3 个月随诊 1 次；新发现的高危及较复杂病例随诊的间隔应较短，高危患者血压未达标或临床有症状者，可考虑缩短随诊时间（1 ～4 周）；血压达标且稳定者，每月 1 次或者延长随访时间。对使用了至少 3 种降压药血压仍未达标的患者，需严密门诊随访或住院治疗。

高血压病的治疗中，药物治疗仅占半壁江山，更重要的是学会高血压病的自我管理及自我调节，使血压降低及平稳维持，预防靶器官损害，减少心脑血管疾病事件的发生。

冠心病，堵塞引起的痛

杨伯因为有高血压、糖尿病病史，最近时常在活动后、爬楼梯时就出现胸闷、不够气的感觉，于是就去医院住院了。做了一系列的检查之后，医生告诉杨伯他得了冠心病。冠心病好像是老年人绕不开的坎儿，那冠心病究竟是什么？

什么是冠状动脉，什么是冠心病

冠状动脉位于心脏表面，是专门为心脏心肌本身供血的血管。它由心脏上方的主动脉窦部发出2条主干血管，然后像树干一样分出许多分支，包绕着整个心脏。外观上看，就像扣在心脏上的一顶帽子，故而得名。

冠心病是由于动脉粥样硬化导致冠状动脉管腔狭窄，致使心肌供血不足，进而引发的一系列临床病症，常见的症状有心绞痛、心肌梗死、心力衰竭、心律失常和猝死。

假如说人体是一座房子，那心脏就是房子的储水槽，冠状动脉就是阀门，阀门帮助储水槽一起负责房子各个水管的运作。当这个阀门被脏东西堵塞后，储水槽就不能顺利地给各个水管供水，缺水就会带来各种不舒服。同样道理，一旦冠状动脉堵塞后，心脏功能就会受到影响，身体就会出现各种功能紊乱，严重的甚至会导致身体这个"房子"再也不能居住。

动脉粥样硬化、心绞痛和心肌梗死如何形成和发展

这三个概念可以简单理解为冠心病的幼年、中年及暮年。血管内脂质、胆固醇和其他物质可在动脉中沉积形成脂质斑块，使血管壁内层逐渐增厚变硬，管腔变窄、血流通过减少。这个缓慢的发展过程称为动脉粥样硬化（图1）。它通常始于儿童期，随着年龄增长逐渐发展。

随着斑块的增大，它会慢慢阻塞冠状动脉并减少心脏供血。当斑块阻塞冠脉直径达70%以上，心肌得不到足够的血液，就会发生缺血缺氧，引起胸痛或胸部不适，称为心绞痛。

斑块有可能破裂，形成血凝块，也就是血栓。如血栓脱落入血，造成冠状动脉急性闭塞引起心肌缺血性坏死，称为急性心肌梗死。如心脏血流阻断超过大约30分钟，该区域心肌就会出现永久性损伤、心肌坏死。

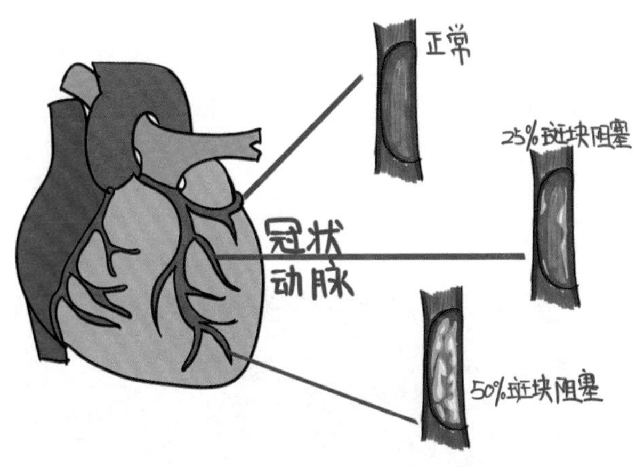

图 1 冠状动脉粥样硬化示意图

冠心病有什么症状

典型心绞痛表现为突然发生的位于胸骨体上段或中段之后的压榨性、闷胀性或窒息性疼痛，可波及大部分心前区，可放射至左肩、左上肢前内侧，达无名指和小指，偶可伴有濒死感，往往迫使患者立即停止活动，重者还出汗。疼痛历时 1 ～5 分钟或更长时间；休息或含服硝酸甘油，疼痛可在 1 ～2 分钟内缓解或消失。常在劳累、情绪激动（如发怒、焦急、过度兴奋）、受寒、饱食、吸烟时发生，贫血、心动过速或休克亦可诱发。

不典型的心绞痛表现为疼痛，可位于胸骨下段、左心前区或上腹部，放射至颈、下颌、左肩胛部或右前胸，疼痛可很快消失或仅有左前胸不适、发闷感，常见于老年患者或者糖尿病患者。

引起冠心病的危险因素

有早发的心脏病家族史（男性亲属发病时＜55 岁，女性亲属发病时＜65 岁）的高龄男性易患冠心病。

吸烟、饮酒、缺乏运动、压力大、血脂紊乱、肥胖、血压高、血糖高都是引起冠心病的不良情况，值得庆幸的是，这些是可以纠正的。通过改变生活习惯，可以降低冠心病发病风险。危险因素越多，患冠心病的概率越大，每个危险因素水平越高，患病风险越高。所以控制危险因素是治疗和预防冠心病的根本。

冠心病如何诊断

目前诊断冠心病的方法很多，如心电图检查、超声心动图、CT 等都可以间接反映冠状动脉有没有病变。目前，冠状动脉造影术能直接观察到冠状动脉病变部位、狭窄程度和远端血流通畅情况等，还能测定左心室功能，被认为是诊断冠心病最主要和最可靠的方法，是相对的“金标准”。冠状动脉造影是将导管经大腿股动脉、上肢桡动脉插入，送至升主动脉，然后探寻左或右冠状动脉口并注入造影剂（碘对比剂），使冠状动脉显影，能较明确地揭示冠状动脉的解剖畸形及其阻塞性病变的位置、程度与范围（图 2）。通常在整个操作过程中，受检者处于清醒状态下。

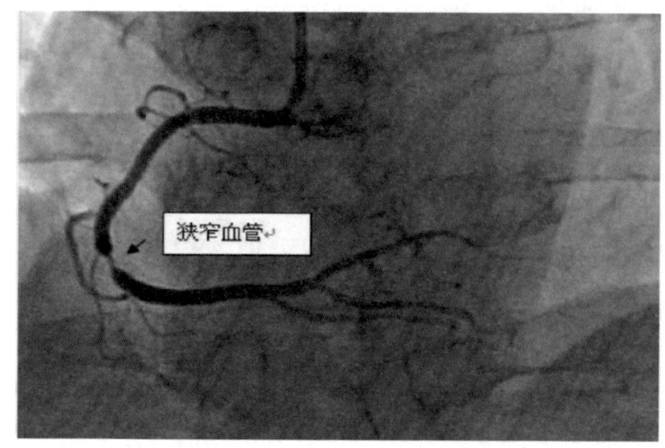

图 2　右冠状动脉狭窄血管（箭头所示部位）

冠心病的治疗方式

在改变不良生活习惯的基础上，药物治疗是一切冠心病治疗的基础。冠心病二级药物防治主要针对患有诸多冠心病危险因素者及已患冠心病人群，可防止病情加重、提高生活质量、防止再次心肌梗死、防止心脏扩大及心功能不全、防止心源性猝死。

如果冠状动脉堵塞严重或者多条冠状动脉病变，可以选择手术治疗，如冠状动脉介入手术、冠脉搭桥术等。

冠心病病因无法根除，因此无法真正治愈。通过控制危险因素、药物治疗、手术治疗等方式，减少冠状动脉受累范围，保证心肌供血及心功能，患者的生命质量是可以得到保证的。所以，谨记早诊断、早治疗，要遵医嘱勤复诊。

什么是冠脉介入手术

55 岁的王大叔早上起床后突然说胸痛，家里人要王大叔去医院看看。接诊的刘医生问了问王大叔的情况并开了相关的检查。没多久，检验科就给刘医生打电话报告了王大叔的危急值：肌钙蛋白。这是提示急性心肌梗死的重要指标，王大叔必须立刻入院做动脉造影，必要时要做介入治疗。王大叔一听懵了：我现在能跑能走的为啥要做手术？介入治疗是要放个铁丝到身体里吗？这手术究竟是怎么做的？

什么是冠脉介入治疗

冠脉介入治疗是相对外科手术而言无须开刀和全身麻醉的一种导管技术，是在 X 线下将不透光的器械送达冠状动脉血管病变部位并且对病变进行治疗的方法。球囊扩张术（PTCA）和支架植入术是介入治疗最常用的治疗方式或手段。就像水管堵了需要通，冠脉堵了也需要使用这种特殊方式打通血管。

（1）球囊扩张术：这是将球囊送到冠脉狭窄病变处用压力泵加压使球囊膨胀，挤压狭窄的斑块，使管腔扩大、血流通畅的方法。

（2）冠状动脉内支架植入术：这是将支架送至血管病变处，用已经预先装好的球囊打起使之撑开动脉血管，保持管腔通畅，改善心肌血流，减轻胸痛等症状的治疗方法，是目前冠脉介入治疗常用的方法。

（3）介入治疗的步骤：通常情况下，医生会在桡动脉，也就是在老中医把脉的地方，打一个针，送入一个与圆珠笔芯差不多粗细的柔软光滑的管子，入到冠状动脉里面。注入少量含碘的造影剂，在 X 光下让这些血管显影，从而排查其通畅情况。通过一根特殊导管，将未展开的支架送至病变处，膨胀球囊以撑开支架之后，回撤器械（图 1）。支架将永远留在病变血管内，以保持血流通畅（图 2）。

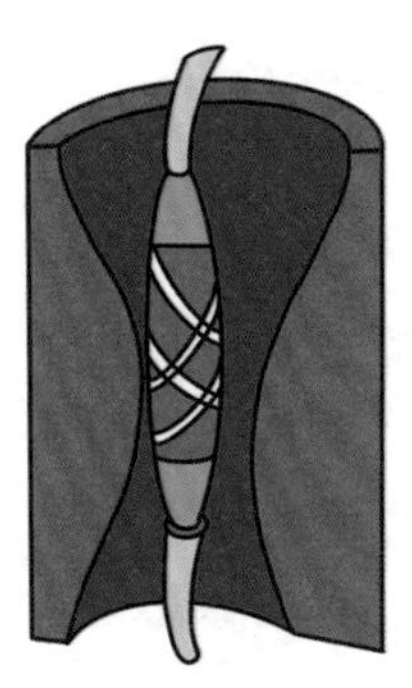
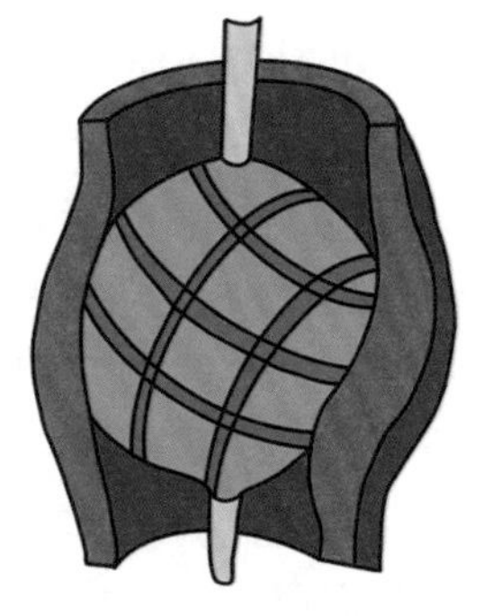
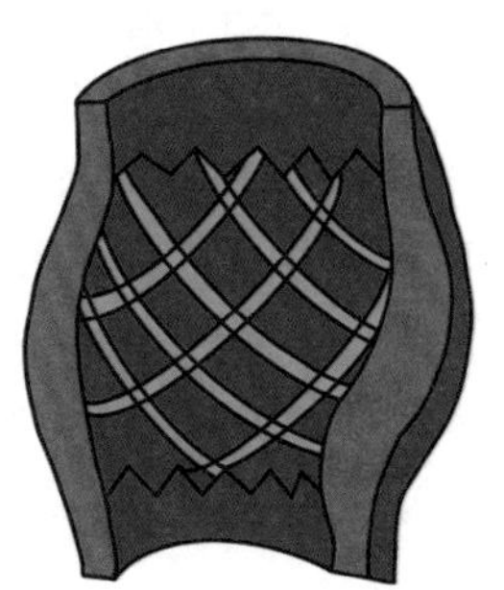

图 1　冠脉介入术

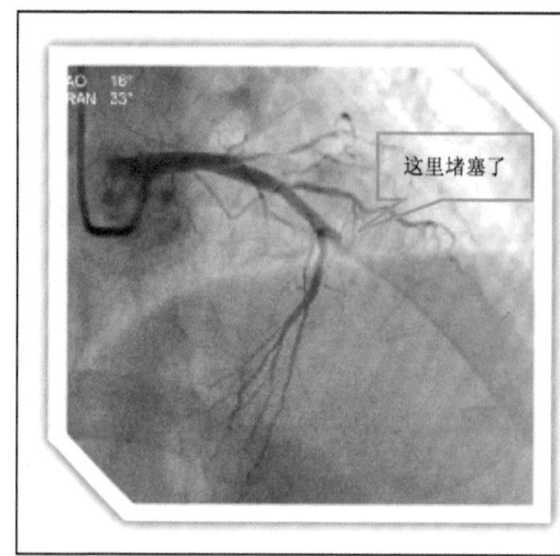

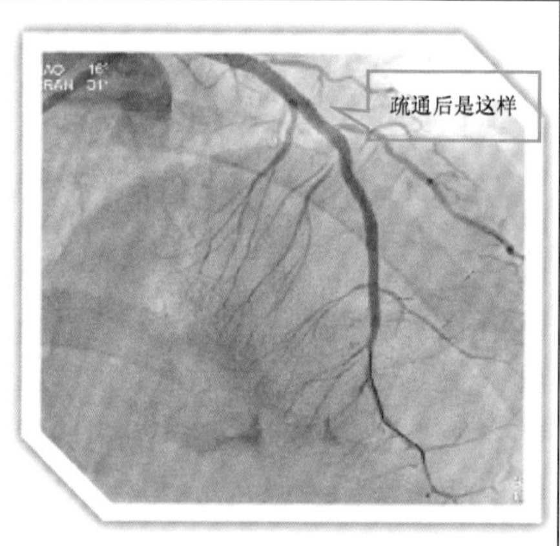

图2　冠脉介入术前、术后对比

冠脉介入手术治疗的好处

（1）改善症状，减少严重心血管问题的发生，提高生活质量。冠脉介入治疗是解决冠状动脉狭窄或闭塞的重要方法，它可以改善冠状动脉血流，挽救濒临死亡或严重缺血的心肌，从而恢复心肌细胞功能，降低患者因心肌缺血发生心绞痛、心肌梗死、心律失常、心力衰竭、心源性休克和心源性猝死等心脏问题的可能性，改善症状，提高患者生存质量。

（2）手术创伤小、恢复迅速。冠脉介入治疗只需要在手术时对穿刺部位进行局部麻醉，患者在清醒状态下接受手术。术后医务人员会根据要求，加压包扎穿刺点，如无并发症，手术后2～3天即可以康复出院。

对冠状动脉介入手术的错误认识

（1）不愿意放异物、不愿意做手术。冠脉介入手术是一个救命的手术，久拖不愿做手术，会使心脏长期缺血，心功能不全，导致治疗不及时或错失最佳治疗时机。

（2）以为放了心脏支架就万事大吉。手术过后以为血管可以永远保持通畅，因此饮食、用药、抽烟喝酒等方面随意放松，导致病情复发。冠脉介入手术之后，双联抗血小板药服用1年；1年后如无禁忌，保留阿司匹林终身服用，另外一种抗血小板药物可以停用，调脂药、降压药、降糖药根据自身情况遵医嘱服用，并且要定期复诊，监测血压、血脂、血糖、尿酸等指标，保持健康的生活习惯，低盐低脂饮食，适当运动，就是需要“管住嘴，迈开腿”。

（3）盲目要求放置支架。有些冠心病患者对心肌梗死过度恐惧，不需要进行心脏介入手术，却盲目要求医生放置冠脉支架。一般有心绞痛症状、血管堵塞超过75%就建议做支架手术，但做不做、怎么做，还是要由医生来做专业的判断。所有手术有其相应的适应证，应在医生指导下根据病情科学选择治疗方法。

（4）认为要伸个管子进血管肯定很痛。人体的血管内感觉神经分布非常少，在导丝、导管、球囊、支架通过血管的过程中，几乎没有什么特殊的感觉，唯一就是在动脉穿刺打针的时候，此处的皮肤感觉到一次针刺的疼痛，不过，医生会在此处进行局部麻醉，所以，整个微创手术过程比起外科开刀手术，可以说是几乎没有任何疼痛的。

（5）认为放了支架就不能做磁共振了。现在的支架都是特殊材料制成的，可以做磁共振，但20年前的支架就不好说了。

（6）认为支架需要再次取出来，不能一直留在体内。目前的药物涂层支架放进去就终身留在体内了，不会生锈，终生保质，不用再取出了。

手术后应该怎么护理

（1）经手部的桡动脉穿刺者，卧床休息3～4小时，腕关节制动勿弯曲，手指可做屈伸运动，勿自行拆除止血器。经腿部的股动脉穿刺者，需要卧床休息8～12小时，做手术的腿部要制动，不能弯曲。

（2）可正常进食，避免低血糖反应。多饮水，若病情及心功能允许（医生指导下）8小时内饮水1500～2000 mL并做好记录，以促进造影剂排出；特殊患者需结合病情行血液透析治疗。

（3）个别患者穿刺部位出现血肿，按压时会疼痛，一般不影响生活，可用土豆片外敷等措施，术后2～4周可以自行吸收。

（4）支架植入术后服药的重要性：术后遵医嘱服用冠心病二级预防药物（如抗血小板聚集药物、他汀类药物等），不能自行停药。服药期间注意有无皮肤、黏膜出血或黑便、血尿现象，有无肌肉酸痛等。如有不适，请及时就诊。

急性心肌梗死是常见的心脏急症，是一种进展迅速、来势凶险的可威胁生命的疾病。随着冠状动脉介入手术技术的逐渐成熟，许多在鬼门关的急性心肌梗死的患者被救回来了，在人生路上继续发光、发热。

怎么办？我的心突然漏跳了一拍

42 岁的陈女士紧张地去医院找医生，一坐下就问："医生，我最近总感觉我的心脏怦怦怦地跳，有时又会像漏跳了一拍，然后有种一下被揪住的感觉，好难受，我瞬间就不敢动了，怕自己要倒下了。我是不是得心脏病了？"其实，这就是传说中的心脏早搏。那么，心脏早搏又是什么呢？

什么是早搏

早搏是指心脏某一部位提前发出冲动，而引起心脏提早的搏动。通俗地说就是：还没轮到你跳呢，你就抢跳了！给人的感觉就是漏了一拍。早搏可以在正常人中间出现，也可以在有心脏病的病人中出现，它和心脏病之间，没有一个必然的等号。

早搏有什么症状

早搏的症状因人而异。有的人对早搏的症状非常敏感，偶有发作即感不适。有的人对早搏的症状不敏感，即使频发早搏，也无明显不适。早搏最常见的症状表现是心悸，就是感觉心跳得很快，这是由于早搏后的心搏增强。同时早搏后会有一个代偿间歇，"等一等"才接着心跳，因此患者常感到心跳漏了一拍。如早搏发作频繁，代偿间歇过长，或触发其他快速性心律失常，则可出现头晕黑蒙及晕厥症状。

早搏的分类

心脏如果是房子，冠脉血管是水管，那心电传导就是电路了。电路的某个地方短路了，就出现早搏。因此根据短路的部位，我们可以将常见的早搏分为房性、房室交界性和室性（图 1）三种。根据短路引起的危害分为良性早搏和病理性早搏。

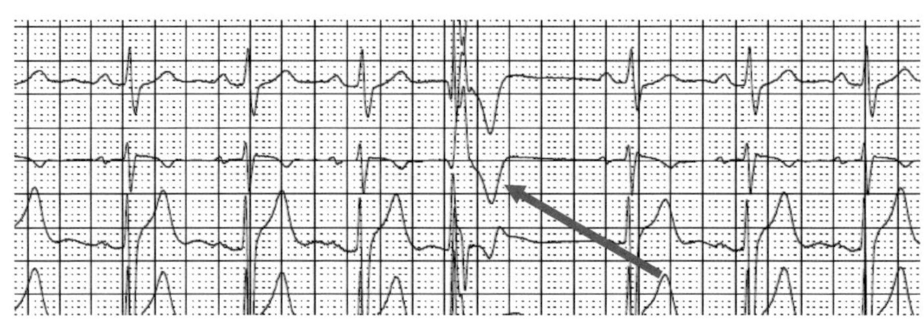

图 1　室性早搏心电图

良性早搏（简称“良早”）主要指患者没有心脏疾病，只是早搏，并且早搏是由其他因素引起。它可能出现在人们情绪激动，或者比较劳累，又或者大量吸烟、饮酒后。此外，当出现电解质紊乱，比如低钾的时候，也可能会出现早搏；还有某些药物中毒也可能引起早搏的出现；还有当做心脏导管检查或者手术时，由于机械刺激心脏，也可能会产生早搏。这种早搏，因为没有心脏疾病的问题，一般把它称作良性早搏，待以上诱发因素消除，早搏可自行消失。

病理性早搏是在心脏已有病变（可见于各种类型心脏病，如冠心病、高血压病、肺心病、心肌病、风心病、先心病等）基础上发生的，也可能是心脏疾病加重的一种表现。这种有器质性心脏病的早搏叫作病理性早搏。

怎样发现早搏

有心脏不舒服的时候，怎样判断是不是早搏呢?

（1）摸脉搏：发现早搏最简单有效的方式是摸脉搏。如果患者脉搏跳动不齐，不论是跳动提前出现，还是突然一下不跳，都提示可能出现了早搏。这种方式可以简单判断可能出现了早搏，但无法辨别出究竟是室性早搏、房性早搏，还是房室交界性早搏。

（2）听诊：用听诊器听心脏的跳动也能够判断是否出现早搏。

（3）心电图：早搏最关键的诊断还需要依靠心电图。在做心电图的过程中，如果记录到早搏，就能马上做出诊断，并且还能通过心电图来判断出早搏的类型。如果早搏出现次数较少，可以通过 24 小时动态心电图长时间记录心跳情况，以此帮助诊断。

早搏是否需要治疗

发现了早搏要不要治疗？这应该根据具体情况而定。

第一，就良性早搏而言，治不治疗取决于两方面，一方面是早搏个数，另一方面是患者症状。

（1）“良早”数量不多，且没有症状者不需要治疗。应该着重于生活方式和生活规律的调整，比如少喝茶、咖啡，不要吸烟、饮酒、熬夜，进行适当的体育锻炼。

（2）有些“良早”病人有很严重的不适感、胸闷、心悸、失眠，影响正常生活，这种早搏需要治疗。可在医生指导下适当用药以缓解症状。

（3）还有一种“良早”患者虽然没有症状，但是早搏数量特别多，24 小时动态心电图上早搏占总心搏 10% 以上者，也需要治疗。

第二，病理性早搏，主要是以针对原发病治疗为主。比如，高血压病患者，要注意控制血压，避免心脏肥厚和增大；冠心病患者，积极治疗，坚持服药，定期监测，避免缺血性事件的发生，适当运动，改善心脏功能；等等。

早搏治疗必须手术吗

一般情况下，如果 24 小时室性早搏的数量超过总心率的 10% 以上，经过积极的药物治疗无效或者无法停药，室性早搏症状严重，那么就要考虑进行射频消融手术。一些恶性早搏像多源性室性早搏、RonT 室性早搏要高度重视，因为其可诱发严重室性心律失常，有可能导致心源性猝死。一旦出现这类早搏，建议尽快住院治疗。

早搏是很常见的心脏疾病，遇到早搏不必过于紧张，最主要的是先去做个心电图，就是先去检测是哪个部位的短路，是良性的短路还是病理性的短路，明确这个短路是否影响房子的正常使用，根据不同情况做出不同的修整方案。

第三章

关爱我们娇弱的“肺”

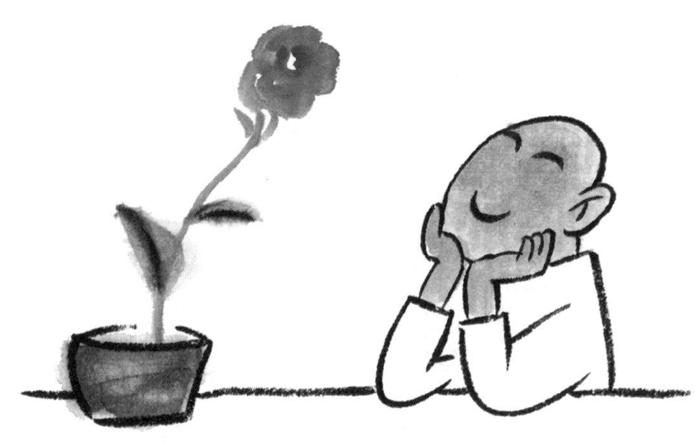

等一朵花开

需要很多的耐心和微笑

所有生物都需要呼吸，我们的肺无时无刻不在与外界进行联系。因此，外界一切“脏”的东西如病毒、细菌、化学物质、颗粒等都可能伤害她。因此，呼吸道的疾病是常见的，肺也有了娇弱的名声。本章从感冒、哮喘、慢阻肺等常见的肺部疾病出发，教大家如何关爱我们娇弱的“肺妹妹”。

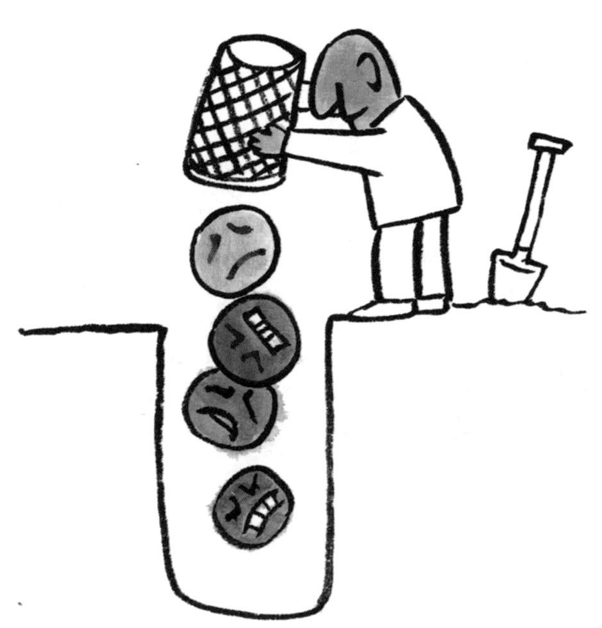

与其埋怨
不如埋了怨

春暖花开，中医教您如何养肺

冬天过去了，迎来了春暖花开的季节。春天是呼吸道疾病的高发时期，对此，我们不能放松警惕。现从中医学角度出发，聊聊春天养护肺的一些事儿。

注意保暖避寒

冬天过去，气候变暖，不少人穿得越来越单薄了，很多人迫不及待地出去户外运动、踏青。我们都知道呼吸道疾病的主要发病部位为肺，中医认为，"肺为娇脏，不耐寒热，肺外合皮毛，开窍于鼻，肺与大肠相表里，主呼吸之气，主宣发、肃降，通调水道，朝百脉"。春天气温虽有所上升，但早晚温差大，当我们因日间的暖阳而脱掉外套时，很容易因骤然而来的微风而感受外邪。户外运动时容易出汗，人体毛孔处于开放状态，容易感受外邪，而因"肺外合皮毛"，人体皮毛受邪时则会内合于肺，出现相关的肺系症状，如打喷嚏、流鼻涕、咳嗽等。《黄帝内经》云"虚邪贼风，避之有时"，在气候初暖的时候，我们一定不能掉以轻心，要注意保暖，避免"虚邪贼风"的入侵。

《广东省新冠肺炎中医治未病指引》提出，在生活方式调养方面："避风寒，保证头、颈、腰背、下肢的保暖。容易出汗之人，尤其是小朋友，注意出汗之后，如果衣服湿了，应该尽快更换衣服，或者提前垫干毛巾在前胸后背吸汗，保持身体干爽，根据天气与出汗情况及时加减衣物。"

重视健脾饮食

针对呼吸道疾病的主要发病部位为肺，从中医"治未病"的角度出发，预防疾病还应注重脾的调护。从中医五行学说来讲，脾为土，肺为金，土生金，故可以通过"培土生金"法来加强肺的功能。通过健脾的饮食来顾护脾胃，从而使肺的功能得到脾这个后勤部门的保障，获得源源不断的气血供给。

除了进食一些具有调养脾胃作用的食物，如小米粥、淮山药、茯苓、薏苡仁等，还应注意节制，避免加重脾胃的负担。面对美食，我们需要适可而止，过饱是不利于脾的运化功能发挥的。其次还需忌寒湿之品，如寒凉性较强的水果、冰冻的奶制品等，这些寒湿之品会困阻脾胃，从而令水湿停滞。还有就是饮食宜清淡，很多人宅在家里喜欢用烤箱做各种烘焙美食，或者吃外卖披萨、烧烤等辛燥食物。我们知道，肺是喜润恶燥的，过食辛燥食品易灼伤肺阴而引发鼻干、咽痛、咳嗽等症状。滋养肺阴的药膳，可考虑百合粥（原料为大米或小米、百合），玉竹沙参瘦肉汤。

《广东省新冠肺炎中医治未病指引》中亦提出："避免进食油腻、煎炸、烧烤、辛辣食物；慎食寒凉性较强的水果，或可用水果烹热后再食用；食用奶制品应适量，不宜过多；食物宜烹饪制作成易于吸收的形式食用。"

保持身心愉悦

最后，我们要重视心理自理自助与疏导。疫情发生、生病难受，难免会产生巨大心理压力，心情也容易焦虑。过度的心理压力、焦虑不仅会影响睡眠，还让人容易上火，以及导致消化与免疫失调等，对预防造成阻碍甚至加重易感性。因此，要正确认识自己的心境反应，接纳这些情绪，自我减轻心理负担。不轻信某些传言，维持稳定健康的生活方式，积极和相关人士展开沟通。《黄帝内经》曰："春三月，此谓发陈。四时之令在春为生，肝主升发，为将军之官，喜条达而恶抑郁。"春季养肝正当时，而情绪保持乐观向上，情志条畅就是养肝的一个好方法。

因此，在疫情还没结束的当下，我们还是要注意做好防护：出门戴口罩、勤洗手、不聚众、注意保暖、饮食作息规律，不要过饱，不要过食辛燥、寒湿之品，不要熬夜，保持心情舒畅，做到未病先防。以上这些办法适合大部分呼吸道疾病的预防。若出现发热、咳嗽等症状，要及时就医，做到有病早治。

慢阻肺的居家疗养

世界卫生组织将每年11月第3周的星期三，定为世界慢阻肺日，宗旨是帮助人们提高对慢性阻塞性肺疾病的认识，改善慢阻肺诊断的不足和治疗不利的现状。慢性阻塞性肺疾病是常见的慢性呼吸系统疾病之一。这种疾病往往病程长，出院后不注意又会反复住院。因此，向每一位出院的慢阻肺病患者做好出院健康宣教很有必要，可以改善患者的症状，减少非计划住院，提高生活质量。

什么是慢性阻塞性肺疾病

慢性阻塞性肺疾病（简称“慢阻肺”或COPD）是一种常见的以持续气流受限为特征的、可以预防和治疗的疾病；气流受限进行性发展，与气道和肺脏对有毒颗粒或气体的慢性炎性反应增强有关。长期咳嗽、咳痰、呼吸困难是慢性阻塞性肺疾病的三大主要症状。

慢性阻塞性肺疾病的诱发因素有哪些

（1）吸烟无疑是导致慢性阻塞性肺疾病最主要的原因之一。在我国，吸烟人群慢性阻塞性肺疾病的发病率约为不吸烟者的2倍。吸烟数量越大，时间越长，发病率越高。

（2）长期接触粉尘、烟雾、有害颗粒或有害气体 。

（3）有慢性肺源性心脏病史。

（4）秋冬寒冷季节，反复呼吸道感染。

（5）中老年人。

（6）遗传倾向：亲属里有慢性阻塞性肺疾病的患者。

慢性阻塞性肺疾病患者出院后该如何做

（1）避免诱发因素，预防发作。首先，需要戒烟。吸烟是诱发慢性阻塞性肺疾病的一个重要原因，戒烟以及远离二手烟可以避免烟草中有害物质对肺和气道的损伤，是阻止慢性阻塞性肺疾病发生和发展的最有效的手段。其次，避免接触有害气体、粉尘及烟雾等，如生活中的油烟、油漆味、煤气味以及致敏物质如动物毛发等。再次，避免受凉感冒。特别是冬天和早春，要注意防止受凉，寒冷天气更要防寒保暖。最后，增强机体免疫力。每天坚持1～2小时的户外活动，如跑步、打羽毛球等方法。运动量应由小至大、由慢至快，逐渐增加，以身体耐受为度。

（2）坚持呼吸功能锻炼。长期坚持呼吸锻炼可以显著改善肺功能，主要方法有腹式呼吸、缩唇呼吸等。通过有效的呼吸肌锻炼可明显提高呼吸肌的肌力和耐力，结合其他康复治疗等措施可预防呼吸肌疲劳和通气衰竭的发生。

（3）学会正确使用气雾剂。慢性阻塞性肺疾病患者出院后应遵医嘱继续服药。对使用舒利迭、思力华、信必可等气雾剂的患者，正确地掌握使用方法非常重要。现以舒利迭为例，为大家讲解气雾剂的使用。

第一，用一手握住外壳，另一手的大拇指放在拇指柄上，向外推动拇指直至完全打开（图1）。

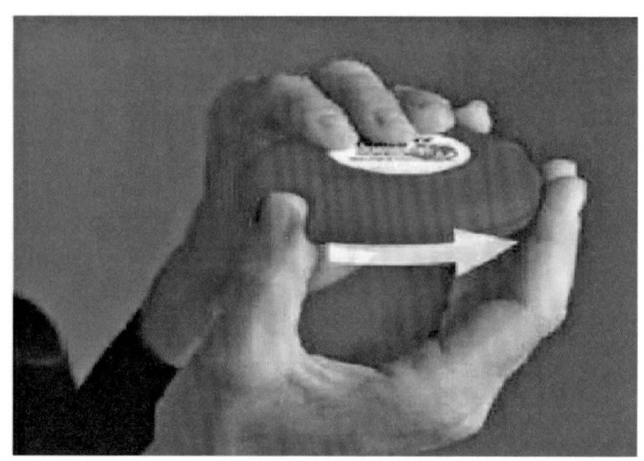

图1　打开气雾剂

第二，握住准纳器使得吸嘴对着自己。向外推滑动杆直至发出咔嗒声，说明准纳器已做好吸药的准备（图2）。

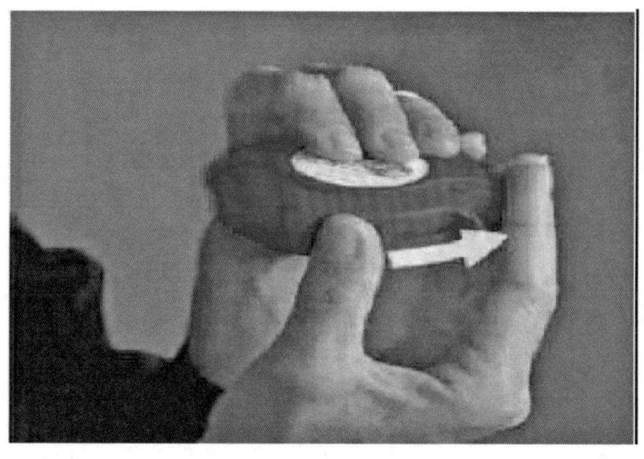

图2　对好吸嘴，推动滑动杆

第三，将吸嘴放入口中。从准纳器中深深地平稳地吸入药物。切勿从鼻吸入。然后将准纳器从口中拿出，继续屏气约 10 秒钟，关闭准纳器（图 3）。

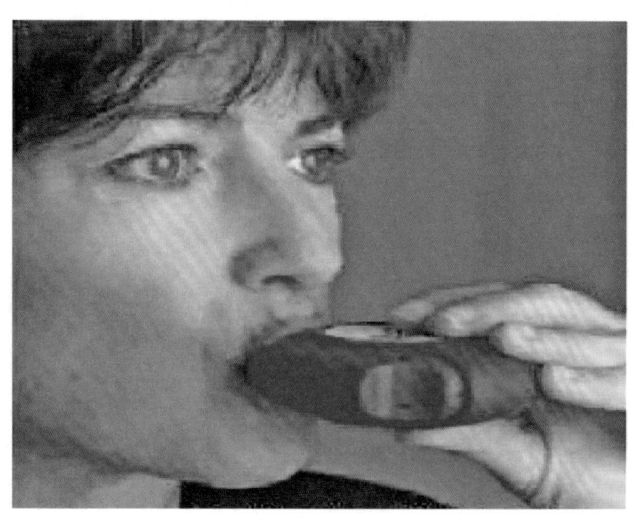

图 3　吸药

（4）坚持长期氧疗，可以有效缓解症状。对于出院的慢性阻塞性肺疾病患者，有条件的可进行家庭氧疗。长期氧疗是一种有效缓解慢阻肺症状的方法。长期氧疗能纠正低氧血症，减少并发症，提高患者生活质量，延长慢阻肺患者的生存期，降低病死率。但是，氧疗要特别注意的是：一个是低流量，另一个是持续。就是说，吸入氧的浓度不能太高，持续的时间要长。每天要进行 15 个小时以上，否则达不到预期疗效。要说明的是，使用氧气不会成瘾，但是在使用时需要远离火源，安全用氧。

（5）定期至医院复诊复查。慢性阻塞性肺疾病患者可能并发自发性气胸、肺部感染、呼吸衰竭、慢性肺源性心脏病、消化性溃疡等疾病。因此患者应做到每 6 ～ 12 个月复查 1 次，如出现咳嗽加剧、痰量增多黏稠、痰色变黄、气急加重、发热、胸痛、恶心、呕吐、腹痛、腹泻或便中带血时，应及时就诊。

慢性阻塞性肺疾病是可以预防和治疗的，要正视疾病，预防疾病，多学习一些预防的相关知识，避免反复住院，定期医院复诊。在日常生活中，戒烟、遵医嘱正确用药、吸氧、坚持呼吸功能锻炼及有氧运动等可以减少非计划性入院，提高生活质量。

控制哮喘，珍爱生命

28 岁的小强是个年轻力壮的小伙子，平常没有什么不舒服，但是一旦闻到刺激性气味如花粉、油烟味或接触冷空气后，就会出现发作性喘憋、气促，尤以呼气时明显，那是因为小强患有“支气管哮喘”。

认识哮喘及其危害

哮喘是目前全球最常见的慢性疾病之一，据估计，全球每 20 人中就有 1 个患有哮喘。我国哮喘患病率近年来持续增长，情况不容乐观，目前我国 20 岁及以上人群哮喘患病率 4.2%，患病人数达到 4570 万。

哮喘存在诸多危害。频繁的哮喘发作，可以引起下呼吸道和肺部的感染，使病情加重，并且频繁的发作还可能引起病人沮丧、抑郁、焦虑等情绪，使其处于不良的心理状态。而猝死是哮喘最严重的并发症，因其发作常常无明显先兆，一旦发生往往来不及抢救，像邓丽君、柯受良等名人，就是因哮喘突发而离世的。

因此，哮喘的早期诊断非常重要（肺功能检查不可或缺），通过规范的治疗和科学的管理，哮喘患者的症状可以得到改善，这样就可以降低急性发作导致死亡的风险，也可以避免因长期的炎症而导致肺部结构发生不可逆改变，使得患者像正常人一样生活。

哮喘的病因及发病机制

哮喘是一种具有多基因遗传倾向的疾病，患者个体的过敏体质与外界环境的相互影响是发病的重要因素。有过敏性疾病、哮喘家族史、过敏性鼻炎病史、过敏性皮肤病史的人群，更可能得哮喘。新的证据表明，13% 的全球儿童哮喘发病可能归因于与交通相关的空气污染。很多变应原（过敏原）和诱因会导致哮喘的急性发作，下面表 1 列举了引起哮喘常见的“罪魁祸首”。

表 1　哮喘常见类型及病因

类别	变应原或诱因
急性上呼吸道感染	病毒、细菌、支原体等
室内变应原	尘螨、家养宠物、霉菌、蟑螂等
室外变应原	花粉、草粉等
职业性变应原	油漆、饲料、活性染料等

续表 1

类别	变应原或诱因
食物	鱼、虾、蛋类、牛奶等
药物	阿司匹林、抗生素等
非变应原因素	寒冷、运动、精神紧张、焦虑、过劳、烟雾（包括香烟、厨房油烟、污染空气等）、刺激性食物等

哮喘是由多种炎性细胞、气道结构细胞和细胞组分参与的气道慢性炎症性疾病。这种慢性炎症导致易感人群气道高反应性，当受到如上表中的物质及因素影响后，即可引起哮喘反复发作。

哮喘的临床表现及诊断

哮喘的患者，可以出现咳嗽、喘息和胸闷、呼吸困难（多呈呼气性困难）、气促等表现，尤其在夜间和清晨症状加重，部分患者有季节性发作或加重的表现。有些患者尤其是青少年，其哮喘症状在运动时出现，称为运动性哮喘。此外，临床上还存在无喘息症状的不典型哮喘，患者可表现为慢性咳嗽症状，以咳嗽为唯一症状的不典型哮喘被称为咳嗽变异性哮喘。哮喘发作的时候，双肺可闻及散在或弥漫性、以呼气相为主的哮鸣音，同时呼气相延长。

哮喘的诊断依赖于症状、体征及肺功能检查，如果出现上述临床表现，应该及时前往正规医院进行诊治，做到早诊断、早治疗。

哮喘的治疗原则

脱离过敏原、避免与诱发因素接触、尽快缓解症状、解除支气管痉挛、改善缺氧症状、恢复肺功能，以防进一步恶化或再次发作，防治并发症。

多数患者的发作有变应原接触史或刺激性诱因，常有打喷嚏、流涕、鼻痒、胸闷等先兆表现，要掌握和识别哮喘发作的先兆表现，随身备有缓解性药物，以备不时之需。

如何预防哮喘

哮喘的发作是可预防、可控制的。针对哮喘多发的因素，最主要的预防办法：

（1）注意保暖，及时增减衣物，避免受凉感冒以及冷空气的刺激。

（2）避免接触过敏原及激发因素。如注意室内通风、保持清洁；定期用热水烫洗被单、枕套、毛毯等，以免尘螨滋生。

(3) 避免室内污染，不要用羽绒制品及蚕丝制作的衣被。

(4) 不养宠物，不要吸烟。

(5) 高危人群春季应减少户外活动，如外出应戴口罩，因为春季空气中花粉、霉菌孢子等过敏原的浓度增加 6 ～ 8 倍，花粉过敏是春季引发哮喘的常见因素。

(6) 保持乐观开朗的心情，避免过度兴奋、紧张，不发脾气，主动锻炼，积极配合治疗。

(7) 注意饮食的营养，身体增强是消除哮喘的首要条件。要禁食寒凉性食品，如虾、蟹、鱼肝油以及异性蛋白质食物；易引起哮喘发作的食物如绿豆、香蕉、西瓜等应少吃。

(8) 氧疗护理。为避免气道干燥和寒冷气流的刺激而导致气管痉挛，吸入的氧气应尽量温暖湿润。吸入氧浓度一般不超过 40%。

哮喘是个可预防可控制的疾病，很多人认为哮喘不发病时没有什么特别不舒服，就容易掉以轻心或者不坚持用药，这是不正确的。日常的预防、坚持用药、定期复诊尤为重要。千万不要等到急性发作再找医生。

慢性咳嗽？小心咳嗽变异性哮喘

56 岁的老李是一名国企员工，被咳嗽折磨 2 年多了。家人都觉得咳嗽是小病，所以断断续续地去看医生，没有规律治疗过。老李白天都能正常地工作生活，可一到晚上他就咳嗽，即使睡着也会在半夜咳醒，咳嗽剧烈时连平躺都很困难。据老李回忆，他的咳嗽是从 2 年前开始的，当时，一向身体健康的他得了一次感冒，自那以后咳嗽就一直断断续续的，而且一到夜间就会很严重。

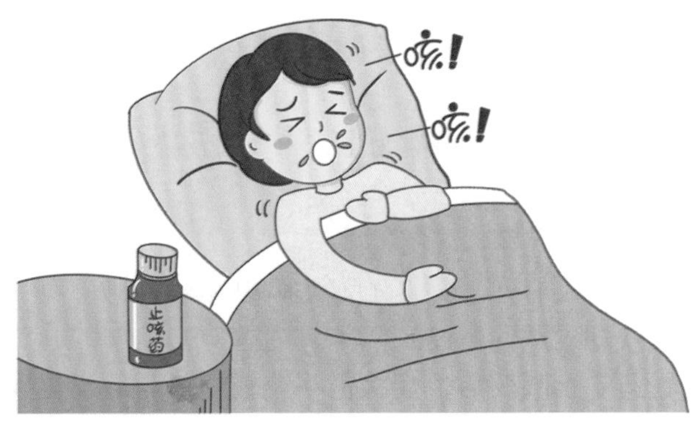

于是，他开始到处求医，亲戚好友推荐哪个医生，他就去哪里看，吃过很多止咳药，还用过抗生素、中药治疗，可就是没有见到明显效果。后来完善肺功能检查后，发现支气管激发试验阳性，诊断为“咳嗽变异性哮喘”，经针对性治疗后，短短 3 天时间，老李的“咳嗽”症状就消失了。

什么是咳嗽变异性哮喘

咳嗽变异性哮喘（CVA）是指以慢性咳嗽为主要或唯一临床表现，没有明显喘息、气促等症状，但有气道高反应性的一种特殊类型哮喘。这是我国慢性咳嗽最常见的病因，约占慢性咳嗽的三分之一。

咳嗽变异性哮喘的病因

咳嗽变异型哮喘的病因还不是十分清楚，目前认为与典型哮喘相似，受遗传和环境因素的交互影响。

（1）遗传因素：研究表明，个人或家族的过敏史是患咳嗽变异型哮喘的危险因素。在一个家族中，患病人数越多，其亲属发病率越高。

（2）环境和理化因素：包括各种过敏原和物理变化，如季节的变化、环境过敏（花粉、粉尘、油烟、尘螨）等引起气道炎症、气道平滑肌收缩，从而刺激咳嗽发作。

咳嗽变异性哮喘的临床特点

（1）反复发作的刺激性干咳，通常咳嗽比较剧烈，春秋气候转变、天气变化、运动、感冒、冷空气、灰尘及油烟等容易诱发或加重咳嗽。

（2）夜间及凌晨咳嗽为其重要特征。

（3）有过敏性疾病（如过敏性鼻炎等）或过敏性家族史。

咳嗽变异性哮喘的诊断

如何判断咳嗽变异型哮喘呢？如果符合以下 6 个特点，就应警惕并且立刻去医院找医生就诊。

（1）咳嗽超过 8 周，刺激性咳嗽为主，以夜间及凌晨明显。

（2）胸片未见异常。

（3）对油烟、灰尘、异味、冷空气敏感。

（4）常由感冒诱发或加重，既往有反复多次感冒后久咳不愈。

（5）有过敏史（如过敏性鼻炎、荨麻疹、湿疹史）或哮喘家族史。

（6）服用感冒药、止咳药后，症状仍不减轻或停药后反复发作，抗生素治疗无效。

如果有以上情况，经肺功能检查发现支气管激发试验阳性，或支气管舒张试验阳性，或者抗哮喘治疗有效，均可以诊断为咳嗽变异性哮喘。

咳嗽变异性哮喘的治疗

（1）规律吸入糖皮质激素联合支气管舒张剂（如布地奈德联合福莫特罗、沙美特联合罗替卡松），用药要坚持 8 周以上，部分需要长期治疗。

（2）若吸入药物效果欠佳，可短期口服糖皮质激素。

（3）白三烯受体拮抗剂（如孟鲁斯特、扎鲁斯特）治疗有效。

（4）须定期门诊随访复诊。

咳嗽变异性哮喘的预后及日常养护

咳嗽变异性哮喘患者如经过早期干预、积极治疗，一般可完全控制。若未经规范治疗，30%～40% 的患者会逐渐发展成典型哮喘，儿童的比例更高。在日常生活中，想要比较好地控制咳嗽变异型哮喘，务必做到以下 6 个方面。

（1）戒烟。

（2）远离花粉、毛发等过敏原。

（3）增强体质，根据气候变化增减衣物，预防感冒。

（4）经常打扫房间，勤洗床上用品，保持室内空气新鲜。

（5）坚持正确、规范使用吸入药物，定期复诊。

（6）同时治疗合并疾病，如过敏性鼻炎、鼻窦炎等。

咳嗽变异性哮喘一般控制良好，但仍然有部分患者长期控制水平不佳。因此，患者需要进行自我管理，坚持服药，定期随访，根据实际情况制定控制哮喘行动计划，从而平稳控制哮喘，减少急性发作的次数，降低发病频率。

肺功能检查，很有必要！

68 岁的冯阿姨，2017 年因感冒后出现咳嗽、咳痰症状，咳嗽呈非阵发性连声咳，痰液为白色黏液痰，夜晚和晨起时剧烈，伴活动、劳累后气促，休息 5 ～ 10 分钟后可缓解，无胸闷、胸痛及发热等。2018 年 4 月 16 日查肺功能检查示：重度阻塞性肺通气功能障碍，支气管舒张试验阳性；诊断为支气管哮喘急性发作。

什么是肺功能检查

肺功能检查是诊断呼吸系统疾病的必要检查之一，主要包括通气功能、换气功能及呼吸调节功能等项目。用于检测呼吸道的通畅程度、肺容量的大小、气管及支气管病变、评估肺部疾病的严重程度及预后、评定药物等治疗疗效、鉴别引起呼吸困难的原因及部位、评估肺功能对手术的耐受力，以及危重患者的呼吸功能。

肺功能检查的意义

肺功能检查十分重要，尤其对于慢性阻塞性肺病及支气管哮喘等慢性气道炎症性疾病。定期的肺功能检查对于明确诊断、病情严重程度的评估及指导治疗方面都具有重要意义。

（1）早期查出肺、呼吸道病变，如慢性支气管炎，肺气肿，支气管哮喘，间质性肺病等。

（2）鉴别呼吸困难的原因，判断气道阻塞的部位。

（3）评估肺部疾病的严重程度。

（4）评估外科手术（特别是胸部手术）耐受力及术后发生并发症的可能性。

（5）长期吸烟的人更应定期做肺功能检查，以观察肺功能受损的情况，督促患者下决心戒烟。

（6）危重病人的监护等。

（7）有助于明确慢阻肺病的严重程度，并依据疾病严重程度制定相应的治疗方案。

肺功能检查的准备工作

肺功能检查在呼吸系统疾病及术前诊断评估中应用广泛。肺功能检查前注意事项如下。

（1）做肺功能检查前，应把近期用药的病史或者用药记录详细回忆，告知检查者近期具体使用药物，如有无使用支气管舒张药、激素、吸入药物，对判断结果有意义。

（2）一般要求检查前两个小时不能大量进食，检查当天禁止饮用可乐、咖啡、浓茶，检查前 1 小时不能抽烟。

（3）检查前半小时避免剧烈活动。

（4）检查时进行身高体重测量。

什么情况不能做肺功能检查

如有以下情形，不建议做肺功能检查：

（1）患者如果 3 个月内患心梗、休克，或者近 4 周有严重的心功能不全、心绞痛、大咯血、癫痫大发作、高血压控制欠佳、主动脉瘤等。

（2）如气胸或者巨大肺大泡，不适合进行肺功能检查。

（3）怀孕期间不适合做肺功能。

（4）如果鼓膜穿孔患者，必须进行肺功能检查，一定要堵塞患侧耳道。

（5）如果患者有传染病，不应该做肺功能。

肺功能检查作为呼吸疾病常见的无创检查，对于肺部疾病如哮喘、慢性阻塞性肺疾病、慢性咳嗽的诊断及治疗具有很强的指导意义。

普通感冒和流感，傻傻分不清

在冬春季节或季节交替时，如出现了发热、头痛、鼻塞、流涕、喷嚏、咽痛等不舒服的症状，很多人就会说“我感冒了”。我们这所说的感冒通常是指“普通感冒”，是一种常见的急性上呼吸道病毒感染性疾病，但有时候会出现一拨人的集体感冒，各种症状都较为相似，那有可能是得了“流行性感冒”。这两种感冒的确很容易混淆，傻傻分不清楚，本篇就讲述一下如何分辨普通感冒及流行性感冒。

什么是普通感冒，什么是流行性感冒

普通感冒多由鼻病毒、副流感病毒、呼吸道合胞病毒、埃可病毒、柯萨奇病毒、冠状病毒、腺病毒等引起。而流行性感冒则是由特定的流感病毒引起，是一种可经过呼吸道传播的传染性疾病，属于丙类传染病。流感病毒根据核蛋白和基质蛋白不同，分为甲乙丙丁四型，而目前感染人的主要是甲型流感病毒及乙型流感病毒的部分亚型，就是我们耳熟能详的“甲型流感”“乙型流感”。而现在只要进行咽拭子检查就能确定是否感染了流感病毒。

普通感冒与流行病感冒的症状有什么不同

普通感冒常常表现为鼻塞、喷嚏、流涕、发热、咳嗽、头痛等，少数会出现食欲不振、轻度腹泻腹痛等症状，这些症状多数比较轻，多呈自限性。流行性感冒也有以上症状，不过全身性症状一般要比普通感冒严重，例如发热（突然发病，多出现高热，温度可达39℃以上）、乏力、周身酸痛、头痛、关节痛、寒战等症状，而呼吸道的症状如咽痛、流涕反而相对较轻。此外，流感还会引发其他感染的可能，如引起肺炎、心肌炎、脑炎等。因此，老年人、儿童、慢性心肺疾病患者、免疫力差的人群要警惕流感，对这部分人群来说，流感是常见的死亡诱因。

普通感冒与流行病感冒的治疗有什么不同

普通感冒是自限性疾病，一般在1周内可以自行康复，治疗上以对症处理为主。例如可以口服新康泰克、泰诺、日夜百服宁等复合制剂类感冒药用以减轻症状，同时需要多饮水、多休息、清淡饮食。体温如在38.5℃以下可不用退烧药；当体温超过38.5℃或全身症状如头痛、肌肉酸痛症状明显时，可考虑使用非甾体类解热镇痛药如布洛芬、对乙酰氨基酚等治疗。普通感冒不建议服用抗菌药物或者输液治疗。如果症状加重，也需要在医生的指导下使用抗生素。千万不能滥用药物。

虽然流感也是自限性疾病，但是恢复期可能需要1～2周，并且还有可能发展成重症或者引起别的并发症。因此对于轻型病例，其治疗原则与普通感冒大致相同，但是对于重症或者有高危因素者可以进行抗病毒治疗。奥司他韦、扎那米韦等神经氨酸酶抑制剂是甲流、乙流的有效治疗药物，早期尤其是发病48小时内应用此类药物，能显著降低流感重症发病率和死亡率。对于轻症患者，应该在医生的指导及评估下使用。如果是妊娠期妇女、合并基础疾病者、重症流感（如合并肺炎、心肌炎等情况）或伴有器官衰竭者，则建议住院治疗。

普通感冒与流行病感冒应该如何预防

普通感冒有一定的传染性，科学的预防很重要。在感冒的流行季节我们要做到以下5点：

（1）尽量避免在人多的地方逗留，建议佩戴口罩，勤洗双手。

（2）日常生活中要多饮水，饮食宜清淡、少油腻。多食蔬菜、水果等食物，补充维生素、微量元素的同时也可以增强抗病能力。蔬菜、水果还能促进食欲、帮助消化。

（3）如果遇到亲朋好友感冒了，需要预防交叉感染，除对患者要进行呼吸道隔离外，还要做到室内保持通风。

（4）加强体育锻炼、增强体质；注意休息、充分睡眠。

（5）多数病毒对常见的消毒剂敏感，例如乙醇、碘伏、84消毒液等，日常家居可以适当地使用消毒液进行预防。

针对流感的预防，首先是做到以上的预防要点，同时流行性感冒是可以通过接种流感疫苗进行防控的。目前世界公认的预防流感最有效的措施即每年接种流感疫苗，尤其是重点人群（老人、儿童、慢性病患者），更应该及时接种疫苗。

普通感冒和流行性感冒都是很常见的急性上呼吸道感染性疾病，无论是症状、治疗还是预防都有很多相似之处。表1能更清晰地告诉我们两者的区别。但无论是普通感冒还是流行性感冒，做好预防工作，如佩戴口罩、勤洗手，就可以很大程度地减少发病和流行。

表1　流行感冒与普通感冒的区别

	流行感冒	普通感冒
病原体	流感病毒	鼻病毒、冠状病毒等
流行	易引起暴发流行或大流行	多为散发
症状范围	全身性	局部（鼻腔和咽喉）
发病速度	急骤	渐进

续表1

	流行感冒	普通感冒
发热	高热（>38℃）	常为低热
临床表现	头痛、寒战、肌肉痛、咳嗽和咽喉痛、耳痛	喷嚏、鼻腔充血、鼻塞、咽喉痛
严重程度	全身虚弱	轻度
病程	全身不适1～2周	康复快
并发症	严重，如肺炎、中毒性休克综合征	轻

经常打鼾？小心睡眠呼吸暂停综合征

打鼾，我们都不陌生，自己和家人或多或少都会被这件“小事”困扰。据说，英国前首相丘吉尔在夜晚睡觉时便会鼾声四起，新婚时，丘吉尔夫人被吓得从卧室落荒而逃……打鼾不仅影响枕边人的睡眠质量，同时对自身的生命健康也有很深远的影响。如果你身边的人经常打鼾，那么要提醒他注意了，小心睡眠呼吸暂停综合征!!!

什么是睡眠呼吸暂停综合征

睡眠呼吸暂停综合征表现为响亮的鼾声突然中断，患者强力呼吸但不起作用，完全呼吸不了，几秒甚至几十秒钟后患者醒来，大声喘息，气道被迫开放，然后继续呼吸。经常伴随着机体的踢打动作以及身体的扭动痉挛。患者的各种扭曲的身体姿势是为了使气道开放。睡眠过程中，由于阻塞等原因导致呼吸气流停止，即睡眠中憋气，呼吸停止，持续时间超过 10 秒或气流量低于正常 20%。睡眠呼吸暂停常伴有睡眠缺陷、白天打盹、疲劳，以及心动过缓或心律失常和脑电图觉醒状态。

睡眠呼吸综合征有什么表现

（1）打鼾。打鼾是睡眠呼吸暂停综合征最常见、最典型的症状之一，一般来说鼾声越响标志着气道狭窄越明显。患有睡眠呼吸暂停综合征的患者均有不同程度的打鼾，且鼾声有响亮而不规律、时断时续、声音忽高忽低等特点，因此不同于普通的打鼾者。

（2）白天嗜睡。是指白天会有不分时间、不分地点和不可抑制地打瞌睡的情况，甚至在开会、看书、听课时也会不由自主地进入梦乡。病情严重的时候，甚至在与别人谈话时都会不自觉地酣然入睡。

（3）睡眠中呼吸暂停而发生异常行为。患者常常惊醒，甚至突然坐起，大汗淋漓，有濒死感。在睡眠中常发生类似拍击样震颤样四肢运动以及梦游症等。

（4）多尿或遗尿。多尿是指夜间起床排尿的次数增加，这可能与患者夜间缺氧，无氧代谢加强导致排泄增加有关。

（5）头痛、乏力，认知功能下降。由于患者夜间睡眠结构紊乱，浅睡比例增加而深睡比例减少，以及夜间缺氧等因素的影响，睡眠后患者的体力及精力都得不到很好的恢复，常伴有晨起头痛、头昏、全身乏力疲倦，激动易怒等，并表现有认知功能下降的表现。认知功能的障碍表现在记忆、判断、注意、集中、抽象推理能力和警觉等方面的变化，其中以注意、集中、复杂问题的解决能力和短期记忆损害最为明显。

（6）性格改变与精神症状。包括急躁、压抑、精神错乱、幻觉、极度敏感、敌视、好动，易发生行为失当等。

睡眠呼吸暂停综合征的分类

（1）阻塞性睡眠呼吸暂停综合征，是指睡眠中口鼻腔气流停止而胸腹呼吸动作尚存。这主要是睡眠时上呼吸道的阻塞或狭窄造成的。从前鼻孔到气管上口，任何一个部位的狭窄或阻塞都可能导致呼吸暂停，因此这种类型较为常见，鼻咽部疾病、舌根疾病、肥胖等均可引起。

（2）中枢性睡眠呼吸暂停综合征，是指睡眠中口鼻腔气流和胸腹呼吸动作同时停止，主要是由于中枢神经系统的呼吸中枢功能障碍导致的。中枢性呼吸暂停主要由一些神经系统的疾病引起，如脊髓病变、脑炎等。同时还包括一些肌肉病变以及心衰引起的呼吸暂停。

（3）混合性睡眠呼吸暂停综合征，即上述两者并存。

睡眠呼吸综合征如何预防及家居护理

（1）改变睡眠习惯：采取侧卧位入眠，学会控制睡眠姿势，避免仰卧位，以缓解症状。

（2）纠正患者饮食、生活习惯。晚餐不宜过饱，戒烟限酒。

（3）减肥：肥胖者应该进行减重，在规定时间内降低体重的5%～10%。

（4）避免服用镇静剂。

（5）家用器械辅助治疗：中重度的患者、不能耐受其他治疗方法或者手术治疗失败者，可以采用呼吸器械的治疗，一般分为经鼻持续气道内正压通气（CPAP）、双水平气道内正压（BIPAP）、自动调压智能（Auto－CPAP）呼吸机等治疗模式。具体适用哪种模式或者是否有禁忌证，需要医生综合所有情况进行评估。

睡眠呼吸暂停综合征的发病是一个渐进的过程，常常是几种病因共同作用的结果。对存在打鼾或不同程度的鼻腔、鼻咽或下咽部异常的患者，应早期诊断及早期治疗。同时要避免神经系统的疾病引起的睡眠呼吸暂停。经过相应的处理，睡眠呼吸暂停是可以预防的，睡眠呼吸暂停的相关症状也是可以明显缓解甚至完全消除的。

睡眠呼吸监测，帮您摆脱"呼噜娃"

如果您有空经过忙碌的神经内科门诊，您可能会听到以下对话。

患者甲：大夫，我最近一段时间白天特爱打瞌睡，还感觉很累，总睡不好，家人总是说我晚上打呼噜。我有高血压2年多了，总是控制不好。

患者甲妻子：是啊，大夫，他打呼噜那是地动山摇，吵得我一晚上都睡不好，而且有时好像没有呼吸，特吓人。

患者乙：医生，您好，我最近2周失眠，睡不着觉，还总爱醒，没胃口，啥也不想干，瘦了五六斤呢，麻烦您帮我好好看看？

患者丙：医生，我家就这一根独苗，现在孩子上初中，老师说他最近白天总爱打盹，晚上睡觉还会突然惊醒，大哭大闹，拳打脚踢，会不会是中邪了啊？

医生：建议您做个睡眠呼吸监测吧，在我们睡眠室睡一晚上看看有什么问题。

看到这你可能会感到疑惑，心电图、胸片、抽血、CT、磁共振我都知道，那么睡眠呼吸监测是什么检查？只要睡一觉就可以了吗？

什么是睡眠呼吸监测

睡眠呼吸监测，也叫多导睡眠监测（PSG），患者需要在睡眠中心睡一个晚上，检查人员会在你的鼻子及手指上接上探头，全身连接各种导线，同时记录、分析呼吸、动脉血氧饱和度、脑电图、心电图、肌电、体位等多项睡眠生理学指标，是进行睡眠障碍疾病诊断的金标准（图1）。随着科技的发展，现多为视频多导睡眠监测，可同步进行音视频记录。

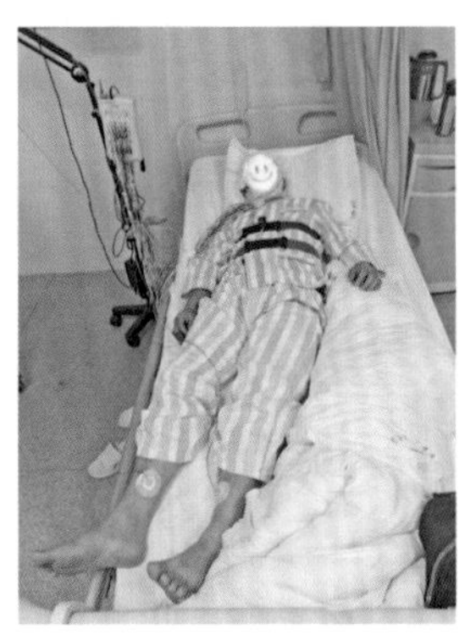

图1　睡眠呼吸监测过程

睡眠呼吸监测有何优势

作为新新人类，你可能会说我有智能手环、智能手表，甚至我只要在手上贴个芯片就可以监测我的睡眠了，我为什么还要做这个检查？我们所说的睡眠呼吸监测是标准的多导睡眠监测（图2），智能手环、智能手表不能同时监测呼吸气流、脑电图等，便携式睡眠呼吸监测不能监测脑电图、肌电图等，总的来说就是不全面的。睡眠呼吸监测可全面记录呼吸、动脉血氧饱和度、脑电图等生理参数，并通过音视频同步记录夜间异常行为，有专业的医生和技术人员随时进行监测，优势不言而喻。

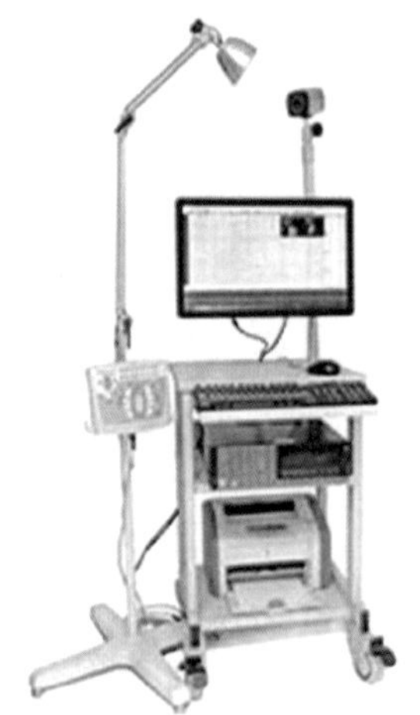

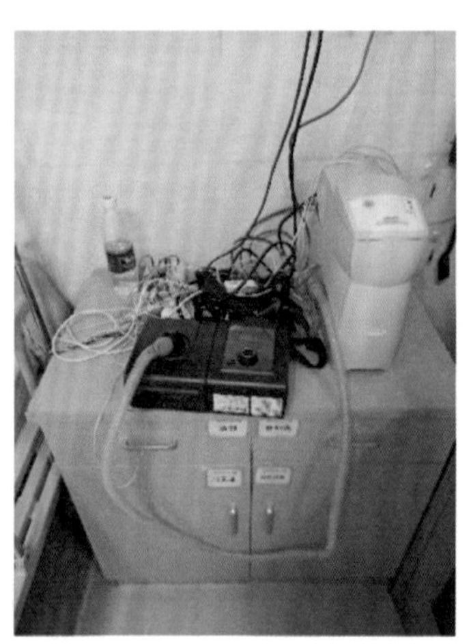

图2　多导睡眠监测仪器

什么人需要做睡眠呼吸监测

（1）失眠患者。可以客观评价其睡眠质量，包括睡眠潜伏期、进程、睡眠周期、睡眠结构、睡眠维持率及睡眠效率等，鉴别评估主观性失眠或客观性失眠。

（2）夜间腿部不适或睡眠时腿部过度活动的患者。

（3）打鼾、日间嗜睡、睡眠中反复憋醒、肥胖、怀疑存在睡眠呼吸暂停的患者。

（4）疑患有睡眠相关癫痫的患者和夜间入睡后出现令人不愉快的行为的患者，如夜间坐起、下床行走、惊吓、大喊大叫、拳打脚踢、重复同一动作、半梦半醒及与梦境相关行为、睡瘫（俗称"鬼压床"）等异态睡眠。

（5）伴有失眠的内科疾病的患者，如心脑血管病、高脂血症、糖尿病、帕金森病、肾病等。

（6）伴有失眠的抑郁症、精神分裂症、强迫症等的患者。

（7）高血压患者，尤其是难治性高血压患者；患有原因不明的夜间心律失常、夜间心绞痛及慢性心功能不全的患者。

（8）昼夜节律紊乱的患者。

（9）特殊人群或药物试验中评价维持清醒能力。

做睡眠呼吸监测有什么注意事项

（1）放松心情，不要紧张，避免疲劳、过饥、过饱。

（2）检查当天禁止喝浓茶、咖啡、可乐、巧克力、饮酒，晚餐少喝汤水。

（3）检查当天禁止服用镇静安眠药，如长期服用，请遵医嘱。

（4）检查当日请保持日常的工作或生活状态，不要刻意午睡或小睡。

（5）保持鼻部通畅，如感冒或鼻炎，请提前与工作人员联系。

（6）检查前于家中洗头洗澡，但洗后勿应用护发护肤用品，男士需剃须。

神奇的是，睡一晚上医生确实能看出你的睡眠、呼吸的相关问题和严重程度，甚至找到一些疾病久治不愈的原因。直击病因，睡眠呼吸监测掀起你疾病神秘的盖头，让一切变得没那么神秘！

第四章

中腹部三大“将”——“肝胆胰”

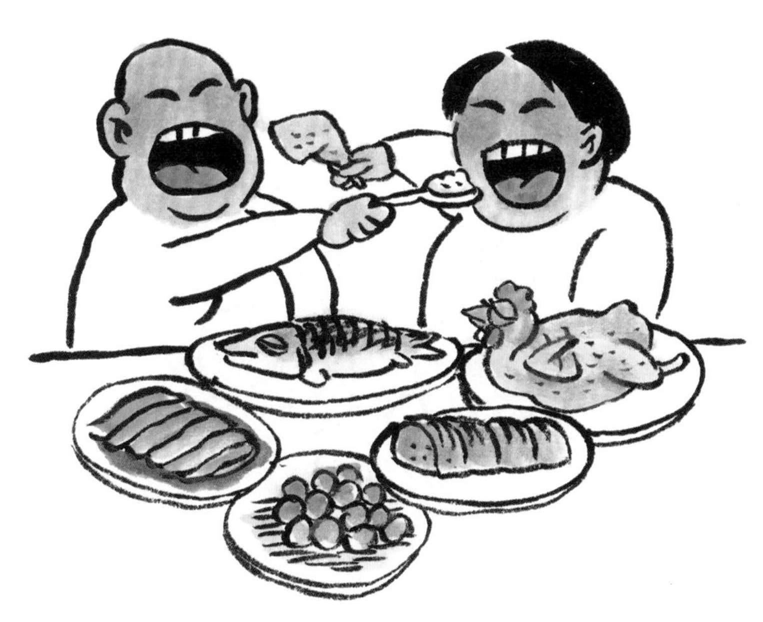

让我们红尘作伴

吃得白白胖胖

肝胆和胰腺属于消化系统的一部分，三者位于腹腔，不与外界相通，食物不经过这些器官，却不能没有这些器官。本章从肝病、胆结石、胰腺炎这些常见疾病出发，让大家在日常生活习惯中警惕此类疾病。

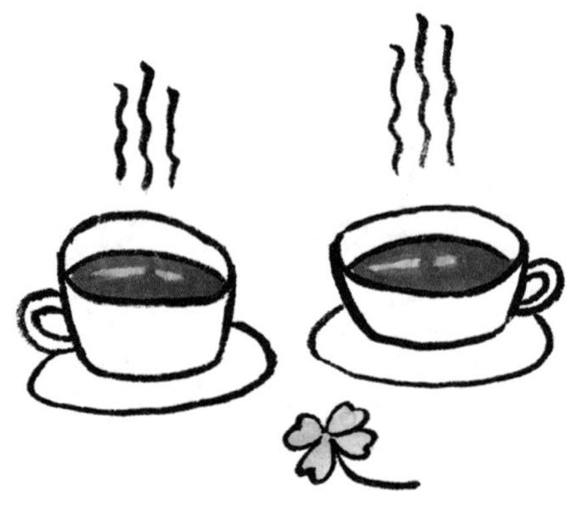

与君初相遇
犹如故人归

爱吃鱼生的您，小心华支睾吸虫病

近日，64 岁的广州市民李伯右上腹反复疼痛，且近期逐渐出现全身黄疸。经过系统检查，李伯被诊断为“胆囊结石伴胆囊炎、胆总管下段结石、胆管炎、梗阻性黄疸”。但是，考虑到李伯的胆道炎症时间较长，水肿较严重，暂不适宜急诊手术，普外科专家经讨论决定先对患者行“经皮肝穿刺胆道置管引流术”。术后第二天，引流出来的胆汁送病理科镜检，发现密密麻麻、形似“葵花籽”的东西。经病理科报告，这些都是华支睾吸虫的虫卵。

考虑李伯体内肯定存在华支睾吸虫的成虫，于是医生开始予以喹诺酮进行驱虫治疗。通常在服用驱虫药后，这些虫体会死亡并随着胆汁流入消化道，随着粪便排出体外，不容易被肉眼看到，但恰好李伯之前在超声科做了胆道穿刺置管引流术，这些虫体受到药物刺激，开启了“大逃亡”之路，顺着胆道引流管直接就排出了体外。下面就让我们聊一下让人毛骨悚然的华支睾吸虫病。

什么是华支睾吸虫病

华支睾吸虫又称肝吸虫，其成虫寄生于人的肝、胆管内，可致华支睾吸虫病。临床上以纳差、腹泻、上腹部不适、肝肿大及嗜酸性粒细胞增高等为特征。本病在国外主要流行于东南亚各国，国内 23 个省、直辖市、自治区有本病流行。以广东、台湾等地区为主要流行区。

华支睾吸虫病有哪些症状

感染华支睾吸虫的症状一方面与虫卵的数量有关，另一方面也与人体的机能状态有关。轻度感染时可不出现临床症状或无明显的临床症状。重度感染时，主要表现为上腹不适、食欲减退、厌油腻、消化不良、腹痛、腹泻、肝区隐痛等，严重者还可引起胆囊炎、胆管炎、胆结石、肝胆管梗阻等并发症。

如何治疗

华支睾吸虫病患者主要是通过药物治疗，如服用吡喹酮、阿苯达唑等。如果药物治疗无效，则可能进行手术治疗。

如何预防

要避免华支睾吸虫病的发生，关键在预防。首先要改变不良的饮食习惯，不吃没有做熟的淡水鱼虾，避免“虫从口入”。其次，处理鱼生的工具也要有讲究，如果用来切淡水鱼、深水鱼的砧板和刀都是分开的话，那感染华支睾吸虫病的概率就很小；反之，如果是两类鱼共用一套砧板、刀，那么感染的概率就大了。最后，即使有一套深海鱼生专用的砧板和刀具，如果吃鱼生的配菜如姜丝、葱丝等是用切过淡水鱼生的砧板、刀具来切的话，同样也会增加感染疾病的概率。因此，一定要注意把切鱼、虾的砧板、菜刀和其他器皿生熟分开洗净，防止交叉污染。

误区：酱料、白酒并不能消灭虫卵

酱料、白酒并不能消灭虫卵。不少爱吃鱼生的食客都听过这样一种说法，就是用酱料、醋拌过的生鱼片，其中的寄生虫卵已经被杀死。其实寄生在淡水鱼肉中的肝吸虫是肝吸虫的囊蚴期，它对外界的抵抗力非常强。实验证明，一般的调味品，如酱油、醋都不易杀死在鱼肉中的囊蚴，就是把厚度 2 ～ 3 mm 的鱼片投入 90℃热水中，也要经 3 秒钟才能将囊蚴杀死。如果煮大鱼时，即使加热到 80℃煮 1 小时，其中的囊蚴仍能存活。因此，吃用酱料拌过的生鱼片，或打边炉时生鱼片煮的时间不足，都不能杀死肝吸虫囊蚴，有可能染上华支睾吸虫病。

所以，要避免华支睾吸虫病，还得注意避免病从口入。

重视丙肝筛查，防范“沉默的杀手”

57 岁的黄阿姨近日突然出现上腹部不适，伴食欲减退，当时以为是胃病，自己服用护胃药后无效，并出现呕少量鲜血，解黑便，只能去医院就诊。医院检查发现丙型肝炎抗体阳性，胃镜检查提示食管静脉曲张破裂出血，腹部影像学检查提示肝硬化。医生详细询问病情，发现黄阿姨曾在 20 世纪 80 年代输过血，并于半年前的当地医院就已查到抗体阳性。最终黄阿姨被确诊为丙型肝炎肝硬化失代偿期。

什么是丙型肝炎

丙型病毒性肝炎简称为丙型肝炎、丙肝，是一种由丙型肝炎病毒（HCV）感染引起的、以肝脏损害为主的一组全身性传染病。1975 年发现了经血液传播的新型肝炎 NANB（P），在 1989 年命名为丙型肝炎。

丙型肝炎呈全球性流行，不同性别、年龄、种族人群均对 HCV 易感。据 WHO 估计，2015 年全球有 7100 万人有慢性 HCV 感染，39.9 万人死于 HCV 感染引起的肝硬化或肝癌，其中我国约有 1000 万人有慢性 HCV 感染。在医院查“抗 - HCV”阳性提示可能存在 HCV 感染。

丙型肝炎的症状

肝脏是人体排毒解毒的主要器官。近年来，因为生活环境的改变、不良的生活习惯和工作压力等多种因素，肝病的发病率逐渐上升，人们越来越担心肝脏的健康安全。

肝炎是肝脏的炎症，是由肝炎病毒、药物、酒精、自身免疫因素等使肝脏细胞受到破坏，肝脏功能受到损害，引起食欲减退、腹胀、恶心、呕吐、易疲惫，以及肝功能指标异常等一系列不适症状。肝炎对于人体肝脏健康有着极大的损伤，被忽视的肝脏随时都会上演肝炎“三部曲”，从肝炎转变成肝硬化进而变为肝癌。其中，丙型肝炎是一个可治愈的疾病，但目前重视度不够。

需要注意的是，80% 的患者在感染丙肝病毒后不会出现任何症状，但暗地里病毒依然在作恶，渐渐地侵蚀肝脏。如果未经治疗，10%～15% 的患者在感染后 20 年左右发展为肝硬化，晚期肝硬化进一步发展可导致肝衰竭或肝癌。

丙型肝炎的传播途径

目前尚无有效的预防性丙型肝炎疫苗可供使用，主要采取预防和积极治疗感染者的办法予以应对。

丙型肝炎主要经血液传播（图 1）：

（1）输血和血制品的使用：需要注意的是，我国自 1993 年始对献血人员筛查抗 HCV，因此目前就诊的患者中，大多有 1993 年以前接受输血或血制品的历史。

（2）经破损的皮肤和黏膜传播：共用非一次性注射器和针头、未经严格消毒的牙科器械、侵袭性操作和针刺等，共用剃须刀、牙刷，共用修足、文身和穿耳环孔器具，以及不安全注射等。

（3）性接触传播、母婴垂直传播，另外有 15%～30% 的传播途径仍不明确。

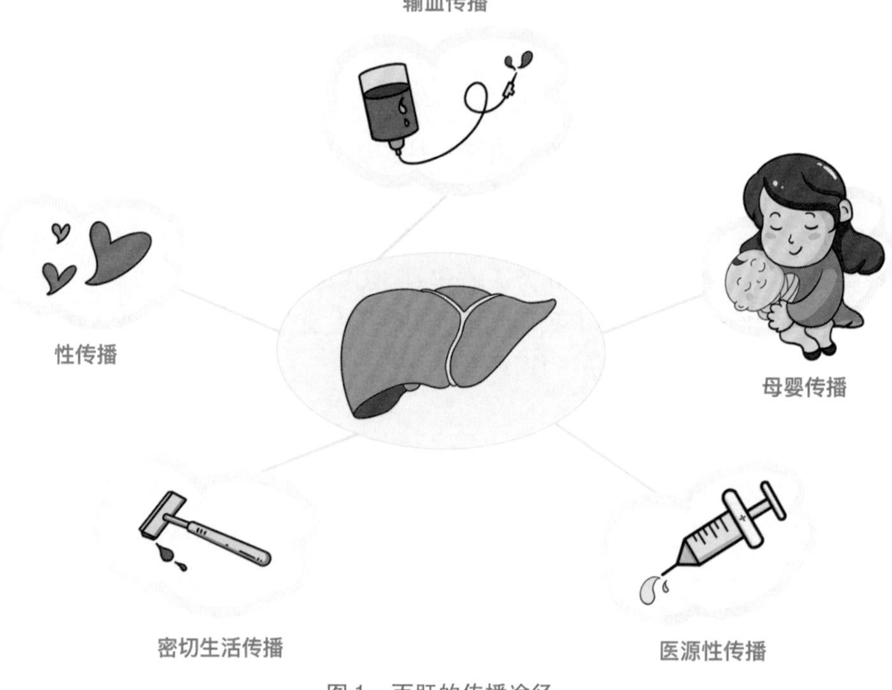

图 1　丙肝的传播途径

丙型肝炎的治疗

随着全口服直接抗病毒药物（DAAs）时代的到来，HCV 总体治疗成功率可达 98%，因此丙肝被认为是全球第一个可以治愈的慢性病毒感染性疾病，并且药物已进入医保，大大减少了患者的经济负担，药物的可及性已不成问题。

但仍需注意的是，目前尚无 DAAs 批准用于妊娠、哺乳期妇女，也无药物被批准用于预防母婴垂直传播。因此，建议孕前常规筛查，若是确诊 HCV 感染，先行抗 HCV 治疗。

肝脏是个“沉默器官”，及早发现是肝病防治的关键。肝炎是可防可治的，正确认识肝炎，做到早发现、早诊断、早治疗。开展筛查是预防肝癌的重要手段。有效的治疗手段可减少肝病相关死亡率、减轻疾病负担。有不洁性生活史，破损的皮肤和黏膜接触，血制品输注，在非正规场所的文眉、文身、打耳洞等高危行为的人群更应主动筛查。

"干饭人"开干前的绝密锦囊

26 岁的阿兰是个漂亮的姑娘，和很多年轻人一样，她爱好去各个美食网红店打卡，碰到好吃的，就瞬间成了一个"干饭人"。平时不爱锻炼身体，经常熬夜、点外卖吃夜宵。这一天，她和闺蜜一起美美地干了一顿烤肉，突然出现上腹部持续性刀割样剧烈疼痛，伴恶心、呕吐，休息了几个小时都不见好转。闺蜜担忧不已，立刻把阿兰送到医院。经过各项检查，医生告诉阿兰得了急性高脂血症性胰腺炎。

为什么急性胰腺炎会找上门

急性胰腺炎是多种病因导致胰酶在胰腺内被激活后引起胰腺组织自身消化、水肿、出血甚至坏死的炎症反应。通俗点说，就是胰腺分泌胰液是排到肠道消化食物的，结果因为高血脂、胆道结石等各种原因，原本排到肠道的胰液把自身的胰腺组织给"消化"溶解了。胰腺炎分为轻中重三种，一旦发展为重症胰腺炎，病死率可达 50% 以上。

急性胰腺炎最常见的病因有胆管结石、饮酒、高脂血症。阿兰的病因是第三种。有研究表明，高甘油三酯血症（HTG）导致急性胰腺炎比例逐年升高。现在很多人都像阿兰一样，生活方式不健康，又不定期体检，体重超标，那可真的要小心你的胰腺了。

急性胰腺炎的症状和体征

（1）腹痛的发作：常于饱餐、酗酒后突发腹痛，半小时内疼痛达到高峰。

（2）腹痛的性质：锐痛或钝痛，持久而剧烈，难以耐受，持续 1 天以上不缓解。

（3）腹痛的位置：以上腹为多，其次为左上腹，可向背部、胸部、左中腹部放射。

（4）伴随症状：恶心、呕吐、腹胀、黄疸、发热、意识不清；重症可并发脓毒症，呼吸窘迫综合征，心、肾功能衰竭，胰性脑病。

如果出现以上症状，不要犹豫，请立刻到医院就诊。

急性胰腺炎的治疗

胰腺炎的治疗是根据胰腺炎的严重程度采用"升阶梯"疗法，即先药物保守治疗，然后再微创置管，再开腹手术治疗。而作为病人和家属，能做到的就是，一旦怀疑是胰腺炎，不要进食和饮水，立即送病人前往医院，由医生评估、选择治疗方案，争取早诊断、早治疗、早康复。

急性胰腺炎的预防

生活方式调整（清淡饮食、不暴饮暴食、规律作息、养成运动习惯）；避免过量饮酒、控制好血糖血脂、控制体重，减少糖类和高脂肪食物摄入；家族性血脂异常患者，可能存在单基因病变（脂蛋白脂肪酶 LPL）或其辅助因子的基因突变，建议到医院做营养咨询，定期体检监测血脂。如存在肝内外胆管结石，则需尽早根据医生建议处理。

第五章

“胃”，你好吗

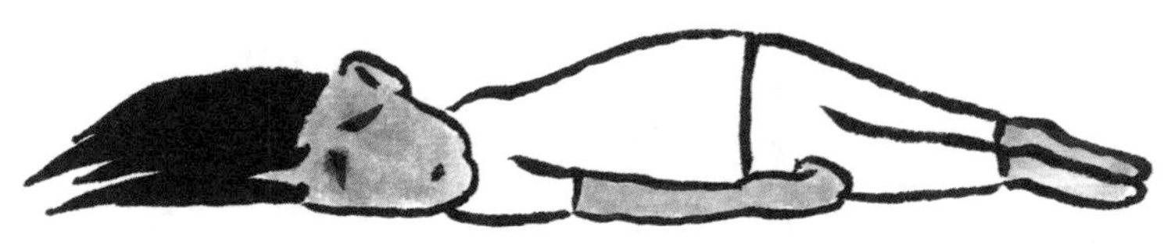

医生说我有低血糖
需要几句甜蜜的话

胃，是我们重要的消化器官，所有的食物、药物都要经过这里进行储存及消化。如果胃不好了，就会影响饮食。所以本章为大家讲解常见的胃病，并讲述一些常见的饮食误区。

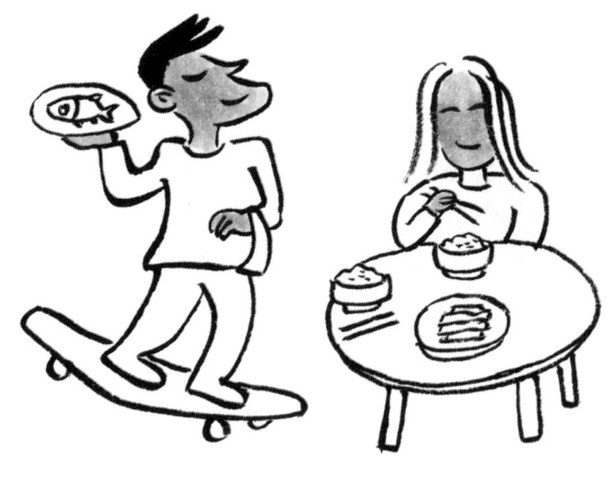

幸福就是和一个不庸俗的人
过着庸俗的生活

揭开幽门螺旋杆菌的神秘面纱

幽门螺旋杆菌是什么

幽门螺旋杆菌是一种螺旋形厌氧菌，是一种对生活条件要求十分苛刻的细菌。1983 年首次从慢性活动性胃炎患者的胃黏膜活检组织中分离成功，是目前所知唯一能够在人胃中生存的微生物。幽门螺旋杆菌是最常感染的细菌之一，我国的人群总体感染率达到 50%。

感染了幽门螺旋杆菌后的症状

感染了幽门螺旋杆菌后临床上并没有特异性的症状，主要表现多为反酸、烧心以及上腹痛、口臭，也可以出现上腹部不适、饱胀、恶心、呕吐等。它是引起慢性胃炎、消化性溃疡的最主要因素，还与胃相关淋巴瘤、胃癌等疾病相关，几乎所有的胃病都离不开它的魔爪。

发现幽门螺旋杆菌阳性需要做的事

看到体检报告上的“幽门螺旋杆菌阳性”结果时，大家先不要过分担心，首先要明确是哪种检测方法。目前主要的检测方法有：幽门螺旋杆菌抗体检测（抽血）、碳 13/碳 14 尿素呼气试验（呼气）、尿素酶试验（胃镜）、粪便抗原检查（大便）。作为体检项目，一般选用抽血查抗体，因为此种方法简单方便，但此种检查显示阳性仅仅代表感染过幽门螺旋杆菌，并不能区分既往感染或现行感染。此时要加做“呼气试验”（图 1）或“尿素酶检查（胃镜）”，如果后面的检查是阳性，才是真的阳性。粪便抗原检查特异性高，但因为留取标本麻烦，不作为常规检查。

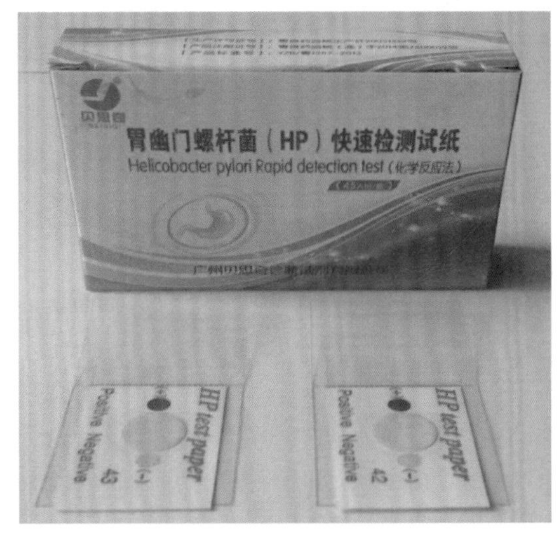

图 1　尿素酶检查呼气试验

杀不杀菌如何抉择

幽门螺旋杆菌感染是目前最明确的胃癌致病因素。既然它如此危险，那一有感染是不是应该杀之而后快呢？就这个问题，目前在国内的消化界还存在争论。虽然国外有一些共识，例如“京都共识”认为，只要有感染就应该根除，但国内很多专家认为国外的标准不能照搬。因为虽然国内感染率有50%之高，但在感染人群中真正能患上胃癌的也就1%左右，而且这1%还多见于溃疡病患者。胃癌的发生除了有幽门螺旋杆菌在作祟，还与免疫力弱、遗传因素、长期精神压抑、喜欢吃腌制食品、抽烟嗜酒等有关。况且，就算杀完之后，如果还以同样的生活方式生活，还是可能再次感染。最重要的还有，如果杀得不恰当，反而会使得细菌获得耐药性，变得越来越顽固。

因此，建议下列八种情况需要杀“菌”：①消化性溃疡（不论是否活动和有无并发症）必须杀；②早期胃癌手术后必须杀；③胃MALT淋巴瘤必须杀；④胃镜检查发现活动性胃炎，如黏膜明显充血、红肿，活检呈肠化、不典型增生等需要杀；⑤长期服用阿司匹林类药物建议杀；⑥胃食管反流病应该杀；⑦胃癌家族史建议杀；⑧感染后有明显症状，或主观上特别担心的人可考虑杀。

如何有效地杀菌

根除幽门螺旋杆菌，需服用抑制胃酸的药物（PPI）、两种抗生素及铋剂，疗程一般为7～14天。务必注意：一定要在专科医生指导下用药，这样根除率可以达到90%以上。抗生素治疗需注意过敏史与药物副反应，如胃肠道反应、肝损伤、口苦、黑便等，当出现身体不适时及时与医生沟通。如果需要了解有没有根除成功，可以在停药后1个月以上，行呼气试验检查，切记一定不要采取抽血的方法检查。

如何预防幽门螺旋杆菌感染或再感染

（1）避免群集性感染。预防幽门螺旋杆菌，应避免家庭群集性感染幽门螺旋杆菌。据了解，幽门螺旋杆菌的感染具有家庭聚集的倾向特点。另外，父母感染给子女的概率较高，幽门螺旋杆菌感染者应积极做好预防家人感染的相关工作。

（2）口腔健康须保持。日常如何预防幽门螺旋杆菌呢？据获悉，幽门螺旋杆菌感染者一般具有口臭等口腔问题，因此对于没有感染幽门螺旋杆菌者，保持口腔健康刻不容缓。这对以后预防幽门螺旋杆菌，奠定了相应的预防根基。牙具要定期换（3个月换1次），建议使用一段时间漱口水和抑菌牙膏，缓解口腔炎症。

（3）食物要煮熟，不宜生吃。研究证实，幽门螺旋杆菌可在自来水中存活 4～10 天，在河水中存活长达 3 年。因此不宜喝生水，不宜生吃食物等。幽门螺旋杆菌有个弱点，就是不耐热，所以水要烧开才能喝，肉要做熟才能吃，牛奶要消毒才能饮用。

（4）餐具器皿应定期消毒。专家提醒，餐具器皿除了要定期消毒外，刮痕严重的餐具，也得定期淘汰更换。尤其是体质较弱的小朋友和老人，应该尽量使用可以高温杀菌的不锈钢餐具，做到“聚餐用公筷，用餐要消毒”，以避免病从口入，影响健康。尽量利用高温去消毒，常用方式是通过消毒柜进行日常餐具消毒。如消毒柜的高温达到 125℃，能够杀死大部分病菌，适合大部分的餐具器皿。

幽门螺旋杆菌（图 2）是胃最大的敌人，是我们生活中容易接触到的坏蛋，但无须谈“幽”色变，只要我们全面深入地了解它、对付它，就能用科学的方法清除它。大家一起行动起来，从生活的细节开始！

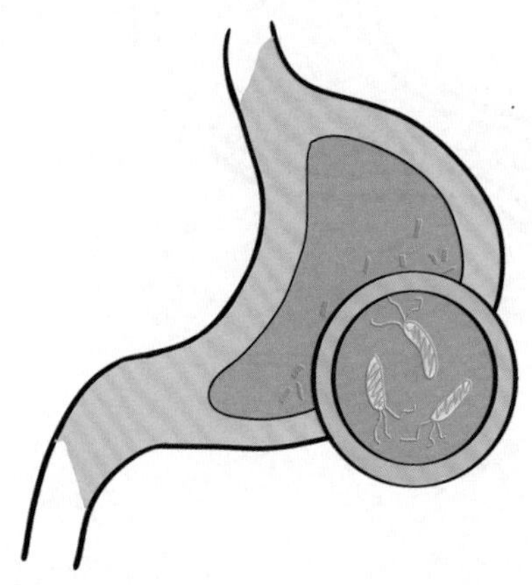

图 2　胃内的幽门螺旋杆菌

整天酸溜溜，是不是“反流”了？

戴先生最近总感觉胸口堵，胸口有火辣辣的灼热感，吃完饭感觉顶住了，反酸水；更郁闷的是有时候晚上刚躺下就感觉胸口灼热、反酸，根本睡不着；有时候睡着了，半夜都会因为反酸而醒，早晨嘴里还有酸味。戴先生可能得了一种病——胃食管反流（图 1）。

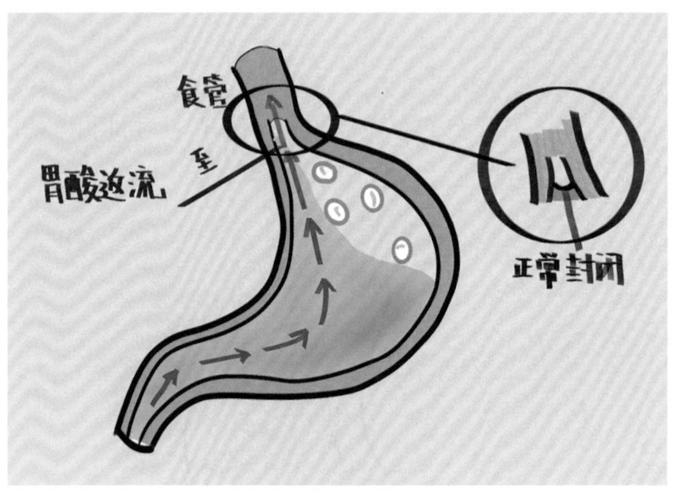

图 1　胃食管反流

什么是胃食管反流病

胃酸和胃内容物反流到食管、口咽、呼吸道会导致各种症状，如烧心、反酸，严重的可导致食管损伤。反流也可引起口腔、咽喉、气道等食管邻近的组织损害，出现食管外表现，如哮喘、慢性咳嗽、特发性肺纤维化、声嘶、咽喉炎和牙蚀症等。根据反流是否导致食管黏膜糜烂、溃疡，分为糜烂性食管炎、非糜烂性胃食管反流病，其中非糜烂性食管炎最常见。

胃食管反流病有哪些常见症状

（1）反流反酸。反流是指胃内容物在无恶心和不用力的情况下涌入咽部或口腔的感觉，含酸味或仅为酸水时称反酸。

（2）烧心。烧心是指胸骨后或剑突下烧灼感，常由胸骨下段向上延伸。烧心和反流常在餐后 1 小时出现，卧位、弯腰或腹压增高时可加重，部分患者烧心和反流症状可在夜间入睡时发生。

（3）胸痛。胸痛由反流物刺激食管引起，发生在胸骨后。严重时可为剧烈刺痛，酷似心绞痛，注意胸痛患者须先排除心肺疾病因素后才能行胃食管反流评估。

（4）消化道功能紊乱。上腹痛、上腹部烧灼感、嗳气等，可能是由于消化道功能紊乱所致，症状呈间歇性，进食固体或液体食物均可发生。

（5）慢性咳嗽。反流物刺激损伤支气管可导致慢性咳嗽，少部分病人以咽喉炎、慢性咳嗽、哮喘为首发或主要表现。

（6）咽部异物感。部分病人诉咽部不适，有异物感或堵塞感，但无吞咽困难，称为癔球症，目前也认为与胃食管反流有关。

易患胃食管反流病的八大人群

易患胃食管反流病的人群有：①年龄大于40岁；②肥胖、腹压增高者；③有消化道疾病家族史；④久坐，缺乏运动人群；⑤吸烟饮酒的人群；⑥高脂肪、辛辣饮食者，饱餐、浓茶等人群；⑦服用药物，如非甾体类抗炎药等；⑧焦虑、抑郁人群。

胃食管反流病如何治疗

胃食管反流病的治疗包括改变不良生活方式、药物治疗（如抑制胃酸分泌、保护胃黏膜、促进胃肠动力、抗焦虑等）；若药物治疗后症状未见缓解，还可进行手术治疗。

（1）改变生活方式。这个是最基础、最简单的方法。如减轻体重（将BMI控制在小于25）；改变睡眠习惯，抬高床头15°～20°；睡前2～3小时不再进食；戒烟、限制饮酒；避免摄入咖啡、浓茶、巧克力、辣酸食物、高脂食物等。

（2）药物治疗。给予质子泵抑制剂、吗丁啉、硫糖铝等药物治疗8～12周，并视具体情况长期维持服用，防止复发。即使无食管损伤，也需积极治疗，不能轻视。

（3）抗抑郁或焦虑治疗。对久治不愈或反复发作者，应考虑精神心理因素可能。

（4）手术治疗。明确存在病理性反流，但若药物治疗效果不佳，或患者不能耐受长期服药，可考虑内镜或外科手术治疗。

注意定期随访

若患者临床症状消失，辅助检查无反流性食管炎的表现，则已达标，在第三个月和第六个月复查。如再次出现食道反流的症状，需要及时复诊。

Barrett 食管与胃食道反流息息相关，是食管腺癌的癌前病变。如果有这个并发症应注意观察，避免发展为食管腺癌。因此建议：①如不伴有不典型增生的情况，每 2 年复查 1 次内镜，如仍无异常可以改为每 3 年复查；②伴有低度不典型增生的患者第一年每 6 个月复查 1 次内镜，如无异常可改为每年复查 1 次；③高度不典型增生的患者建议行内镜及手术切除治疗。

胃食道反流大部分患者经治疗后可以达到临床治愈的效果。改善不良生活习惯跟遵医嘱规律用药是两大重要的“金科玉律”，家属应配合医生积极疏导心理、建立信心，以免过度焦虑、紧张后导致病情加重。要记住，无论是否患有胃食道反流，我们平时应注意用餐规律，三餐定时，以清淡、易消化为主，还应注意适当锻炼身体，减轻体重，减轻胃与食道的负担。

职场“白骨精”生活不规律，小心消化性溃疡

小林是个职场“白骨精”（白领、骨干、精英的戏称）。她非常能干、上进，就是身材很瘦。小林对此不以为然，她说她妈妈有胃病所以她吸收不好，瘦点很正常；加上她的吃饭睡觉时间都压榨成了工作时间，她觉得自己吃得少睡得少自然瘦一些。但不知道从何时开始，小林觉得自己经常上腹部痛，吃饱饭就更难受了，时常恶心、反酸，难受得不得了。最后小林只好去医院找医生，本想吃点药就好，结果在医生强烈要求下做了胃镜检查，发现小林原来得了胃溃疡。医生说像小林这样的人群最容易得消化性溃疡，那究竟什么是消化性溃疡呢？

什么是消化性溃疡

消化性溃疡（图 1）是指在各种致病因子的作用下，黏膜发生的炎症与坏死性病变深达或穿透黏膜肌层导致的溃疡。可发生在多个部位。常见的是胃溃疡和十二指肠溃疡。十二指肠溃疡多于胃溃疡，两者之比约为 3：1。

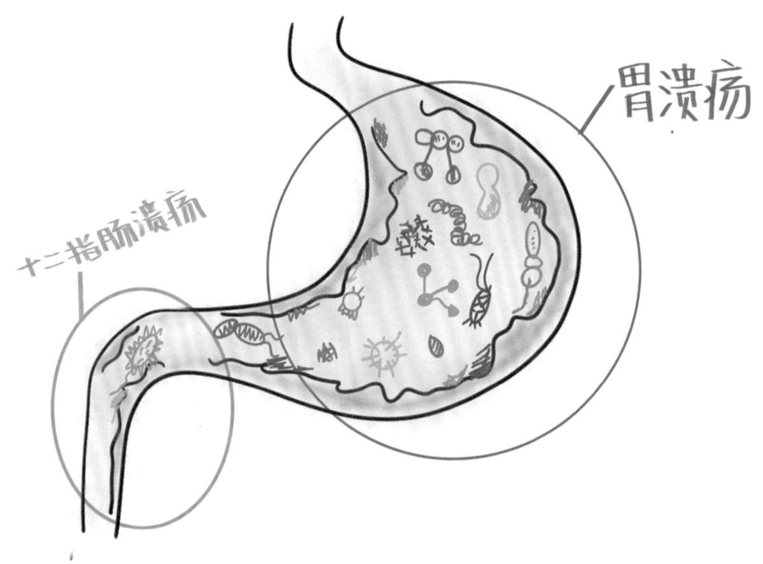

图 1　消化性溃疡

消化性溃疡有哪些症状

（1）疼痛是消化性溃疡最常见的症状，常表现为绞痛、针刺样痛、烧灼样痛、饥饿性胃收缩感等。其中最特别的表现是疼痛的出现与消失呈节律性，疼痛常与进食有明显关系。胃溃疡疼痛多在餐后 0.5 ～2 小时出现，至下餐前消失；十二指肠球部溃疡疼痛多在餐后 3 ～4 小时出现，进食后可缓解。简单来说，腹痛发生在饭后的多为胃溃疡，发生在空腹时的多为十二指肠溃疡。

（2）烧心感：烧心感也称胃灼热，是位于心窝部或剑突后的发热感。

（3）反酸嗳气、恶心呕吐，这也是常见的溃疡病的消化道症状。

消化性溃疡可能带来哪些严重后果

出血是最常见的并发症，表现为呕血与解黑便。如溃疡穿透浆膜层致急性穿孔，会出现突然剧烈腹痛，导致腹膜炎的发生。如溃疡周围组织充血水肿，可引起幽门梗阻，出现呕吐含宿食的表现。

胃溃疡有 2%～5% 的癌变率。但这个发展是很缓慢的，而且除了溃疡本身，还有多种辅助因素共同导致胃溃疡癌变，例如幽门螺旋杆菌的感染、溃疡迁延不愈、巨大溃疡等，因此早治疗早预防是根本。而十二指肠溃疡是不会癌变的。

哪些人易患消化性溃疡

溃疡病好发于长期精神紧张的人群、生活不规律的人群（如暴饮暴食、抽烟饮酒、爱好咖啡浓茶等），以及有消化性溃疡家族史、幽门螺旋杆菌感染、长期服用非甾体抗炎药的人群。因此，如果高危人士有反复的中上腹部疼痛、烧心、反酸等不适，要及时去做胃镜检查（图 2），这是消化性溃疡最主要的检查方法。

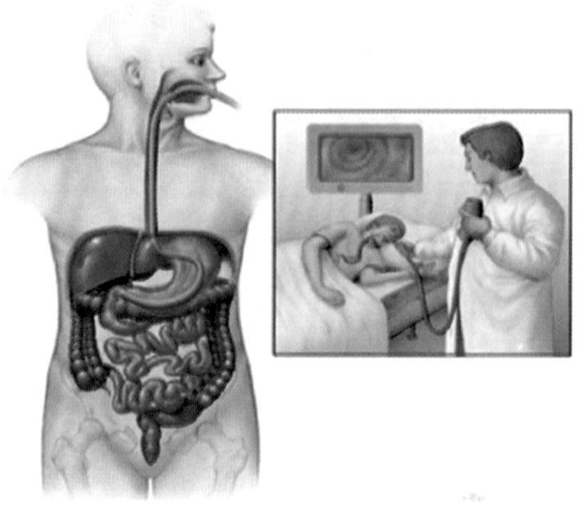

- **检查前禁食**
- **在检查台上左侧卧位**
- **医生缓慢插入内镜，观察病变情况**

图 2　胃镜检查

消化道溃疡的治疗

消化道溃疡的治疗原则主要为消除诱因，改善饮食习惯，采取药物治疗、手术治疗等方式。一般情况下消化性溃疡的治疗周期为 4 ～ 8 周，根据病情可适当延长至 8 ～ 12 周。

（1）改善生活习惯。生活规律，注意休息，三餐定时定量；避免辛辣食物、浓茶、咖啡、饮酒等；避免过度劳累和精神紧张；戒烟；慎用非甾体类抗炎药和糖皮质激素等药物；注意饮食卫生，保证清洁、卫生的食物；适当运动（图 3）。

（2）治疗幽门螺旋杆菌。慢性胃炎和消化性溃疡的发生都可能和幽门螺杆菌有关，相关内容请留意本书另一篇文章《揭开幽门螺旋杆菌的神秘面纱》。

（3）药物治疗。首先是抑酸治疗，旨在缓解疼痛症状，促进溃疡愈合，防止并发症，包括质子泵抑制剂和 H2 受体阻断剂，例如奥美拉唑、雷尼替丁等。其次是胃黏膜保护，常用的有铝碳酸镁、硫糖铝、吉法酯和铋剂等，主要是促进溃疡愈合。

（4）手术治疗。一般不需要，手术主要用于并发消化道大出血、溃疡穿孔和瘢痕性幽门梗阻等情况。

戒烟
禁
戒酒
注意休息，避免剧烈运动
避免刺激性饮食

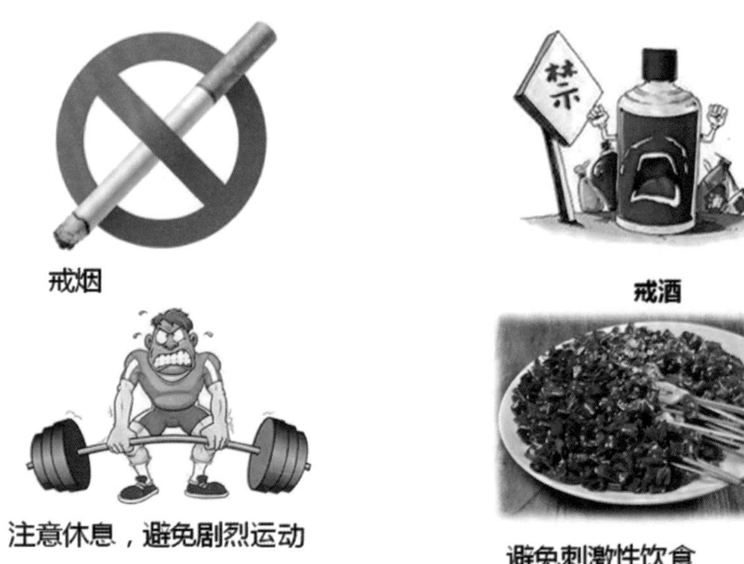

图 3　如何预防消化性溃疡

像小林这样的职场人士，工作压力大，精神紧张，加上吃饭休息不规律，再喝点咖啡浓茶提提神，很容易受到消化性溃疡的“青睐”，因此，“白骨精”们一定要注意生活方式的改变。通常情况下，消化性溃疡经积极治疗都可以治愈，在短时间内（4～8 周）使溃疡愈合达瘢痕期并不困难，但关键是防止溃疡复发。溃疡反复发作危害更大。戒除不良生活习惯对溃疡的愈合及预防复发有重要意义。密切关注症状，如腹痛、解黑便等，出现不适立即找医生复诊治疗。

聊聊吃药和喝酒的那些事

亲朋好友相聚，总免不了要喝酒。很多惨痛的教训让多数人知道吃了头孢类抗生素再喝含有酒精的饮品，会导致的体内“乙醛积蓄”的中毒反应，医学上称为双硫仑反应。表现为面部潮红、眼结膜充血、视觉模糊、头颈部血管剧烈搏动或搏动性头痛、头晕，恶心、呕吐、出汗、口干、胸痛、心肌梗死、急性心衰、呼吸困难、急性肝损伤、惊厥乃至死亡等，对身体损伤非常大。但是很多人还不知道有不少其他药物服用后也不能喝酒。下面就系统介绍一下服用后不能饮酒的主要几类药物。

头孢类抗生素

包括头孢哌酮、头孢哌酮舒巴坦、头孢曲松、头孢唑林（先锋Ⅴ号）、头孢拉啶（先锋Ⅵ号）、痢特灵、氯霉素、呋喃妥因、甲硝唑等。服用这些药物后饮酒引起的双硫仑样反应严重程度还与服用药物的剂量、饮酒量呈正比。有研究显示，停药 6 天以后再喝酒是相对安全的。

镇静催眠类药物

苯巴比妥、水合氯醛、安定、利眠宁等这些大脑抑制药物在乙醇的作用下，会被人体加速吸收，同时会减慢其代谢速度，使药物成分在血液中的浓度在短期内迅速增高。饮酒后，酒精对大脑中枢神经系统先兴奋后抑制，加上这些大脑抑制剂，使中枢神经系统正常活动受到严重抑制，可使患者出现低血压、昏迷、休克、呼吸衰竭等症状。

解热镇痛剂类

如阿司匹林，扑热息痛（对乙酰氨基酚）等。我们常用的感冒药如新康泰克、日夜百服宁、泰诺等均含此类药物成分。这类药本身有对胃黏膜有刺激和损伤作用，而酒精也伤胃，两者双管齐下，可导致胃炎、胃溃疡、胃出血等。

治疗关节炎类药物

如西乐葆、萘普生、扶他林等。因为关节痛、痛风等疾病越来越常见，很多人都知道买一些止痛药临时止痛，此类药物很多也属于解热镇痛类药物，与酒精混合服用时同样会引起溃疡、胃出血、肝损伤等副作用。服用西乐葆，就不能喝酒，特别是药物已经有引起心脑血管病发作（如心脏病发作和脑卒中）的风险，而酒精会增加这种风险。

降压药

利血平、卡托普利、硝苯地平等、抗癌剂、抗结核药（异烟肼），如果服此类药后喝的是葡萄酒，则容易出事。皆因葡萄酒含有的酪胺，正常饮用时可被人体自然破坏，但若服下此类药后，人体却无法成功破坏酪胺，若大量积蓄，会对人体造成明显伤害，导致头晕头痛、恶心呕吐、腹泻、心律失常、血压升高甚至脑溢血，后果相当严重。

降糖药

糖尿病人注射胰岛素或口服降糖药期间，空腹饮酒后，容易出现低血糖反应。因为刚服完降糖药，血糖已降到标准值，此时饮酒，酒精会刺激胰岛素分泌增加，势必会引起低血糖。尤其在服用格列苯脲或注射胰岛素后饮酒，出现低血糖的概率更高。这种低血糖症状表现为心慌、出汗、疲乏无力，甚至烦躁、意识混乱、多语，常常被醉酒反应掩盖，不易与醉酒区别。这导致了即使出现严重而持久的低血糖，患者往往浑然不觉，最终发生低血糖性休克。如果不及时治疗，可能会导致脑组织不可逆的损害，甚至引起死亡。另外，像二甲双胍这类降糖药，如果与酒精混用，可能会出现一种罕见的副作用——增加乳酸性酸中毒的风险，即乳酸在血液中堆积起来，引起恶心、无力等症状。

抗抑郁类药物

阿米替林、氟西汀、舍曲林、百忧解、帕罗西汀、度洛西汀和米氮平等抗抑郁药和饮酒都会延缓中枢神经系统的运行节奏，影响到大脑的功能和思维能力，削弱警觉性。两者结合在一起会让人感到困倦，降低人们的判断能力、身体协调能力和反应时间，甚至还会导致抑郁症的症状恶化。对于服用单胺氧化酶抑制剂的抑郁症患者来说，酒精还会与这类药物发生交互作用，使得血压上升，有一定危险性，因此医生会建议这类患者完全避免饮酒。而对于服用选择性 5 - 羟色胺再摄取抑制剂（如舍曲林、百忧解和帕罗西汀）的抑郁症患者来说，虽然还没有充足证据证明药品会与酒精发生不良反应，但由于酒精会使患者头晕、嗜睡和注意力不集中，加重药物的副作用，因此还是建议最好不要饮酒。

其实严格意义上讲，只要是吃了药，就不再适宜饮酒了。在停药的 1 ～ 2 天内也是不适宜喝酒的。享受生活的同时，千万不要拿自己的生命和健康开玩笑。生活是美好的，不要和自己或别人下这样的生命赌注。

吃药会犯困？医生教您如何正确抗过敏

“医生，这个药吃了感觉好困，能不能不吃药?”医生常常在看荨麻疹、过敏性皮炎、湿疹等等疾病的患者时，常常听到这样的要求。患过敏性疾病的时候，大家去药店，售货员一般会给大家推荐抗过敏药，可是为什么这些抗过敏药吃了会那么困呢?

我们今天就跟大家解释解释这其中的原因。我们常说的“抗过敏药”，在医学上被称为“抗组胺药”。

抗组胺药物的类型

临床上使用的抗组胺药分为一代和二代。

（1）第一代抗组胺药，常见的有苯海拉明、氯苯那敏、氯环利嗪、赛庚啶、异丙嗪（非那根）等。这一类药物容易通过血脑屏障（也就是这些药物容易进入脑部组织内)，产生中枢神经抑制作用，也叫作镇静作用，主要表现为嗜睡、疲倦、乏力、注意力下降、认知能力降低等。

所以服用第一代抗组胺药物的患者，常常会有觉得困的感觉。也正是由于这个原因，像平常高空作业者、驾驶人员或者需要注意力高度集中的精细操作工作者，都不建议使用该类药物。

而晚上失眠的患者服用第一代抗过敏药，往往睡得香，也是利用了药物的副作用。当然，药物不要睡前吃，可以在睡前 2 小时吃，这样到了睡觉的时间，入睡也比较容易，第二天也比较容易起床。

（2）第二代抗过敏药，常见的有西替利嗪、左西替利嗪（药效约是西替利嗪的 2 倍)、氯雷他定、地氯雷他定（药效约是氯雷他定 10 倍）等。这一类药物不容易通过血脑屏障，但是部分有轻微的镇静作用。

当然啦，常规剂量服用了不会困，不代表加量服用没有镇静作用。同时，困和不困跟个人体质也有一定关系。

各种抗过敏药物的中枢神经镇静作用

	药物	嗜睡	禁忌或慎用
第一代抗组胺药	苯海拉明	√	青光眼、前列腺增生
	氯马斯汀	√	支气管哮喘、甲亢、高血压、心脏病、青光眼、前列腺增生、胃溃疡、幽门梗阻及膀胱颈梗阻
	氯苯那敏（扑尔敏）	√	癫痫患者、婴幼儿慎用
	曲普利啶	√	—
	羟嗪	√	婴儿、6 岁以下儿童、孕妇、青光眼、前列腺增生
	去氯羟嗪	√	孕妇
	氯环利嗪	√	青光眼、前列腺增生、孕妇
	美克洛嗪	√	膀胱颈狭窄、青光眼、前列腺增生、幽门十二指肠狭窄、老年人
	奥沙米特	√	肝功能障碍者
	赛庚啶	√	青光眼、前列腺增生、年老体衰者
	阿扎他定	√	青光眼、前列腺增生
	异丙嗪	√	支气管哮喘痰液黏稠者，青光眼，妊娠、哺乳期、肝肾功能不全者、光敏性疾病患者
	美喹他嗪	√	癫痫、前列腺增生、青光眼、肝功能不全、孕妇
第二代抗组胺药	西替利嗪	少	不与安定类药物同服，肾功能不全慎用
	左西替利嗪	少	不与安定类药物同服，肾功能不全慎用
	氯雷他定	少	—
	地氯雷他定	少	2 岁以下儿童慎用
	卢帕他定	少	—
	阿伐斯丁	少	12 岁以下儿童慎用
	特非那定	少	肝病、心脏病、低血钾患者、肝肾功能不全者，孕妇及哺乳期禁用，不宜与咪唑抗真菌药、大环内酯类抗生素同用
	非索非那定	少	6 岁以下儿童、肝肾功能不全者
	阿斯咪唑	少	已被美国禁用

续上表

	药物	嗜睡	禁忌或慎用
第二代抗组胺药	咪唑斯汀	少	低血钾、心律失常、心电图 Q－T 间期延长者禁用。严重肝病者禁用。不宜与咪唑类抗真菌药、大环内酯类抗生素及西咪替丁同用
	依巴斯汀	少	不与红霉素和酮康唑联用，严重肝肾功能不全患者
	奥洛他定	少	—
	司他斯汀	少	避免与中枢神经抑制剂合用
	依匹斯汀	少	严重肝肾功能障碍者
	依美斯汀	少	—
	氮卓斯汀	少	—

打吊针抗过敏的效果如何

"打吊针会更好吗?"很多患者过敏的时候，身上很痒，就会提出要求："医生，可不可以打吊针呀?"大家可能会觉得打针一定会比吃药见效快，效果更好，对我们的身体更好。但是，事实却不一定完全如此。

医生看病，往往诊断是第一位，判断用什么药是第二位，考虑药物使用方法（是口服还是静滴）才是第三位。判断用什么药物，我们不仅要看这个药物的作用，也要看药物的副作用。同样，考虑使用方法，不仅要看这个药物有没有多种使用方法，比如有些药物就没有做成针剂，没办法打吊针，有些药物没有做成口服片剂，就没有办法口服，而且还要看药物的使用风险，就好比打吊针的风险（例如输液风险），患者是不是有这个身体条件去承受、风险换回来的获益值不值。

不打吊针，多久才不痒

第一代传统抗组胺药，一般服药后 1～2 小时达到药物浓度高峰，但是半衰期差异比较大。（半衰期就是药物在血液里面的浓度降到 50%，止痒效果减弱一半的时间。）

第二代抗组胺药一般在 2 小时内达到药物浓度最高峰，半衰期比第一代更长一些；通俗一点讲，就是止痒的持久性更好，管的时间长一些。

什么时候需要输液治疗

医生在诊疗时，会对患者的情况进行总体评估。一般有以下情形时，医生会考虑给患者静滴药物：

（1）由于各种原因无法进食。比如当患者昏迷，或者有严重的呕吐、腹泻等，无法正常进食，只能通过输液的方式补充营养及摄入药物。

（2）严重急症，口服药物不能缓解。一些起病急、病情变化快的疾病，如急性肺炎、休克等，吃药效果会不明显。

（3）特殊药物，必须经过输液补充的。某些药物在口服的时候，可能造成胃肠道、肝脏被损耗，或者某些药物不适合口服。

总的来说，抗过敏药吃了之后感觉到困，是由于药物进入脑部，产生了中枢镇静作用。介意这个不良反应的患者朋友可以选择二代抗组胺药；如果本身服用的就是二代抗组胺药，那么换一种试试，毕竟选择很多，不需要强忍不良反应。换新药的时候也要跟医生沟通，如果是婴幼儿或者有基础疾病的患者，某些药物是需要慎用的。

在抗过敏治疗中，不要一味的要求“打吊针”，在口服药的起效时间、治疗效果和持续时间都能满足的情况下，我们不需要去“打吊针”。

凉茶虽好，切莫随意饮用

“广东人的命，是凉茶给的”。但在“飓风2020”专项行动中，广州警方查处了一批非法凉茶店铺，原因是“在凉茶中添加西药成分”。在送检40份样品中，有15份样品不同程度含有西药“对乙酰氨基酚”“氯苯那敏”“布洛芬”“马来酸氯苯那敏”“甲硝唑”等成分，不符合国家食品安全法的规定。

何谓凉茶？凉茶是流行于中国南方广东、香港、澳门、福建、广西及云南等地，用多种草药煎煮而成以防治温病或湿热类疾患的口服汤剂，是人民在长期预防疾病与保健过程中以中医养生为指导，中草药为基础研制的具有清热解毒、清热祛湿、生津止渴等功效的植物饮料（图1）。凉茶，顾名思义，它的药性是“凉性”的。

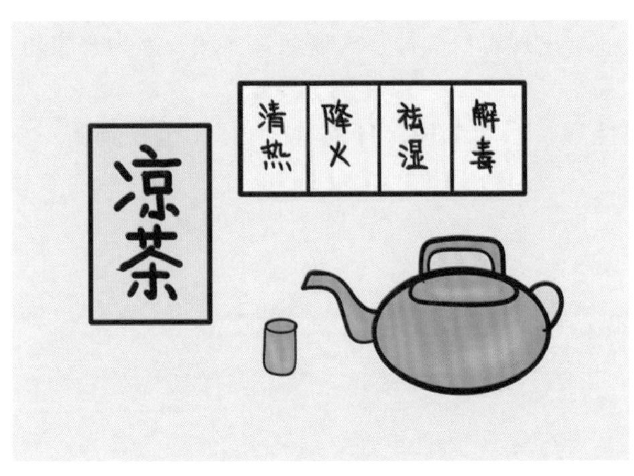

图1　凉茶的功效

那么，在大众的认识中，凉茶是一种由纯中草药熬制成的汤剂。上火了，喝凉茶；喉咙痛，喝凉茶；感冒了，也要喝凉茶！吃香喝辣后，喝一碗；熬夜加班后，喝一碗；身体困重时，来一碗！没什么小病是一碗凉茶解决不了的，实在不行，就两碗！

然而，哪些人群适合喝凉茶呢？如果是由阳热亢盛引起“实火”，出现包括头痛、目赤、大便干结、小便黄、舌红苔黄等症状，是可以饮用凉茶的。若因实火引起症状，可考虑饮用以下四种凉茶。

（1）清热解毒茶。适合一些由实火引起的喉咙痛、口腔溃疡、牙痛、便秘等有内热的症状。凉茶里面一般有金银花、桑叶、菊花、板蓝根、岗梅之类的清热泻火解毒的中药。

（2）感冒凉茶。一般用于初起感冒、流感，根据感冒证型是属于风寒感冒、风热感冒、暑湿感冒等选择不同类型的感冒茶。

（3）清热祛湿茶。岭南地区独特的气候特点，使久居岭南湿地的人易出现类似面色黄，脸上油腻，容易长痘，口苦口臭，大便不成形，肢体困倦等体内湿气重的表现。常见的清热祛湿药材有木棉花、鸡蛋花、土茯苓、绵茵陈、鸡骨草。

（4）清热润燥茶。具有滋阴清热润燥的作用，适用于秋冬季节天气干燥或者虚火引起的口咽干燥、眼干、鼻干、鼻出血、干咳、大便干结等情况。有这类功效的代表性药材包括沙参、麦冬、玉竹、百合、生地、玄参、银耳等。

那哪些人不适合饮用凉茶呢？由内伤劳损所致"虚火"，常见症状包括口燥咽干、躁动不安、五心烦热（手足心发热、心烦）、舌红无苔等症状，则不适合喝凉茶。对于虚火的人群，尤其是熬夜、缺乏运动的年轻人，长期误服下实火的凉茶，就会易出现"上热下寒"的现象；误服去实火的凉茶后，上火症状不但没有很好缓解，还会出现胃口欠佳、大便溏等症状，因为寒凉药物伤害了脾胃的阳气。

因此，凉茶性寒，不能贪杯；自觉有"火"，也要判断一下"是实是虚"，不可随意饮用。

培养健康饮食习惯，从娃娃抓起

不健康的饮食是全球主要的健康风险之一。营养状态对免疫系统的支持很重要，会影响机体对疾病的预防、抵抗和恢复能力。良好的饮食习惯也能降低其他健康问题如肥胖、心脏病、糖尿病、中风、癌症等的发生。儿童青少年是国家的希望和民族的未来，健康的饮食观念，需要家庭、学校、社会共同来塑造。健康均衡的饮食对生长发育至关重要，不仅影响儿童体格和智力的发展，甚至是为一生健康的基石，培养健康的饮食习惯，要从娃娃抓起。

饮食习惯从娃娃抓起

婴儿呱呱坠地后，母乳就是最理想的食品，它安全、卫生、富含抗体等免疫因子，能促进健康生长、改善认知发育，同时，有助于预防多种儿童疾病。对婴儿来说，头 6 个月应纯母乳喂养；从 6 月龄开始，逐步增添各类辅食，补充营养。

对儿童来说，饮食的原则是保持适宜体重增长，吃动平衡。儿童饮食应不偏食挑食、不暴饮暴食，保证适宜的体重增长。营养不良、偏瘦的儿童，在满足充足的能量基础上，可增加肉、鱼、奶、蛋、豆类等富含优质蛋白质食物的摄入。肥胖影响儿童的身心健康，超重肥胖的儿童在保证体重合理增长的基础上，除了合理调整膳食外，还须增加户外活动。每天户外活动 60 分钟有利于预防体重过重。

食物多样，谷类为主

每天的膳食应包括谷薯类、蔬菜水果类、畜禽鱼蛋奶类、大豆坚果类等食物。

（1）谷薯类，每天应该摄入 5～6 份。1 份生谷物重 50～60 g，煮熟后 1 份米饭相当于 3.3 寸碗的半碗，1 份馒头约为成人中号手的拳头大小，1 份土豆或红薯相当于 3.3 寸碗的大半碗。谷物应每天换着吃，粗细混搭。

（2）蔬菜类，每天应该摄入 4～5 份。1 份生蔬菜重约 100 g，摘净洗切过后约双手 1 捧，各种蔬菜均可，深色蔬菜应占 1/2。

（3）水果类，每天应该摄入 3～4 份。1 份水果约为半个中等大小的苹果、梨。建议食用新鲜水果，果汁是不能代替鲜果的。

（4）动物性食物，每天应该摄入 2～3 份，1 份肉为 50 g（包括猪肉、鸡肉、鸭肉、鱼肉等），普通成年人手掌心的大小和厚度，鱼类骨头多可占整个手掌。肉类首选禽肉。建议各种肉换着吃，少吃肥肉、烟熏和腌制肉制品。吃鸡蛋不弃蛋黄。

（5）大豆坚果奶制品，每天应该摄入 2 份。1 份大豆、葵花籽或花生仁约为成年女性单手 1 捧，相当于半小碗豆干、400 mL 豆浆。1 份奶制品，约为 250 mL 牛奶。

（6）油脂类。儿童膳食日常烹饪用油不超过 25 g，烹饪时尽量用蒸、煮、汆等烹调方式。减少饱和脂肪酸的油类，如黄油、棕榈油、椰子油、猪油等的使用，用富含不饱和脂肪酸的油类如花生油、葵花油、大豆油、菜籽油和橄榄油等代替。

限制反式脂肪酸摄入

限制反式脂肪酸摄入，食物中的反式脂肪酸多数是由植物油氢化制成的，少量存在于动物的脂肪中。这种含有工业生产的反式脂肪的食品应尽量避免。工业生产的反式脂肪主要来自烘烤和油炸食品、预包装的零食等，如咖啡伴侣、人造奶油、植脂末、饼干、冰激凌、蛋黄派等。

控制糖分摄入

很多家长习惯使用糖果作为礼物或者奖励给孩子，但是，我们应避免给儿童吃过多的含糖食品。2 岁以下儿童摄入的食物中不应添加盐和糖，2 岁后也应限量。WHO 建议无论是成人还是儿童，游离糖的摄入量应减至总能量摄入的 10% 以下，减到总能量摄入的 5% 以下更有益健康。游离糖是指制造商、厨师或消费者添加到食品或饮料中的所有糖分，以及在蜂蜜、糖浆、果汁和浓缩果汁中天然存在的糖分。类似于中国居民膳食指南中所使用的“添加糖”的概念，指的是在食品中额外添加的糖。食用游离糖不仅加大龋齿的风险，食用过多还会导致超重和肥胖。目前有研究表明，游离糖会对血压和血脂造成影响。以下做法有利于减少糖的摄入：限制食用糖含量较高的食品和饮料，如含糖零食、糖果和含糖饮料，将新鲜水果和蔬菜作为零食食用；多补水，足量饮水，首选白开水，每天 800 ～ 1400 mL，不喝或少喝含糖饮料。

控制盐分摄入

从小培养清淡饮食习惯，成人每天食盐不超过 6 g，学龄前儿童不超过 3 g。烹饪和制备食品时，少用盐，少用咸味调味品（如酱油、高汤等），可尝试用天然食料来调味。

零食的选择

零食是指一日三餐以外吃的所有食物。因为多数零食都属于高糖高盐、油炸食品，如可乐、糖果、薯片、饼干、蛋糕和巧克力等，这些食品是不宜做零食的。选择零食时确保它们含糖、含盐量低，无过多添加剂，可选择新鲜卫生、营养丰富的食物作为零食，如水果、洗净能生吃的新鲜蔬菜、奶制品、大豆及其制品、坚果等。应记住，零食不是正餐，应少量食用。

饮食是我们身体健康的基础，而健康的根基更应从娃娃开始。随着生活质量的改善，儿童的饮食习惯越来越让社会堪忧，因此爸爸妈妈们尤其要重视孩子的饮食健康，食用品质新鲜、品种丰富的餐食。如果食用加工包装食品，学会看食品上的标签，选择低盐低糖的产品。避免“垃圾食品”，避免挑食等不良饮食习惯，拒绝“糖衣炮弹”，迎接健康人生。

手术前什么都不能吃吗？记得查看这份“术前吃喝指南”

“你们医生怎么这么不近人情！不就喝了一盒牛奶么，就要停掉我的手术！为什么！”杨阿姨在病房里朝着医生吼道。

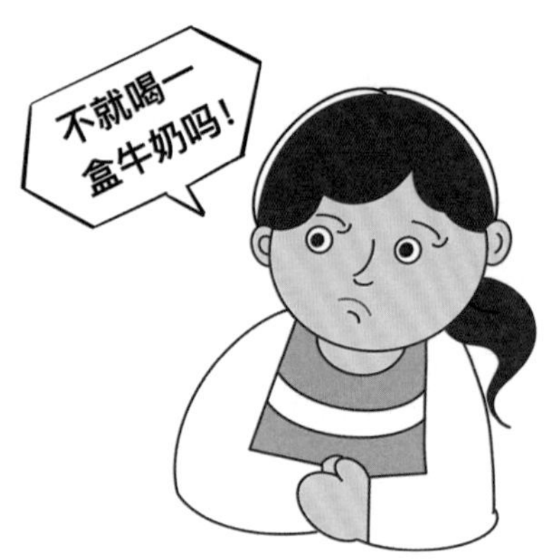

也难怪，手术对每个人来说都是一件大事，而此时，杨阿姨的心情应该就如同紧张备考许久的高三学子，在6月7日准备踏进考场时，却被告知高考时间推迟了……那种既不想面对，却又不得不面对，而又想着快点面对的复杂心情……

那医生真的是不近人情么？如此“严苛”的饮食要求到底为何？

首先，关于手术前饮食，你得先了解：患者在接受全身麻醉或深度麻醉时，保护性的呛咳及吞咽反射会减弱或消失。这是什么意思？简单来说，此时异物，比如胃内容物，极其容易反流进入你的呼吸系统，而你对此毫无抵抗力！最严重时甚至会引起窒息死亡！

所以，术前严苛的饮食要求，是为了让胃处于排空状态，从而最大程度避免胃内容物的反流误吸。

手术前可以吃什么

优先选择易消化的固体，大多是指面粉及谷类食物，诸如面包、面条、馒头、米饭等。它们的主要成分是碳水化合物，需在手术前至少6小时停止进食。

为什么要优先选择易消化的固体

不易消化的固体，主要是指肉类和油炸类食物，它们含有的脂肪和蛋白质比较高，在胃内停留时间比较长，故应在手术前至少8小时停止进食。

手术前可以喝什么

麻醉手术前 2 小时可饮用的是清饮料，但总量要控制在 5 mL/kg 体重（或总量 300 mL）以内。

什么是清饮料

清饮料是指清水（例如白开水）、碳酸饮料、糖水、清茶和黑咖啡（不加奶），也包括没有渣的果汁。值得注意的是，含酒精的液体、牛奶及配方奶，不属于清饮料。

对婴幼儿而言，需禁食的主要是母乳、牛奶及配方奶。值得注意的是，母乳比后两者更容易被胃排空。因此，婴幼儿最后一次进食母乳是手术麻醉前 4 小时，牛奶、配方奶则是 6 小时。

注意：每个患者病情不一，要做的诊疗不同，应具体问题具体分析，应听从主管医生的医嘱！

除手术外，某些特殊检查，比如胃镜，也对患者有着“空腹”的要求，如果您吃了饭再去做胃镜，那么，不好意思，医生并不能看到您的胃，而只能看到您的“菜单”……

除以上所讲述的，还有许许多多情况对饮食有着相应的要求，这也是许多患者就医时极其关心的事情，毕竟，民以食为天。

第六章

九曲回“肠”有多长

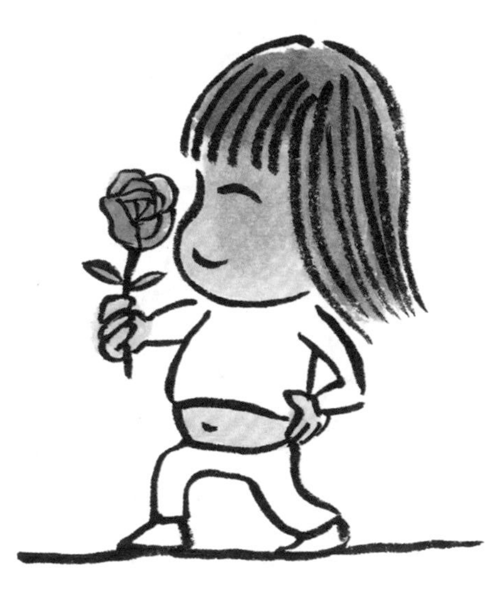

可爱不是长久之计
可爱我是长久之计

肠，指的是从胃幽门至肛门的消化管。肠是消化管中最长的一段，也是功能最重要的一段。大量的消化和吸收都由小肠负责，而大肠负责粪便的形成及排出。如果肠道出现问题，容易出现腹泻、便血的情况。本章讲述肠道的常见疾病及其防治。

愿你出走半生
归来仍是少年

腹痛、腹泻、大便带血，警惕悄无声"息"的结直肠息肉

今年51岁的李大哥，因反复便血、腹痛1个月到医院就诊，肠镜检查示：直肠、结肠多发息肉（图1）。李大哥看着肠镜结果不明白地问：医生，我这便血、腹痛是与肠息肉有关吗？肠息肉是不是肠子长了一坨肉？要治疗吗？

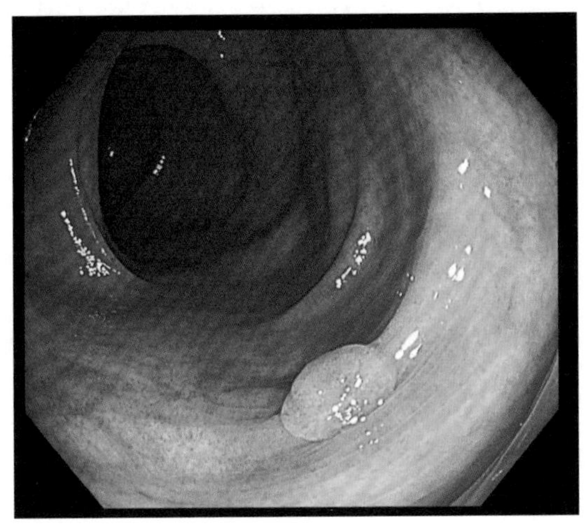

图1　肠息肉

肠息肉需重视

很多人，特别是中老年人总会偶尔出现肚子痛、拉肚子、大便带血等情况，多数人选择性忽视。随着症状加重，才去医院就诊。医生会建议做个肠镜检查，肠镜往往会发现结直肠息肉。那么，结直肠息肉到底是不是肠子长了一坨肉？

医学上结直肠息肉是指结直肠黏膜上突向肠腔的隆起性病变，粗略看上去就像肠子里边长了一坨肉。只是这坨肉有不同的生长方式、不同的大小、不同的形态，有的"地基"很宽，有的就像苹果一样悬挂在肠壁上，有的长得圆圆润润，有的则歪头斜颈。

深入了解肠息肉

大肠息肉会有哪些症状？大多数结直肠息肉并不会引起什么不适，往往是行肠镜检查时偶然发现。

少数人会出现排便习惯改变、便血、腹痛等非特异性症状，所以大肠息肉往

往被人忽视。那么，哪些人容易长大肠息肉呢？研究发现高龄（>60岁）、高脂血症、幽门螺旋杆菌感染、便秘、吸烟、饮酒的人更容易长出息肉。

肠息肉可怕吗

一旦肠镜发现结直肠息肉，到底需不需要处理呢？这取决于息肉是什么类型。

总的来说，结直肠息肉可以分为非肿瘤性息肉和肿瘤性息肉。增生性息肉、炎症性息肉属于非肿瘤性息肉；腺瘤性息肉则属于肿瘤性息肉。

如果发现息肉，无论大小、形态、多少，都应该取活检以判断性质。

对于已经明确的非肿瘤性息肉，可定期复查肠镜；而对于肿瘤性息肉，则要予以切除。因为国内外诸多研究显示，大肠息肉与肠癌的发生关系密切。有大肠息肉史者，其大肠癌的发病风险较无大肠息肉史者高22倍。在中国，1.4%～20.4%的大肠息肉可能会恶变，但由于患者常无明显早期症状，以致不能及时发现，延误病情。而息肉切除后患结直肠癌的概率会降低88%～90%。

研究发现，60%～90%的大肠癌是由大肠腺瘤演变而来的。从腺瘤至腺癌这一过程需10～15年。结直肠腺瘤被认为是一种癌前病变，这已得到公认，这就是如同在我们体内放入一个定时炸弹，不知道这个炸弹在何时爆炸，所以早期发现并及时清除"炸弹"就非常有必要。

处理方式

大多数结直肠息肉可以在内镜下得到有效切除。那么，息肉切除前后我们需要注意什么呢？

在行肠镜检查前需要清洁肠道，让原本残存食物残渣或大便的肠内容物排除干净，以便肠镜看得清楚，避免漏诊，这就需要吃泻药来清洁肠道。

而在内镜下息肉切除后的1周内往往需要从禁食过渡到流质饮食，避免食用生硬食物。原因在于内镜切除息肉过程中本就是伤口，有时为了止血，需要上夹子止血，过早进食或食用生硬食物，存在出血、肠穿孔等风险，因而早期需要遵医嘱饮食。

远期来说，主要是存在息肉复发风险。研究表明，男性、年龄≥60岁、肠息肉≥3个、肠息肉直径≥2 cm和腺瘤性肠息肉是较有可能复发的。

如何预防

据结直肠息肉发生及术后复发危险因素，我们不难得出，调整饮食（如多食蔬菜水果，增加膳食纤维摄入，减少脂肪摄入，避免辛辣、油炸、肥腻食物）、戒烟、禁酒、适当运动、保持大便通畅能够预防结直肠息肉的发生。还有重要一点就是定期进行筛查（如结肠镜检查），这对于早期发现结直肠息肉及减少结直肠癌的发生起着重要作用。

复查也很重要

发现肠息肉并切除后，也并非万事大吉了，原因在于：肠镜手术过程中，由于多种原因（比如肠道准备不好、医师经验、设备等的影响等），可能会有一些小的"漏网之鱼"；喜欢长息肉的人还会再次长出来；由于上次切除不彻底，留有残基，有可能"枯树发新芽"。因此，切除后，要遵医嘱进行定期复查。有大肠息肉病史的人都应该复查。单发息肉切除，病理证明为腺瘤者，刚开始每年只需查1次肠镜，连续2～3年检查不复发，可改为每5～10年复查1次。绒毛状腺瘤、锯齿状腺瘤和高级别上皮瘤变息肉容易复发和癌变，应密切追踪，建议每半年到1年复查肠镜。

什么是溃疡性结肠炎

什么是溃疡性结肠炎

溃疡性结肠炎常简称“溃结”（图 1），是一种病因尚不明确的直肠以及结肠慢性非特异性炎症性疾病。

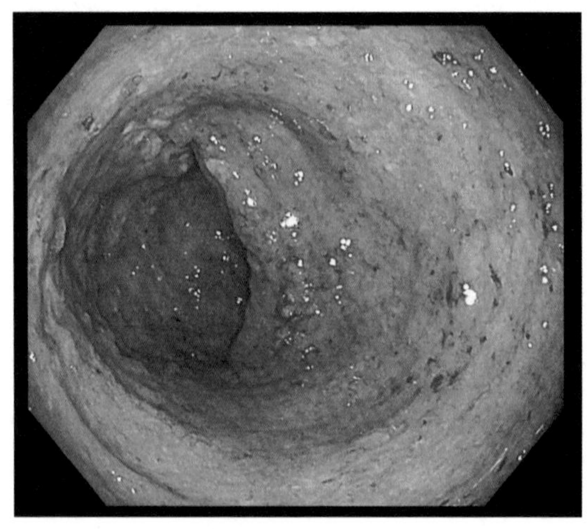

图 1　溃结

溃疡性结肠炎的症状有哪些

溃疡性结肠炎的好发部位为直肠和结肠，可局限于直肠，或向近端扩展，严重时还会累及全结肠。具体表现为持续或反复的腹泻、黏液脓血便、伴腹痛及里急后重等，其中黏液脓血便是该病活动期的重要表现。除此之外还可出现食欲减退、恶心呕吐，口腔反复溃疡、外周关节炎、衰弱、贫血、消瘦等全身表现，且病情容易反复发作。

溃疡性结肠炎的病因

溃疡性结肠炎可发生在任何年龄，我国 20 ～ 49 岁的青壮年高发。其病因至今仍不明，但目前普遍认为是由环境、遗传、肠道微生态和免疫等多因素相互作用所致。可增加患病或复发风险的诱因常见为饮食不洁、肠道感染、气候变化、心理因素等。大量数据证明，心理因素在疾病诱发及恶化中具有重要地位。近年来，由于人们的生活水平不断提高、生活方式逐渐西化、环境的变化以及诊断技术的不断提高，我国溃疡性结肠炎的发病率逐年增高，逐渐成为消化内科的常见疑难病之一。随着时间的推移，溃疡性结肠炎的发病率和患病率在世界各地不同地区不断增加，表明其已经成为一个全球性的疾病。

溃疡性结肠炎的诊断、治疗及预后

虽然随着时间的推移，溃疡性结肠炎的发病率和患病率在世界各地不同地区不断增加，但目前就该病诊断上还是缺乏诊断金标准。现临床上主要结合临床表现、实验室检查、影像学检查、内镜和组织病理学表现综合分析，在排除其他炎症情况下进行诊断。

溃疡性结肠炎一般病程缓慢，是一种终生复发性疾病，且因病情漫长易导致癌变危险性增加。虽然目前没有特效药物可以完全根治，但不用过于担心，只要我们积极配合医生的治疗方案接受治疗，一般情况下药物治疗即可获得较好的疗效，必要时才需要手术治疗。

患者平日应保证充足的休息，调节好情绪，避免心理压力过大导致的病情复发，急性期给予流质或半流质饮食，严禁进食生冷、油腻和刺激性等食物。待病情缓解后应多进食高蛋白、易消化的新鲜食物为宜，减少辛辣刺激，注意饮食卫生，避免因进食不洁食物导致肠道感染。同时，因其疾病特殊性，应在医生指导下定期复查，预防复发。

溃疡性结肠炎的预防

因溃疡性结肠炎的病因尚未明确，所以暂时并没有明确的预防方法。但保证科学健康的生活方式，作息规律，多吃新鲜的蔬果和杂粮，少吃不洁食物。同时，保持良好的心态，加强锻炼，增强自身免疫力，总是不会错的。此外，还应定期体检，了解自身身体状况，早发现、早干预、早健康！

婴幼儿腹泻知多少

张先生与吴女士有一个7个月大的可爱宝宝，近两天可是苦恼了他们。原因是宝宝突然出现拉肚子，大便稀薄带水，每次量不多，但每天次数有十几次。宝宝哭闹不止，也不喝奶。两夫妻第一次遇到这样的情况，心疼之余又不知所措。

遇到婴幼儿腹泻，家长应该怎么做

家长要正确洗手（六步洗手法）并做好污染尿布及衣物的处理；做好24小时液体出入量的监测以及脱水现象的观察。液体入量包括口服液体量、静脉输液量和食物中含水量。液体出量包括尿量、呕吐和大便丢失的水量、出汗等不显性失水量。婴幼儿大小便不易收集，可用"称尿布法"计算液体排出量。

如何配制和使用ORS溶液

市面上有口服补液盐（ORS）小型包装专门供儿童服用，如口服补液盐Ⅲ。将一袋量溶解于250 mL温开水中，一般适用于轻度或中度脱水、无严重呕吐者，在用于补充继续损失量和生理需要量时需适当稀释。具体用法是：轻度脱水50 mL/kg，中度脱水100 mL/kg，在4小时内用完。呕吐不是禁忌证。

怎样给予婴幼儿合理的腹泻时期饮食

急性腹泻的饮食强调保持饮食，根据疾病的特殊状况、个体消化吸收功能和平时的饮食习惯进行合理调整；尽快恢复母乳及原来熟悉的饮食，由少到多，由稀到稠，喂食与年龄相适应的易消化的饮食。对于迁延性和慢性腹泻，母乳喂养儿继续母乳喂养，人工喂养儿应调整饮食。对于6个月以下小婴儿，用牛奶或配方奶，加等量米汤或水稀释，由少量逐渐增加，直至恢复正常饮食；也可用奶－谷类混合物，每天喂6次，保证足够的热量；6个月以上的婴幼儿可用已习惯的日常饮食，选用稠粥、面条，并加些熟植物油、蔬菜、肉末或鱼末等，但由少到多。

腹泻期间怎样用药

婴幼儿出现腹泻、呕吐症状要及时到医院就诊。抗菌药物应慎用，病毒性腹泻患儿避免滥用抗生素，指导加用微生态制剂，恢复肠道菌群平衡。

婴幼儿个人、家庭的卫生是预防本病的关键

（1）注意饮食卫生，预防肠道感染，饭前便后、外出后要用肥皂或洗手液等给婴幼儿洗手，不要让幼儿喝生水、吃生冷的食物，避免接触患病儿童。

（2）看护人接触婴幼儿前，替幼儿更换尿布、处理粪便后均要洗手，并妥善处理污物。

（3）婴幼儿使用的奶瓶、奶嘴使用前后应充分清洗并且消毒。

（4）本病流行期间不宜带婴幼儿到人群聚集、空气流通差的公共场所，注意保持家庭环境卫生，居室要经常通风，勤晒衣被。

（5）婴幼儿出现腹泻、呕吐症状要及时到医疗机构就诊。

（6）合理喂养，提倡母乳喂养，添加辅助食品每次限一种，逐步增加，适时断奶。

（7）注意小儿腹部不受凉，并根据小儿年龄组别定期到防保科做好计划免疫工作。加强体格锻炼，适当户外活动；密切关注天气变化，防止受凉或过热。

婴幼儿腹泻 5 问 5 答

（1）预防本病的关键是什么？注意婴幼儿个人和家庭的卫生。

（2）如何添加辅食？每次限 1 种，逐渐增加；饮食要求低脂、易消化的流质和半流质饮食，再过渡到软质饮食。一般出生后半月添加维生素 D，4 ～6 月龄时添加菜泥、水果泥，7 ～9 月龄时添加蛋黄、肉末及稀饭等。

（3）婴幼儿腹泻的诱发因素是什么？消化系统发育不成熟，生长发育快，肠道菌群失调，机体及肠黏膜免疫功能不完善，人工喂养。

（4）婴幼儿腹泻的临床表现如何？轻度急性腹泻以胃肠道症状为主，表现为食欲缺乏，偶有溢奶或呕吐，大便次数增多，但每次大便量不多，无脱水及全身中毒症状，多在数日内痊愈。重型急性腹泻有较重的胃肠道症状，且大便次数从十余次到数十次，还有明显脱水、电解质紊乱，及全身中毒症状。

（5）婴幼儿每次口服补液盐需要多久喝完？4 小时。

小儿便血，家长莫慌

每个宝宝是爸爸妈妈的小天使，是心肝宝贝儿，是一个家庭的希望，含在口里怕化了，捧在手里怕碎了。孩子稍微有点儿风吹草动，父母就急得像热锅上的蚂蚁，甚至有时火冒三丈。若出现便血，更是了不得，吓得父母心乱如麻，手忙脚乱，失了分寸。

若宝宝出现便血，爸爸妈妈莫慌！

宝宝便血，顾名思义，就是宝宝拉出的便便中有血迹的存在，而血的颜色也多种多样，有鲜红色、暗红色或柏油样色等。

宝宝便血的主要原因

（1）肛裂。肛裂主要表现为大便干结、排便疼痛，伴有肛门处滴鲜血或擦拭肛门时厕纸上有血液等症状。宝宝拉大便时因肛门剧烈疼痛会哭闹不停，此时家长们应注意。

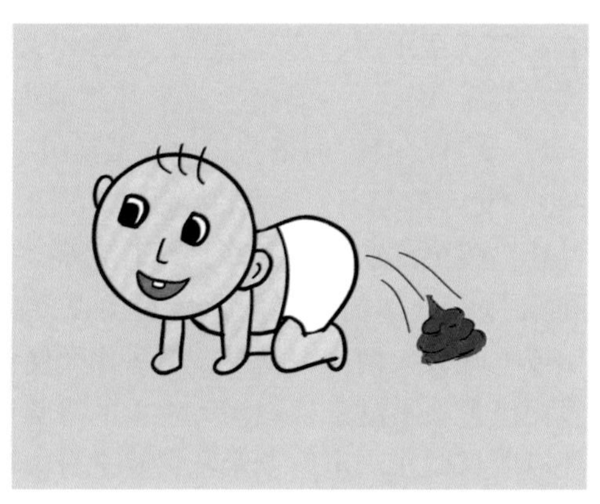

（2）直肠息肉。直肠息肉引起的便血通常是排便后出现少量的鲜血，为鲜血附着于大便表面，不与粪便混合，且宝宝一般很少有疼痛感。其息肉像一个有蒂的红色肉球附着于肠壁表面，位置低的，大便时可脱出。

（3）肠套叠。肠套叠是小儿常见的一种急腹症，多发生在 2 岁以内宝宝身上，主要表现为排果酱样血便、腹部肿块、阵发性哭闹、呕吐等。

腹痛为肠套叠的首发症状，占就诊主诉的 90%～100%。还不会说话的宝宝，当然会不停地哭闹、拒奶等，小肚子也不让摸呢。因肠套叠形成后，肠腔即发生梗阻，近端肠段发生剧烈的蠕动和痉挛性收缩，随着每一蠕动波发生，套入段不断向前推进，将肠系膜牵入鞘内而产生剧痛。营养良好，平素健康的婴儿常出现阵发性的哭闹不安，面色苍白，手足乱动，呈痛苦状。持续 10 ～20 分钟后，安静入睡或玩耍如常。数分钟后又突然发作，如此反复。体质较弱或在肠炎、痢疾基础上发生肠套叠的病儿可无剧烈哭闹，仅表现为阵阵不安和面色苍白，较大儿童患肠套叠时腹痛发作间歇期一般较长。

呕吐。肠系膜受到牵拉还会引起反射性呕吐，为婴儿肠套叠的早期症状之一，常在阵发性哭闹开始不久即有发生，吐出物多为奶块或其他食物，以后常夹有胆汁，12 ～24 小时后，呕吐可渐停止，但常拒绝哺乳或饮食。较晚再次呕吐，甚或吐出物为粪臭液体，说明套叠所致之肠梗阻已十分严重。

便血。套入部肠壁血循环障碍，肠腔内渗出血液与肠黏膜分泌液混合可出现便血。便血常于腹痛后 4 ～12 小时发生，起初混有黄色便，很快即排出暗红色果酱样便，有时为深红色血水，也可仅为少许血丝。回结肠型套叠早期即有便血，小肠型肠套叠便血发生较迟，较大儿童往往缺乏肠套叠便血症状，或在发病数天后才发生。若患儿无自行排便，肛门指诊可见手套染血。

肿块。病初腹痛暂停期一般能顺利进行腹部检查，扪及肠套叠所形成的肿块。检查自右下腹开始，依次摸右季肋部、上腹中部及左腹部，因婴幼儿肠套叠以回盲型居多，肿块的部位多沿结肠框分布，严重者可达直肠。肿块表面光滑，可活动，形状多如腊肠或香蕉状，中等硬度，略带弹性。此为确立诊断最有意义的体征。发病超过 1 ～2 天者，因套叠部以上小肠胀气显著，故往往难以扪及肿块。

（4）肠扭转。肠扭转发生后主要表现为腹痛，有时会剧烈疼痛，宝宝哭闹不止，有时会伴有呕吐，肛门停止排便、排气，肠管扭转后会出现局部肠壁水肿，血管通透性增加，血液会渗入肠腔，引起肠道出血和黑便的问题（图 1）。

肠扭转可是很严重的情况，及时治疗非常关键。

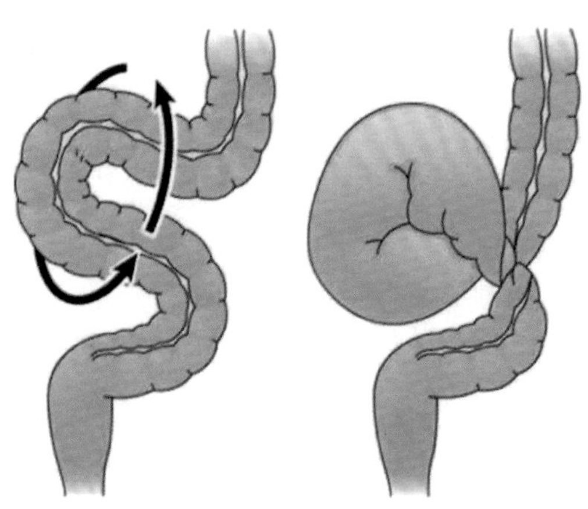

图 1　肠扭转示意图

其他疾病也可引起便血，如消化道肿瘤、流行性出血热、细菌性食物中毒、血液病等。有些便血可以通过饮食调节，有些便血可危及宝宝的生命。

宝宝出现便血时，家长们应及时带宝宝来医院诊疗。

有志青年终成了有"痔"青年

小李从小就希望成为一名英俊与智慧并重的有志青年。为实现这一远大目标，他从不敢懈怠，比如，从中学开始，就养成了珍惜时间的"好习惯"，利用坐马桶的时间看书；工作以后，作为一名 IT 打工人，"996"模式，在椅子上一坐就是大半天……

这一切"努力"都没有白费！他终于成为一名有"痔"青年。

上厕所的次数增多，拉粑粑如同受刑，还会"血花四溅"，拉完后偶尔还会有软软的肉肿块脱出"菊花"，被逼无奈只能用手把肿块推回去……俗话说"十人九痔"，在我国，痔疮的发病率高居肛肠疾病的首位。痔疮按发生部位的不同分为内痔、外痔、混合痔（图 1）。

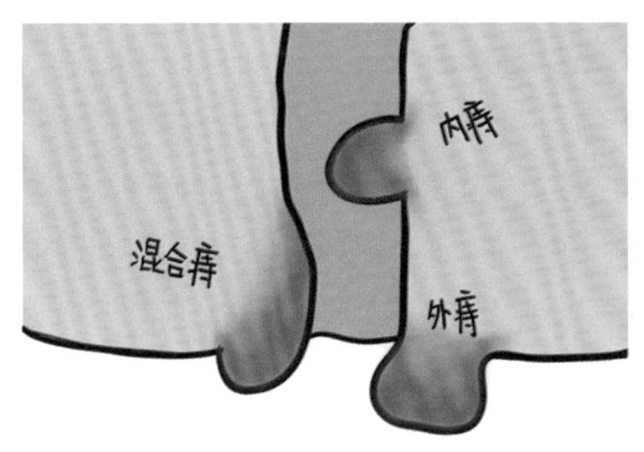

图 1　痔疮的种类

痔疮的发生与哪些因素有关

痔疮的发生，与许多因素有关，例如久站久坐、排便习惯不良（排便用力、排便时间过长）、妊娠、低纤维饮食等。这些诱因会造成肛垫下移、直肠静脉丛充血水肿，在直肠肛管内形成一个或多个突出的痔赘，也就是通常所说的"痔疮"。大约 40% 的痔疮是没有临床症状的，这种无症状痔不需要特别治疗，以生活习惯改善为主。痔疮的常见症状有便血、肛门疼痛、肛周瘙痒、痔赘脱垂等。肛区的各种不适困扰着无数有"痔"人士。

痔的表现

便血是痔疮的主要症状。由于Ⅰ度、Ⅱ度内痔症状较轻，极易被患者忽视或采用保守治疗。久而久之，随着失血量的增加，患者出现面色苍白、乏力、头昏、虚弱、记忆力下降，甚至眼花、耳鸣、久坐久蹲后突然站起可致虚脱或昏厥、食欲下降、腹胀下腹浮肿等严重的贫血症状。另外，还有一种由痔核黏膜糜烂引起的贫血。由于内痔大多伴有痔核黏膜糜烂，糜烂较重部位正好有小动脉时，大便时会形成喷射状出血，且量很多，极易引起贫血。

痔疮常导致直肠癌的误诊，这是痔疮最致命的危害。痔疮一般不对机体健康造成严重危害，但痔疮的存在容易造成其他疾病的误诊。痔疮与直肠癌最突出的相似症状就是便血，而息肉病、结肠炎、结肠癌、直肠癌等疾病，同样会出现大便带血症状，在癌肿局限于直肠黏膜时，便血作为唯一早期症状的占85%，可惜往往未被病人所重视。临床证实，到医院就诊的痔疮患者中，90%以上的直肠癌病例在初期往往被误诊为痔疮，有1%～3%最终被诊断为直肠癌。

痔疮还会影响性生活——这是最意想不到的危害。性爱时的冲动、屏气、腹部用力，会使肛门出现抽搐样的紧缩，导致部分血液淤积，继而浮现炎症和肿大。肛门、直肠组织黏膜肿胀、疼痛，原有痔疮者很容易使痔疮急性发作，甚至引起肛裂、肛瘘、肛周脓肿等严重并发症。

痔的治疗

无症状的痔无须治疗；有症状痔的治疗目的重在消除、减轻痔的主要症状，而非根治，可采用温水坐浴、局部涂抹药膏等来缓解不适。此外，可用内镜或外科治疗。

痔的治疗

第一，非手术治疗。

内治法：通过口服药物的方式进行治疗，主要以中药汤剂和中成药为主。

外治法：在临床上，对于Ⅰ度、Ⅱ度痔疮患者以消炎、止痛、止血、预防痔核脱垂为主，目前临床常用的有坐浴、涂抹药物、肛塞等方法。①坐浴法：用热水加药物坐浴，不仅可以缓解平滑肌痉挛，加快血液循环，还能达到清洁、消炎的目的。此法也常用于痔疮术后以促进伤口的恢复。坐浴药物常用中药制剂、高锰酸钾片等。②局部用药法：直接将药物涂抹在病变组织的局部，疗效迅速。常用的外敷药物有复方角菜酸酯乳膏、马应龙痔疮膏等。③肛塞法：是将治疗药物塞入肛门内，直接作用于发病部位，起效快，效果好。常用的纳肛药物有太宁栓、肛泰栓、马应龙麝香痔疮栓等栓剂及各类痔疮膏剂。

第二，手术治疗。

痔切除术：此法为传统的手术方式，手术时间相对较长，术后并发症多，该法现已基本不用。

吻合器痔上黏膜环切术（PPH）：与传统的痔切除术相比，具有手术时间短、创伤小，以及术后疼痛轻、恢复快等特点，在治疗重度（Ⅲ～Ⅳ度）内痔及环形混合痔方面效果显著。

自动痔疮套扎术联合硬化剂注射：临床观察研究，此方法针对严重的痔疮发生痔核脱出疗效显著，并发症少且复发率低。

痔动脉结扎术：是一种新型的微创手术，具有损伤小、疼痛轻等优点。

痔疮的预防

针对平日无任何症状的或症状极其轻微的痔疮无须治疗。痔疮通常以预防为主，主要从6方面注意。

（1）加强锻炼：经常参加多种体育活动如广播体操、太极拳、气功、踢毽子等，能够增强机体的抗病能力，减少疾病发生的可能，对于痔疮也有一定的预防作用。这是因为体育锻炼有益于血液循环，可以调和人体气血，促进胃肠蠕动，改善盆腔充血，防止大便秘结，预防痔疮。

（2）预防便秘：正常人每日大便1次，大便时间有早、中、晚饭后的不同习惯。正常排出的大便是成形软便，不干不稀，排便时不感到排便困难，便后有轻松舒适的感觉，这表明胃肠功能良好。如果大便秘结坚硬，不仅排便困难，而且由于粪便堆积肠腔，肛门直肠血管内压力增高，血液回流障碍而使痔静脉丛曲张，形成痔疮。

（3）注意孕期保健：妇女妊娠后可致腹压增高，特别是妊娠后期，下腔静脉受日益膨大的子宫压迫，直接影响痔静脉的回流，容易诱发痔疮，此种情况在胎位不正时尤为明显。因此，怀孕期间应定时去医院复查，遇到胎位不正时，应及时纠正，不仅有益于孕期保健，对于预防痔疮及其他肛门疾病，也有一定的益处。

（4）保持肛门周围清洁：肛门、直肠、乙状结肠是贮存和排泄粪便的地方，粪便中含有许多细菌，肛门周围很容易受到这些细菌的污染，诱发肛门周围汗腺、皮脂腺感染，而生疮疖、脓肿。女性阴道与肛门相邻，阴道分泌物较多，可刺激肛门皮肤，诱发痔疮。因此，应经常保持肛门周围的清洁，每日温水熏洗，勤换内裤，可起到预防痔疮的作用。

（5）其他：腹压增高，可以使痔静脉回流受阻，引起痔疮。临床上引起腹压增高的疾病很多，如腹腔肿瘤。肝硬化引起的门静脉高压症，可致肛门直肠血管扩张，而引起痔疮。

（6）肛门收缩操：肛门收缩操有助于治疗和预防痔疮，痔疮患者应坚持练习。肛门收缩操，能改善肛门局部血液循环，改善肛门括约肌的功能，预防痔疮的脱出。具体练习方法：双膝下跪，将臀部抬高，须配合呼吸做收缩肛门的动作，吸气时收缩肛门，呼气时放松肛门，先缓慢收缩肛门（＜5秒）—持续5秒—自然放松，休息5秒后重复上述动作，以连续操作5次作为一个操作节，每一个操作节间隔2～3分钟，如此重复操作5个操作节构成一套完整的肛门操，以每天保持至少练习4套完整的肛门操为标准。

难以言说的“菊花”之痛

小美是一家上市公司的白领，工作繁忙，长期久坐，不爱运动，加之是湖南人，喜食辛辣食物，近来出现了令人坐立不安的症状：肛门烧灼感、便秘、有时大便带血，疼痛难忍。不得已，去了医院，医师检查后告诉她，这是肛裂，需要赶紧治疗。

什么是肛裂

肛裂是指肛管齿状线以下皮肤及皮下组织裂开感染或形成溃疡（图 1），好发于青中年人群，但也可以发生于老人及小儿，男女发病率无明显差异。肛裂主要位于肛管后正中或前侧，而大部分发生于肛管后壁正中。若肛裂位于肛管侧壁，则要注意有无克罗恩病、溃疡性结肠炎、结核病等的可能性。

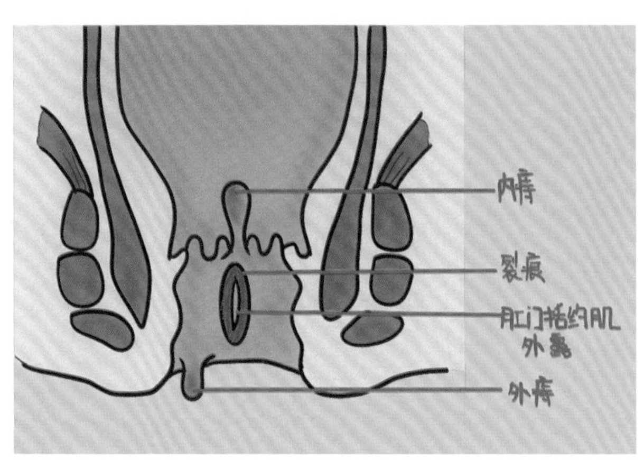

图 1　肛裂示意图

肛裂的病因

外伤为最重要的因素，常见的外伤因素有硬结的粪便，以及手术、异物、产伤等。肛裂主要位于肛管后正中，可能与该处缺血有关。血栓性外痔如继发感染，常形成溃疡，导致肛裂。此外，结核、梅毒、克罗恩病等也可引起肛裂。

肛裂的临床特点及表现

肛裂的临床特点很典型，疼痛、出血、便秘是肛裂的三大临床特点。

（1）疼痛：是肛裂的主要症状，由于粪块刺激溃疡面的神经末梢，常为便后严重的烧灼样或刀割样疼痛。有典型的肛裂疼痛周期，便后数分钟疼痛缓解，之后因括约肌痉挛，产生剧痛，持续数分钟或数小时，直至括约肌疲劳后，肌肉松弛，疼痛逐渐缓解。再次排便时，疼痛再次发生。

（2）便秘：肛裂患者因肛门疼痛不愿排便，久而久之引起粪便更为干硬，产生便秘，便秘又可使肛裂加重，如此往复，形成恶性循环。

（3）便血：排便时常在便纸或粪便表面见有少量新鲜血迹或滴鲜血，大出血少见。此外，肛裂常有触痛的前哨痔，其他症状有肛门瘙痒、排小便困难和性交困难。

肛裂的治疗方法

保守治疗：一般说来，肛裂早期、急性期多以保守治疗为主，传统方法有饮食调节，纠正不良饮食结构，局部予肛肠熏洗剂外洗、坐浴，排便前后用1∶5000温高锰酸钾溶液坐浴，保持局部清洁。或涂以麻醉软膏、类固醇油膏等。在用药方面，还可以用硝酸盐类、钙通道阻滞剂和肉毒杆菌毒素等。

手术治疗：对经久不愈，非手术治疗无效的慢性肛裂可采用手术治疗，包括肛管扩张术、内括约肌切开术、肛裂切除术、纵切横缝术、肛管移动皮瓣成形术等。

如何预防肛裂

便秘的治疗和预防是预防肛裂复发的最重要途径。注意肛门清洁卫生，养成便后及时清洗肛门的卫生习惯，有肛窦炎、肛乳头炎、肛周湿疹、肛周皮肤病等肛周炎症性疾病的，应及时治疗。

腹壁上出现“会活动的包块”？3 分钟看懂“小肠气”

张某，男，26 岁，突发下腹部剧烈腹痛 5 小时，伴呕吐，立即前往当地社区医院检查，被告知是肠胃炎，输液 1 小时后未见好转，遂转院就诊。普外科医生会诊后认为该患者并非得了肠胃炎，在检查腹股沟后发现：右侧腹股沟见约乒乓球大小的包块，这是腹股沟斜疝并嵌顿，里面嵌顿内容物为肠管，引起了肠梗阻，这才是导致患者腹痛的根本原因，需要紧急处理。医生将嵌顿的肠管慢慢复回腹腔，患者顿时腹痛症状全消。随后，在完善了各项检查后，医生成功为患者进行了手术，患者腹股沟疝得到根治。下面就让我们了解一下引起张某痛不欲生的疾病——腹股沟疝。

什么是腹股沟疝

腹股沟疝，民间又称“小肠气”，是腹腔内的脏器或组织经过腹股沟的缺损向体表突出而形成，以男性多见，常见的内容物有小肠、膀胱、大网膜等，其中以小肠为疝内容物的最多，故民间常称之为“小肠气”。早期疝气常常无明显症状，平卧位时，包块自然回纳，患者常不予重视。随着时间推移，疝内容物会越来越多，包块就越来越大，逐渐出现腹痛腹胀，继而包块难以回纳腹腔，严重时就会出现上述张某的情况，即腹股沟疝嵌顿。如嵌顿超过 5 小时，则嵌顿的内容物如肠管则有可能坏死，进一步会出现绞窄性疝，如再未得到及时治疗，则有生命危险。

站立时腹壁有肿块突出
用力或屏气时肿块突出更加明显了！
感觉好多了~

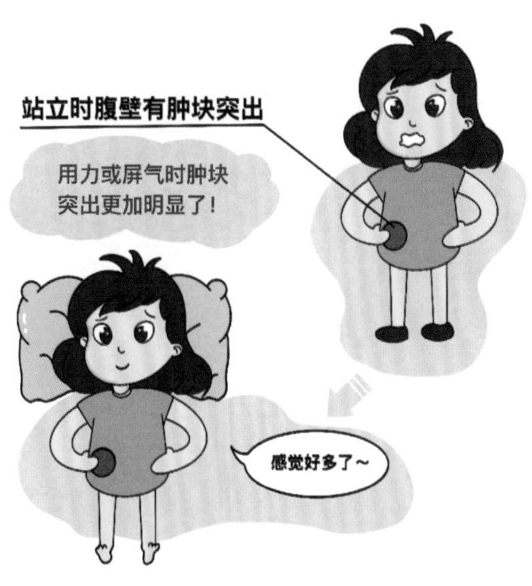

为什么会得腹股沟疝

有两个原因：其一是先天因素，即腹壁解剖异常。在胚胎的时期，睾丸位于腹膜后，男性在发育的过程中（出生前后），睾丸要从腰背部慢慢下降至阴囊，在这一过程中，就在大腿根部可能会遗留下一个潜在的间隙，这就为以后的疝埋下了祸根。其二是后天因素，腹壁薄弱。如机体后天的生长发育、营养代谢差，引起腹股沟区域腹壁发育不良。另外，随着年龄的增长，腹部肌肉也逐渐变得薄弱，加之老年病人容易出现便秘、长期咳嗽等，使腹内压增高，两者综合之下就容易出现了腹股沟疝。

就好比气球的一处地方变薄了，然后又不断地往里面吹气，那么气球薄弱的地方自然就会凸出来了。

得了腹股沟疝应该怎么办

腹股沟疝的症状虽然只是腹壁上突出来个小包，不痛不痒，似乎没什么影响，很多人因此就不重视。但是腹股沟疝的存在是有风险的，一旦凸出来的内容物是肠管，且因腹壁的出口比较小而被嵌顿，无法还纳回腹腔，那么就会导致肠管缺血，患者会感到腹部疼痛难忍，轻者经急诊手术，把肠管还纳回去后就可以恢复，如前述患者张某一样，重者可能将要切除部分肠管。

医生提醒大家：如发现腹部有不明包块，应及时入院检查，如发现腹股沟疝，建议尽早手术治疗，因为该疾病不可能通过保守治疗自愈，必须通过手术修补才能康复。若任由发展，小病变大病，甚至生命危险。

第七章

关节骨骼，撑起一片天

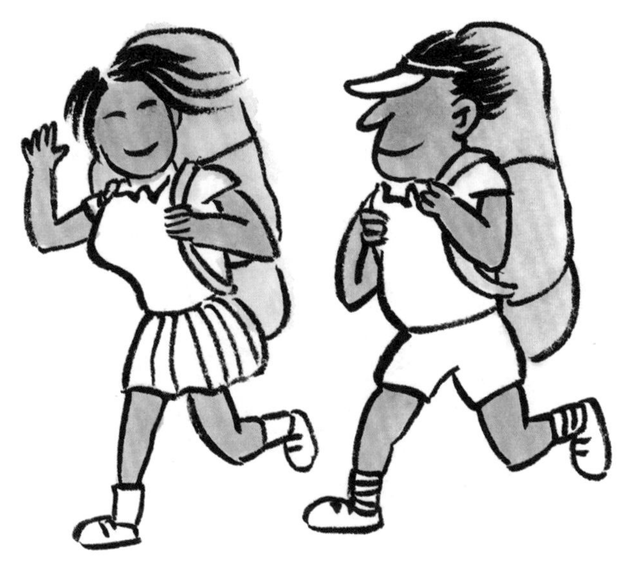

先要独自上路
才会遇到同路人

骨乃躯之柱、神之形，筋骨不稳则精不焕、神不定、气不发。现在人们生活压力大，经常腰酸背痛，筋、骨、关节的健康也受到了更加广泛的关注。众所周知，人体一共有 206 块骨头，由多个关节和韧带将其连接起来，固定着众多内脏器官，并支撑整个身体。这样重要的身体系统出了问题，对人的健康影响巨大。本章将从各种日常骨关节疾病入手，深入浅出、简洁明了地告诉大家如何维护筋、骨、关节的健康。

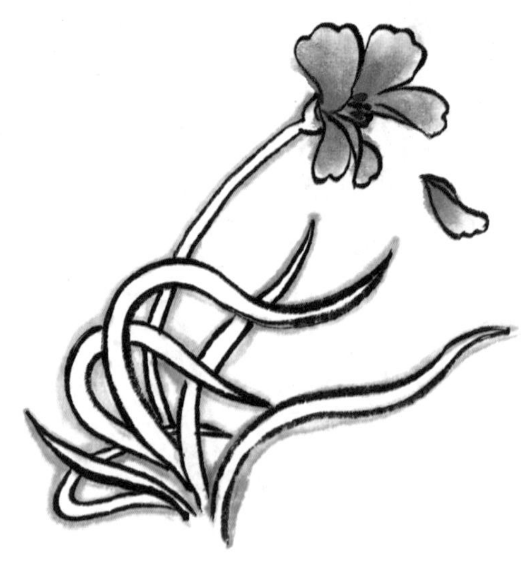

花知道
风来过

肩膀痛就是肩周炎？快速了解这 10 点，和肩周炎说再见

55 岁的张阿姨近些年开始出现肩部酸痛、抬肩困难等症状，一开始没有引起注意，后面慢慢地肩部活动越来越不灵活，晚上睡觉更是疼得厉害，于是便到医院就诊。医生详细询问张阿姨病情，发现张阿姨有长期做家务劳动、抱孩子等情况，并且症状在冬春季节比较明显。在完善相关检查之后，张阿姨被确诊为“肩周炎”。在药物及辅助物理锻炼等治疗下，张阿姨症状明显缓解。现在张阿姨又可以开心和小伙伴跳广场舞了。

什么是肩周炎

肩关节周围炎（肩周炎）是粘连性关节囊炎，是引起肩关节疼痛、运动功能障碍的一组疾病的统称，并非单一的疾病。其范畴包含肱二头肌长头腱鞘炎、喙突炎、冈上肌腱炎、肩峰下滑囊炎、肩撞击综合征等更为细化的概念。

肩关节痛就是肩周炎吗

不是的。虽然肩周炎这个疾病概念的范围比较大，但是不是所有的肩关节功能异常都是肩周炎。肩周炎重要的一个特征是“粘连”，不管是主动的还是被动的活动都受限，但是在能够活动的范围内，肢体的力量没有明显的下降。如果以肩关节疼痛、乏力为主要表现，没有明显的粘连、受限的话，大部分情况其实可能是“肩袖损伤”。

肩周炎的病因

（1）肩周炎通常为关节本身因素所致，肩关节骨折、脱位为导致肩周炎的关节内因素。

（2）关节外因素包括肩峰下滑囊炎、肱二头肌长头腱粘连性鞘炎、冈上肌腱病变等，这些病变容易导致肩关节周围粘连、活动障碍。

（3）颈椎病、心血管疾病以及内脏病变，可能发生肩关节的牵涉痛，发病周期长可导致肩部肌肉痉挛，进而转为肩周炎。

（4）生活中常见的原因可归结为以下几点：①外伤，因肩部收到意外伤害导致肩关节活动减少；②慢性劳损；③不良姿势，如不良坐姿、长时间弓背耸肩；④内分泌紊乱，如糖尿病患者和更年期人群是肩周炎的危险人群；⑤外界环境变化，冬春季是肩周炎的高发季节；⑥肩关节内在病变，如肌腱炎、腱鞘炎、

肩撞击综合征等。

什么人容易得肩周炎

该病发病率约为3%，40～60岁的人容易患肩周炎，其中女性多见，故又称为“五十肩”。如果有糖尿病、甲状腺疾病、自身免疫病的话，就更容易患肩周炎。前面所说的一些其他基础疾病也容易导致人们患上肩周炎。

肩周炎有什么表现

肩关节僵硬、活动受限伴疼痛，这是肩周炎的典型表现。疼痛的地方通常位于肩关节外侧，可放射到前臂。患者会觉得白天不运动时疼痛不那么明显，但是到了晚上夜深人静时，就疼到睡不着。病情逐渐发展到比较典型的阶段，患者会因疼痛无法正常活动肩关节，导致肩关节僵硬，并呈现疼痛—僵硬—缓解的病程特点。肩周炎是自限性疾病，患者约在1年半后自愈。

怎么自我诊断

梳头试验：患侧手臂上抬，尝试用手去够脑后勺，够不到的为试验阳性。

摸背试验：手臂背向后方，手向后尽量摸到最高的脊柱，难以背向后方或者摸到的位置比对侧明显低的为阳性；还可以请他人帮忙，旁人一手扶住患者的肩胛骨，另一手帮助患者向前方伸直抬起，抬起困难、受限者为阳性。

得了肩周炎要怎么做

首先不要不当回事或者自己诊疗。就像前面说的，其实大部分肩关节疼痛是“肩袖损伤”，因此应该首先求医问诊，明确病情。确诊肩周炎之后，医生会根据不同患者的个体情况制定治疗方案。要知道，很多人因为怀着“人到了年纪痛一点也正常”的心态，贻误了治疗最佳时期。

肩周炎怎么治疗

（1）早期一般可以选择口服加外用的非甾体类抗炎止痛药物进行治疗，通常以外用药物为主。

（2）典型的肩周炎应结合正规的物理治疗（如红外线治疗、中频电刺激）和系统的功能锻炼，必要时也可以局部穿刺进行药物注射（封闭治疗）。

（3）自我康复。可以选择借助简单的设施、器具进行，如爬墙运动、拉绳索、后伸摸棘、毛巾运动等。

（4）保持正常的生活作息、补充营养、均衡饮食对于肩周炎的治疗也起着重要的辅助作用。要注意，如果经过自行治疗疼痛长期无法缓解，一定要及时复诊评估病情。

确诊之后自己能做什么

（1）肩部疼痛的地方，每天晚上进行适当的冰敷。每次 15 ～20 分钟，每天晚上敷 1 ～2 次。

（2）睡觉时使用薄枕头、小被子等托住肩关节使其放松，也能缓解肩周炎带来的疼痛。

（3）睡觉的时候尽量不要压住疼痛的那一侧肩部。当然，疼得厉害的时候还是需要尽早复诊。

肩周炎需要手术吗

保守治疗通常有显著疗效，肩周炎通常不需要手术，但是一些病程比较久、肩关节活动受限显著、经过 2 ～3 个月保守治疗仍无明显改善的患者，可以考虑麻醉下进行肩关节手法松解术或关节镜下松解术。

有一种肩痛叫肩袖损伤，自行诊疗小心更受伤

48 岁的老王，今年 1 月 20 日右肩部在推重摩托车上坡时扭伤，即感疼痛，活动受限，一直在家休养，自己涂一些药酒。但是最近老王逐渐出现右肩部不舒服，晚上疼痛得厉害，右手举起来不能超过肩膀，自己无法穿衣服，也挠不到自己的后背。老王看见症状这么严重，赶紧上医院。医师检查后发现老王右肩部肌肉已明显萎缩，尤其是三角肌、冈上下肌，肩峰下压痛，摸背试验阳性，肩关节外旋内旋活动时明显疼痛。根据症状、体征及完善肩关节磁共振后，老王被诊断为肩袖损伤。

什么是肩袖

肩袖是由包绕在肱骨头周围的冈上肌腱、冈下肌腱、小圆肌腱和肩胛下肌腱共同组成的衣袖状结构，对维持肩关节的稳定和活动起重要的作用。以上四条肌腱一旦发生撕裂，即会导致肩关节的疼痛不适及力量减弱。组成肩袖的四条肌腱尤以冈上肌腱最容易发生撕裂。

什么是肩袖损伤

肩袖的急性损伤或者慢性劳损导致的撕裂即为肩袖损伤。肩袖损伤是肩关节最常见的疾病，约 50% 的人都曾有过肩袖损伤。年龄越大越容易出现肩袖损伤，其中高龄者常见，35 岁以下少见。

肩袖损伤常见病因有哪些

（1）间接暴力：如摔倒时用手撑地、手臂外侧抵挡撞击时可出现肩袖损伤。

（2）退行性变：随着年龄的增长，老年人的肩袖组织可发生退行性病变，提拉重物、过度活动，甚至轻微受力都可导致肩袖损伤。

（3）慢性劳损：类似做搬运工作的重体力劳动者、专业运动员由于长期过度用肩，反复的撞击、磨损，造成了慢性的肩袖损伤。以上肢运动和冲撞为主的体育运动员肩袖损伤发病率高，常见引起肩袖损伤的体育运动有投掷类、划船、举重、橄榄球、足球、游泳等。

哪些人容易患肩袖损伤

（1）高龄：年纪越大越容易患肩袖损伤。

（2）有肩关节外伤史的患者。

（3）长期从事反复高抬手的工作者，如前面提及的运动员、家政人员等。

肩袖损伤有什么症状

（1）以肩部疼痛、无力为主要症状，典型疼痛为“夜间痛”，可因患侧疼痛难以入眠，或者在睡眠中突然惊醒。

（2）疼痛多发生在上臂和肩膀的侧面及前面。

（3）日常活动如梳头、把衬衫下摆塞进裤子或手臂举过头顶时可能感觉不适，甚至根本无法进行。

（4）做上举动作时，疼痛常常加重。患者因避痛会避免使用患侧手臂，这会进一步加重肩部的无力和僵硬。

怎么初步自我诊断

有明确的关节损伤或劳损病史者，肩袖损伤可能性大；肩袖损伤的疼痛往往从三角肌中束开始，可放射至肘部，肩袖损伤的患者疼痛弧征为阳性，即肩关节外展 60°～100°时加重。与肩周炎不同的是，肩袖损伤主要为主动活动受限，而被动活动并不受限，并伴有明显的肌力下降。如果有以上表现，你可能已经患了肩袖损伤，应该去看医生了（图 1）。

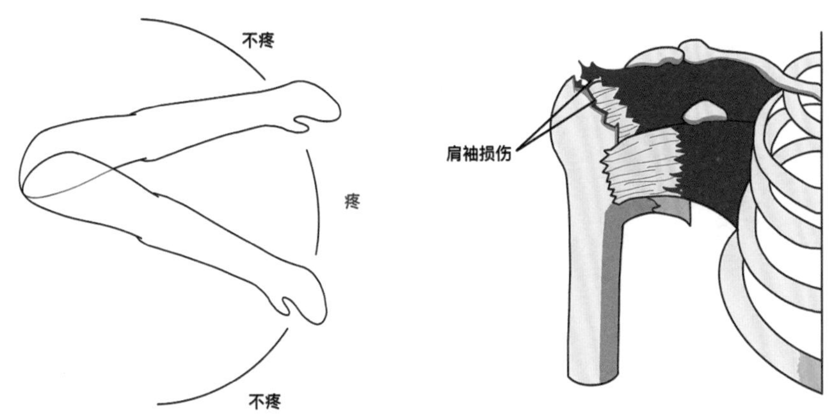

图 1　肩袖损伤自我诊断

如何确诊肩袖损伤

首先不要自己进行诊疗，就像前面说的，大部分肩关节疼痛是肩袖损伤，但是表现上和肩峰下滑囊炎、肩周炎十分相似，因此应该首先求医问诊，明确病情。确诊肩袖损伤之后，医生会根据不同患者的个体情况制定诊疗方案。肩袖损伤通常需要完善 X 线、磁共振等检查来确诊，我们还可以借助肌骨超声检查来快速评估和判断。

肩袖损伤怎么治疗

（1）损伤较小的话可以通过支具制动（即固定患侧上肢和肩关节），及非甾体类抗炎镇痛药物治疗，也可以局部注射激素（封闭治疗）缓解近期症状。

（2）急性期应制动2～3周，进行热敷，急性期的妥善处理联合急性期后的功能锻炼，有助于缓解病情。

（3）如果损伤较大，考虑保守治疗效果不佳，也可采用手术修复。患者在日常生活中需要制动，保证良好的休息。需要特别注意的是，年轻人的急性创伤导致的撕裂，应尽早手术。慢性损耗、肌腱萎缩者不建议手术。

肩袖修补术后需要注意什么

（1）循序渐进地进行功能锻炼：患肢的功能锻炼是一项循序渐进的过程，术后康复不同阶段的目的，措施和注意事项各不相同。要严格按照医生的指导，科学有序地进行锻炼，并逐步增加运动量，患肢采用支具固定。

（2）避免肩关节部位过早地受力活动：过早受力活动会导致肩关节部肿胀、疼痛的加重，并且会影响肩袖损伤的修复。

（3）术后注意保暖：避免受凉，避免肩关节部的外伤，以免肩关节部位恢复减慢。

（4）术后注意饮食：一定要禁食辛辣、刺激食物，并且不能抽烟、喝酒，以免导致肩关节部肿胀、疼痛的加重，影响肩袖损伤的修复。

（5）肩袖修补术后四周功能锻炼：在肩关节部位疼痛明显减轻以后，一定要及时地行肩关节部位的功能锻炼，以防止长时间不活动引发肩关节周围的组织粘连、挛缩，后期影响肩关节部位的功能。

孩子突然胳膊疼痛、无法活动？当心桡骨小头半脱位

各位家长在生活中可能遇到过这样的场景：家长带着小朋友逛街散步，手拉着手，其乐融融，突然小朋友开始哭闹，胳膊抬不起来，拒绝旁人触碰；或者家长给小朋友穿上衣，正准备帮他把小手拉进袖子时，突然小朋友又哭又闹，胳膊疼痛难忍。没有外伤，没有跌倒，为什么会突然胳膊疼痛难忍，无法活动呢？这到底是怎么了呢？这个时候各位家长就要注意了，这可能是桡骨小头半脱位！

什么是桡骨小头半脱位

桡骨小头半脱位又称“牵拉肘”，是指胳膊肘处的桡骨小头脱离其原来正常的生理位置并且无法自行复位的情况（图 1），是婴幼儿时期非常常见的肘关节周围损伤，其中 2～3 岁幼儿的发病率最高，占 62.5%，男性比女性多见，左侧比右侧多见。肘关节伸直时，常常因为前臂旋前动作忽然受到纵向的牵拉而引起桡骨小头半脱位，有时小朋友翻身时上臂被压在躯干下，也容易导致受伤而引起脱位。

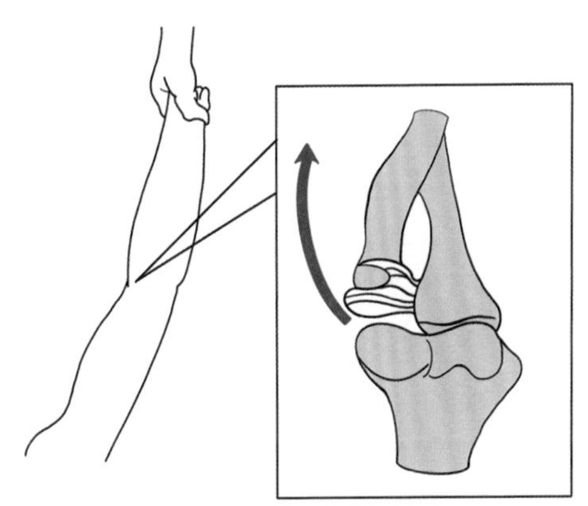

图 1　桡骨小头半脱位示意图

为什么小儿容易出现脱位

正常情况下，桡骨小头周围有一圈环状的韧带结构包绕着，以维持其稳定性，而桡骨小头半脱位之所以多发生在 5 岁以下儿童，是由于这个时期的桡骨小头发育尚不完全，环状韧带也较为薄弱。当手腕被向上提拉、旋转时，肘关节囊内负压增加，环状韧带和关节囊会被吸入关节间隙，卡入肱骨小头与桡骨小头之

间，取消牵拉力后，桡骨头不能回到正常解剖位置，形成半脱位（图2）。

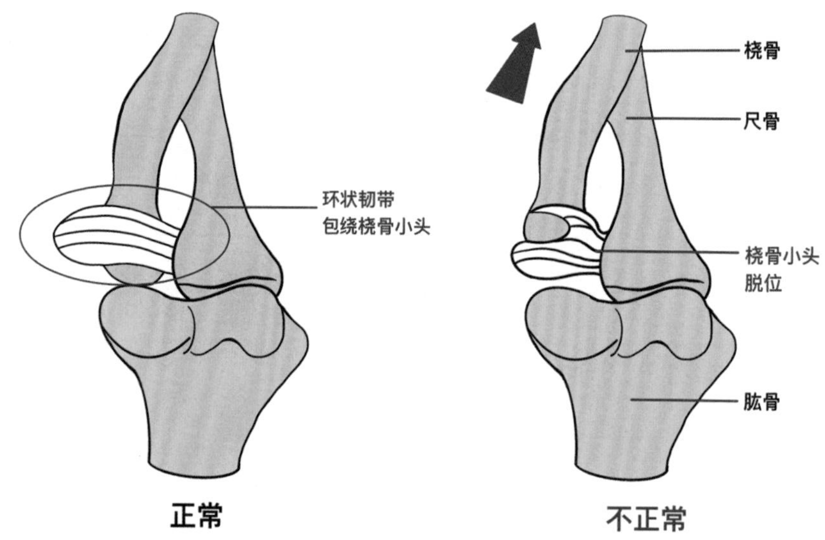

图2　环状韧带被吸入关节间隙导致桡骨小头脱位

常见引起脱位的动作

（1）双手纵向牵拉小朋友腕部时用力过猛，或者小朋友不慎跌倒。

（2）家长为小朋友穿衣服时由袖口牵拉其腕部。

（3）在床上翻滚时，身体将上肢压在身下。

如何判断脱位

一般情况下都会有手臂被牵拉的病史，牵拉后出现胳膊肘的疼痛，小朋友哭闹，胳膊肘不敢活动，不敢抬胳膊，不让旁人触碰，但是胳膊肘一般没有明显的肿胀和畸形。医生检查时可能会有胳膊肘外侧的压痛，放射线检查常常没有明显的异常改变，所以判断脱位主要依靠受伤的过程、小朋友的年龄和表现。

如何治疗

桡骨小头半脱位通常只需要简单的手法复位就可以达到复位的治疗效果。医生一手握住小朋友腕部，另一手托住胳膊肘，拇指压在胳膊肘外侧桡骨小头部位，胳膊肘弯曲90°左右，然后轻柔旋转小朋友的前臂，反复数次，同时用拇指轻轻推压桡骨小头即可复位。当听见轻微的弹响音，肘关节主动活动正常时，就说明已实现复位，复位之后不需要固定。

如何预防

（1）避免粗暴地牵拉、提拽小朋友的手腕和前臂，特别是手拉手上下台阶和嬉戏玩耍时。

（2）为小朋友穿上衣时注意动作轻柔，避免暴力牵拉，特别是小朋友上肢上举穿衣袖时。

（3）小朋友翻身时注意理顺四肢，避免被自身压着而导致脱位。

您有"鼠标手"吗？专家教您判断与防治

34 岁的小张是一名打字员，每天工作 12 小时。近 1 年来小张感觉左手中指跟无名指麻木，老是觉得不舒服，近日小张感觉左手掌有刺痛感，于是赶紧来到医院就诊。医师检查后发现小张左中指尺侧及左环指桡侧感觉麻木，左手指主动屈曲活动受限伴疼痛，腕部正中神经叩击试验阳性，完善肌电图提示正中神经腕段以下严重受损。小张最终被诊断为左腕管综合征，也就是俗称的"鼠标手"。

什么是腕管综合征

我们通常所说的"鼠标手"，就是腕管综合征，是指正中神经在通过手腕时受到压迫，导致拇指、食指、中指和无名指靠近中指的一侧的麻木、疼痛、无力，进而感觉手掌有刺痛、麻木等。

可以导致腕管综合征的原因

（1）腕部反复操作或过度用力。主要有以下三种情形：

第一，反复操作。随着电脑、智能手机的普及，长时间接触、使用该类电子产品已是造成腕管综合征的重要原因。经常反复机械地点击鼠标、敲打键盘或横屏手拿手机，会使腕部劳损，引起腕横韧带增厚、管内肌腱肿胀，从而造成腕管内空间减少，正中神经受到压迫而产生症状。

第二，长期高强度使用震动工具。震动会增加指围大小、减退肌力。如长时间使用凿石机的工作者、泥瓦匠、纺织工人等均是高危人群。

第三，不正确的腕部姿势。长期过度用力使用腕部的职业工人腕管内压力在过度屈腕时为中立位的 100 倍，过度伸腕时为中立位的 300 倍，这种压力的改变是正中神经慢性损伤的原因。腕部弯曲度大于 20°的计算机工作者更易患腕管综合征。腕部和前臂宜处于中立位，这样可以降低腕管的压力，减少腕管综合征的发生。

（2）年龄。40 岁及以上是腕管综合征的高发年龄，且其发病率和患病率随年龄增长而增加。50～54 岁、75～84 岁是出现临床症状的高峰阶段。随着年龄的增长，骨质发生增生，进一步缩小了腕管的容积，可加重对正中神经的压迫，造成症状加重。

（3）性别。研究结果显示，腕管综合征的患病率有明显的性别差异，女性明显高于男性，男女比例约为 1∶7.5。

（4）肥胖。当肥胖的患者通过手术、节食、锻炼等方法减肥后，腕管综合征的症状可得到显著的改善。

（5）全身性因素。风湿性疾病、肢端肥大症、高血压、糖尿病、甲状腺功能低下等疾病，以及妊娠、口服避孕药、长期血液透析等因素可以改变体液平衡，从而成为腕管综合征的危险因素。

（6）局部因素。引起腕管内容物增加的因素如痛风石、脂肪瘤、血管瘤、腱鞘纤维瘤、腱鞘囊肿、结核或非结核的分枝杆菌腱鞘炎、炎性肉芽肿等，都可以压迫正中神经，导致症状的发生。

（7）创伤性因素。创伤性因素如骨折、软组织挫伤、烧伤等引起腕管容积相对或绝对减少，导致正中神经的卡压而引起症状。其中，桡骨远端骨折是导致急性腕管综合征的主要原因。

怎么初步判断自己有没有腕管综合征

如图1：肘部伸向侧面，手指指向地板，两个手背压在一起，保持60秒。如果拇指、食指、中指和无名指外侧，持续出现疼痛、麻木、灼烧、手指运动无力等感觉，应该注意是否已经得了腕管综合征。

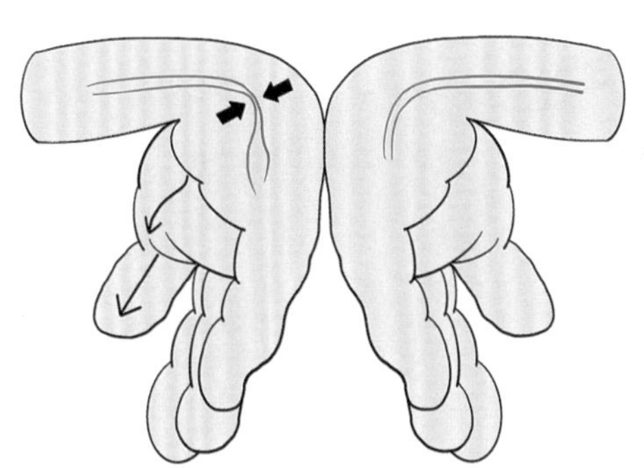

图1　腕管综合征自我诊断

得了腕管综合征该怎么办

（1）对于症状较轻者，可通过支具或夹板将腕部制动，使腕部保持恰当位置，这对多数患者有效果。

（2）如果疼痛症状严重，影响正常生活，则可选择口服药物治疗、局部封闭注射、物理治疗等，通常可明显缓解症状。

（3）若麻木、疼痛症状持续加重，保守治疗无效，应予以手术治疗，手术治疗的关键在于解除对正中神经的压迫。

（4）能做微创手术吗？能。通过内窥镜下微创治疗腕管综合征，手术切口仅5 mm，术后短期即可出院，治疗效果良好。

（5）如何预防腕管综合征？

首先，注意使用鼠标的姿势，手握鼠标时保持自然弧度，不要有挤压手腕的角度（图2）。

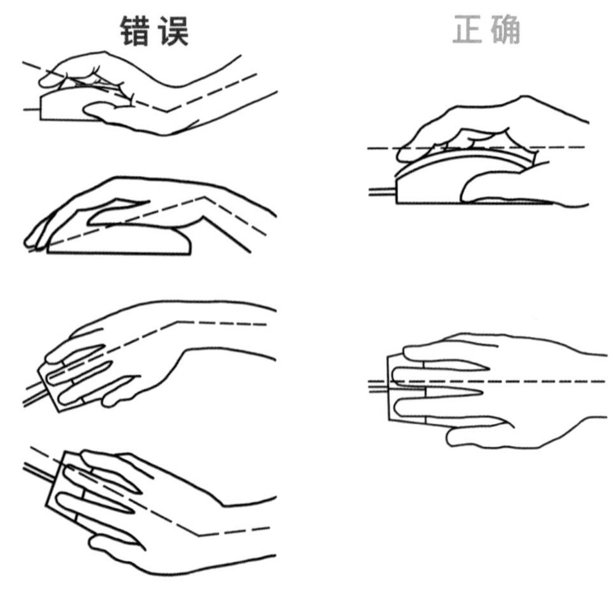

图2 鼠标正确握姿

其次，换个人体工学设计鼠标，或者使用手腕垫，减缓手腕处正中神经的压力。

最后，尽量减少手部负担，不要提重物或是频繁用手使劲，让手指神经和肌肉得到适当的放松。

腕管综合征属于"工作相关肌骨疾患"，大多与反复劳损和不良姿势有关。根据症状轻重可以采取不同的治疗方法，具体可以就医咨询。

手腕疼痛，使不上力？可能是得了“妈妈手”

很多人有时做家务抱小孩时感觉手使不上劲，突然出现手腕疼痛，感觉手指僵硬，活动不顺，这到底是什么问题呢？其实这就是我们常说的“妈妈手”，学名叫作“桡骨茎突狭窄性腱鞘炎”。

什么是桡骨茎突狭窄性腱鞘炎

手腕部的腱鞘炎主要是指桡骨茎突狭窄性腱鞘炎，是由于拇指和腕部频繁活动，导致拇长展肌和拇短伸肌肌腱和桡骨茎突处的腱鞘反复摩擦，引起该部位的肌腱和腱鞘产生无菌性炎症。

桡骨茎突狭窄性腱鞘炎常见的症状有哪些

（1）拇指活动不便，尤以早晨最明显，活动几下便有所好转。

（2）严重时有弹响，拇指屈而不能伸或伸而不能屈。

（3）桡骨茎突处疼痛，可有压痛或触及肿块。

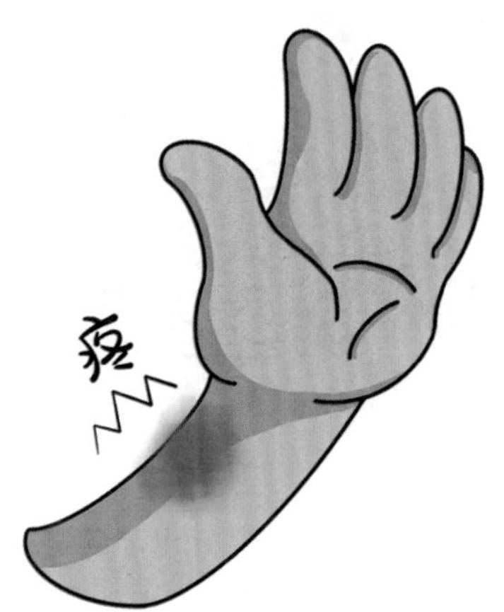

哪些人容易得桡骨茎突狭窄性腱鞘炎

“妈妈手”并不是妈妈的专利，在手腕和拇指活动较多或处于某个固定姿势的人群中都可以发生，包括帮助子女带孩子的老人、经常做家务的人、长时间玩手机或打游戏的人、使用球拍类的体育活动爱好人群等。

如何判断是否得了桡骨茎突狭窄性腱鞘炎

一个最简单有效的方法：肘关节伸直，大拇指向下，握拳，把大拇指包在里面，手腕向下弯曲，如果感觉腕关节上方有剧烈疼痛，则很可能是桡骨茎突狭窄性腱鞘炎。

得了桡骨茎突狭窄性腱鞘炎，有哪些治疗方法

（1）休息。长时间的过度使用是造成这个病的主要原因，减少工作强度和工作量，肌腱才能得到充分的恢复。

（2）制动保护。可以佩戴护具，减少手腕和大拇指的活动，一般可视情况使用 2～4 周（图 1）。

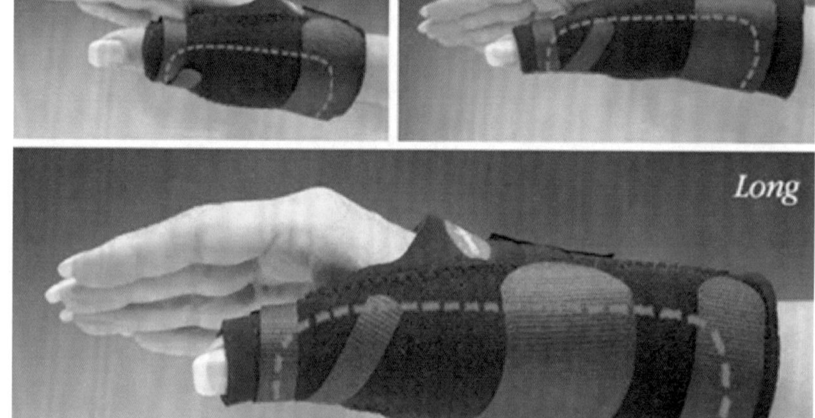

图 1　手腕护具

（3）热敷。每天 2～3 次，每次 20～30 分钟。

（4）药物治疗。非甾体抗炎药，包括外用及口服。

（5）局部注射皮质类固醇。也就是通常所说的局部封闭治疗。

（6）手术治疗。

怎么预防

（1）避免手腕和拇指的反复活动和劳损。

（2）适当锻炼，增强体质。

（3）避免及控制糖尿病、类风湿性关节炎等全身性疾病。

小心，“弹手指”用力过猛也会引起肌腱损伤

相信大家都对这个手势——“弹手指”（图1）非常熟悉。和朋友玩闹的时候常常用这招，但是，做这个动作的时候一定要适度，不然就可能会面临下面的困扰。

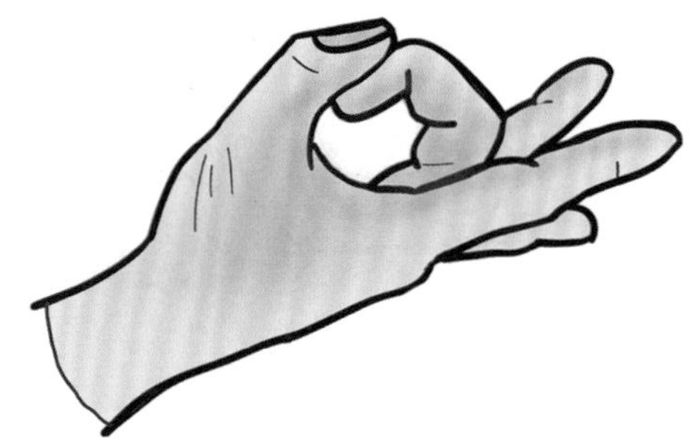

图1 “弹手指”手势

张先生近来就因为“弹手指”给生活带来不便。1周前，张先生和同事玩闹“弹手指”，随后右手中指背侧掌指关节处便开始疼痛、肿胀，中指背伸运动受限，1周过去疼痛无明显缓解。来医院做右手指关节超声检查，发现张先生的右手中指伸肌腱与掌指关节水平少许纤维束撕裂，腱鞘损伤合并出血。这下原因终于找到了，原来是因为突然的过伸运动引起了肌腱的损伤。医生针对张先生的情况进行针对性的治疗，疼痛明显缓解，功能也逐渐恢复。所以，大家“弹手指”时须谨慎，切忌用力过猛。

什么是肌肉肌腱损伤

肌肉肌腱损伤是运动系统常见的损伤，常常在进行运动时发生，或突然过度牵拉肌肉肌腱所致，一般症状为局部疼痛、肿胀、压痛，偶有皮下溢血。若肌肉或肌腱断裂（图2，图3），则该处的功能将减弱或丧失。

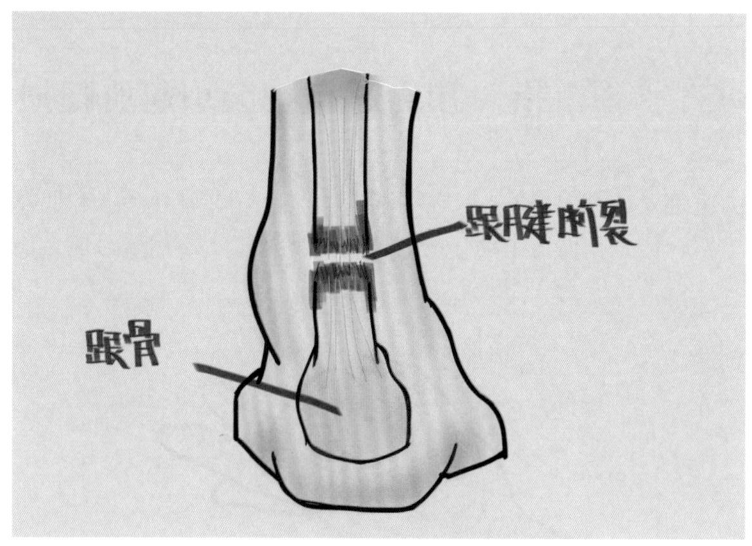

图2 跟腱断裂示意图

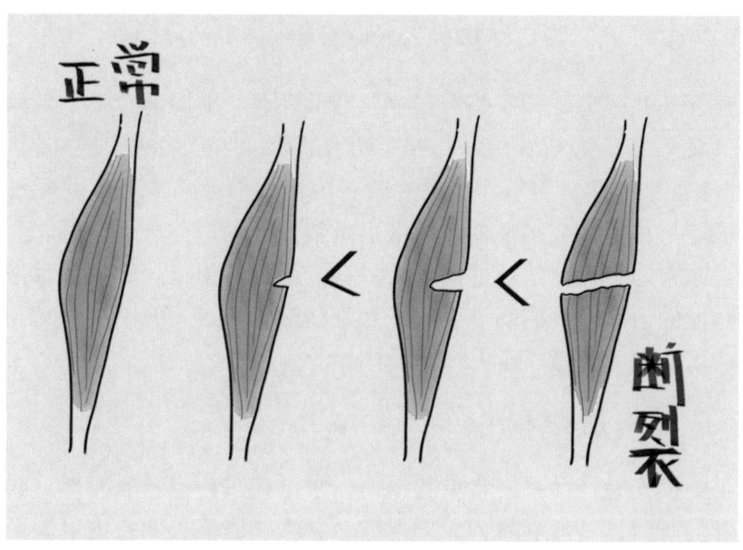

图3 肌肉损伤的不同情形

肌肉肌腱损伤的症状

（1）主要的症状有局部的疼痛、肿胀以及活动障碍，其中活动障碍是肌肉肌腱损伤最为明显的体征。

（2）如果是一些轻微的肌腱或肌肉损伤以及部分断裂，患肢活动障碍不会特别明显。但如果是肌腱肌肉完全断裂，则患肢肯定会出现活动的障碍。

（3）肌腱肌肉损伤之后可以通过B超或磁共振检查来观察其损伤严重程度，然后根据其损伤的严重程度来决定是否需要进行手术治疗。

肌肉肌腱损伤后怎么办

（1）立即冷敷，加压包扎。

（2）可以适度的按摩。

（3）注意休养。

（4）及时就医，明确损伤部位及严重程度，以免延误治疗。

怎么避免肌肉肌腱损伤

（1）选择合适的衣服和鞋子：宽松透气的运动装，鞋底有弹性的鞋子。

（2）选择合适的运动场地：最好在专业健身场所运动，避免在坚硬的、坑洼不平的路面上运动。

（3）运动前做好热身准备：运动前充分活动关节、牵伸肌肉，让身体做好准备，避免运动损伤的发生。

（4）注意运动规范，避免过度运动：注意运动规范，做好防护，避免意外损伤，适量运动，避免过度运动引起损伤。

（5）运动后做好放松：运动结束要进行整理运动，可以做一下拉伸，帮助肌肉恢复，预防肌肉酸痛。

（6）特殊人群谨慎选择运动项目和强度：老年人、骨关节病患者、三高患者、冠心病患者和肥胖人群需要格外注意运动强度和频率，循序渐进、量力而行，必要时咨询医生制订运动计划。

家有老人，警惕"生命中最后一次骨折"

75 岁刘奶奶近日晚餐后在公园里散步，不慎跌倒，当时疼痛得很厉害，无法行走，双下肢不等长，家属急忙送来医院。医师检查后发现刘奶奶左下肢明显缩短，并且左下肢屈髋屈膝及外旋。完善了髋关节的 X 线片，最终诊断为左侧股骨颈骨折。

什么是"生命中最后一次骨折"

老年人的全身骨量丢失严重，骨质变得疏松，肌肉萎缩，肌力下降，全身骨质处在一个十分脆弱的状态，不慎跌倒或轻微暴力即可能导致髋部骨折。据统计，有 30% 的老年人髋部骨折患者在 1 年内死于各种并发症，这也是它被称为"生命中最后一次骨折"的原因。

65 岁以上的女性和 70 岁以上的男性是高发人群。此类型老年患者常合并心、肺等多种内科疾病，如不积极处理，原发病很有可能会随之加重。另外，很多人认为年纪大了经不起手术，很多老年患者发生髋部骨折后会选择保守治疗。但是，一旦卧床时间较久，坠积性肺炎、深静脉血栓、肺栓塞、压疮、泌尿道感染等并发症随之而来。骨折本身并不可怕，但这些并发症会严重消耗患者的身体甚至生命。因而毫不夸张地说，老年人一旦罹患髋部骨折，不啻面临生死考验！这个说法非常直观而形象地道出了老年人髋部骨折的难治程度以及严重的不良后果。

髋部骨折的原因

老年人髋部骨折大多由低能量暴力所致，如平地滑倒、由床上跌下或下肢突然扭转，甚至在无明显外伤的情况下都可以发生骨折。

髋部骨折的症状

主要临床表现：①髋部（大腿根部）疼痛酸胀、不敢站立和走路；②叩击大腿根部外侧出现疼痛加重；③患肢屈髋屈膝及外旋；④患肢缩短。

如何治疗髋部骨折

髋部骨折本身并不致命，但骨折带来的并发症却是致命的。所以为老年人髋部骨折患者进行手术，不单纯是为了治疗骨折，这更是一个救命的手术。

老年人髋部骨折主要包含股骨颈骨折及股骨转子间骨折（图 1），根据不同的骨折类型，需要采用不同的手术方法。手术 1 小时左右均能完成，绝大多数老年患者均能耐受。

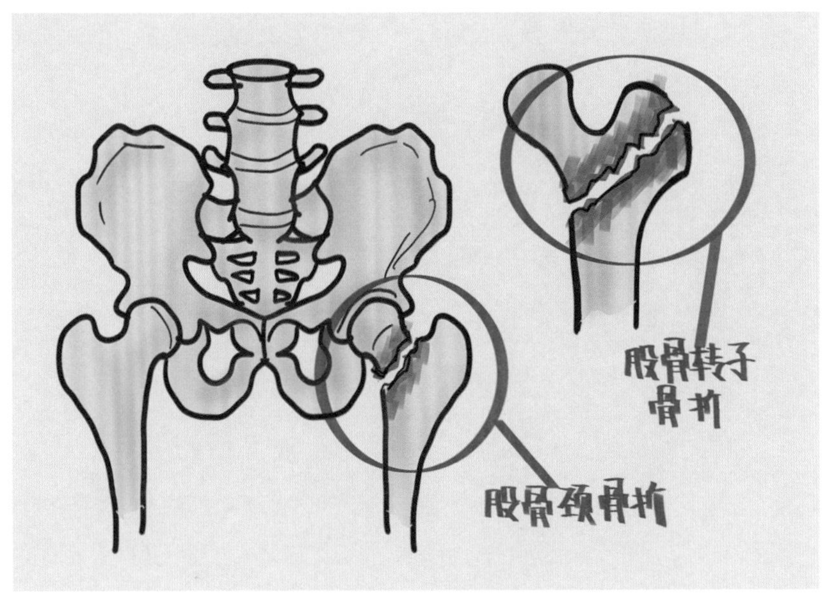

图 1　股骨骨折

（1）对于股骨颈骨折，多采用假体置换（如人工股骨头置换、全髋置换）或内固定手术（利用空心螺钉或动力髋螺钉）。

（2）对于转子间骨折，多采用闭合复位髓内钉固定。

家中老人如果发生髋部骨折，到底应该选择哪种方法进行治疗，应该交由专业的专科医生进行分析、评估，然后家属及患者以医生的专业判断为参考进行选择。

手术治疗的优点也是显而易见的：①术后能有效消除疼痛。②术后即可坐起、翻身，有利于心肺等重要器官的功能恢复，减少长期卧床的相关并发症。③有利于大小便和皮肤护理。④早期即可在保护下练习站立和行走。⑤大部分患者经过 2 ～ 3 个月的康复锻炼即可基本恢复至骨折前的活动状态。

如何预防髋部骨折

面对髋部骨折，我们能做的就是尽可能预防它的发生。而老年人的髋部骨折绝大多数都由骨质疏松引起，尤其是绝经后的老年女性患者，所以防治骨质疏松就变得异常重要。

（1）调整生活方式，均衡膳食，食物宜富含钙、低盐且含有适量蛋白质。

（2）注意适当户外活动，避免嗜烟、酗酒，采取各种措施防止跌倒。

(3) 老年人每日还需要补充适当的钙剂及维生素 D 制剂。医生根据患者骨质疏松的严重程度，建议使用抗骨质疏松的专用药，如双磷酸盐类、降钙素类、雌激素类等。

运动后膝盖疼痛、“打软腿”怎么办

30 岁的小赵喜欢打篮球，近日和朋友打篮球的时候，不小心被撞倒在地。当时听见左侧膝盖“咔嚓”一响，小赵顿时露出痛苦的表情，朋友将小刘送至医院。经检查后发现，小赵左侧膝盖肿胀明显，左侧浮髌征阳性，左侧前抽屉实验结果呈阳性，左侧内外翻及后抽屉实验结果呈阴性，完善相关检查后，小赵最终被诊断为左侧前交叉韧带断裂（图 1）。

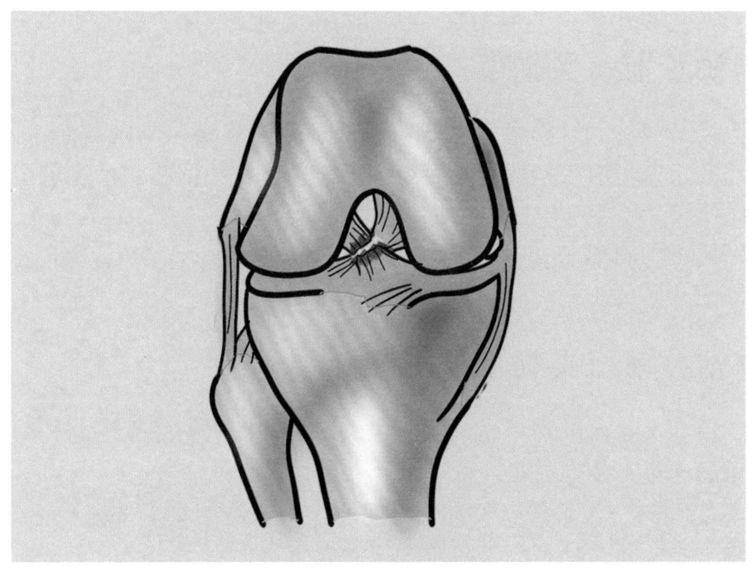

图 1　前交叉韧带断裂

什么是前交叉韧带

前交叉韧带，又称前十字韧带，位于膝关节内，连接股骨与胫骨，主要作用是限制胫骨向前过度移位，它与膝关节内其他结构共同作用，维持膝关节的稳定性，使我们能完成各种复杂和高难度的下肢动作。前交叉韧带损伤是比较多见的一种运动损伤，常见于运动爱好者。

前交叉韧带损伤的表现

（1）膝关节异常声响。前交叉韧带受伤时，患者通常可以听到膝关节内"啪"的一声，这是韧带断裂时所发出的异常响声。

（2）疼痛。前交叉韧带受伤后会迅速引起膝关节的剧烈疼痛，导致患者膝关节活动明显受限，难以继续运动或工作。

（3）急性肿胀。前交叉韧带损伤会导致患膝关节迅速出现肿胀、疼痛、关节内积血。

（4）膝关节不稳定。前交叉韧带损伤会使膝关节失去稳定性，导致患者步态不稳、关节晃动。膝关节不稳定的症状可以在肿胀、疼痛消退后持续存在。

如何确诊前交叉韧带损伤

医生会详细视诊和触诊患者的膝盖，观察是否有股四头肌萎缩，关节肿胀、畸形、压痛和积血积液等情况，同时医生还会进行相关试验来检查患者韧带的受损情况。

此外，医生会根据 X 线检查、磁共振成像、关节超声、关节镜检查结果来判断。目前，关节镜检查是诊断前交叉韧带损伤的金标准。

如何治疗前交叉韧带损伤

及时、恰当的急救处理可以减轻前交叉韧带损伤后的膝盖疼痛和肿胀。可以采取以下措施来进行紧急处理。

（1）紧急制动，严格休息。患者出现前交叉韧带损伤后要避免活动膝关节，这样有助于减轻膝关节的负担，避免二次伤害。

（2）冰敷。急性前交叉韧带损伤的患者需要在医生指导下进行冰敷，通常每 1 ～2 小时冰敷 1 次，每次 15 分钟（建议不超过 20 分钟，以免引起血管反射性扩张）。

（3）加压包扎。用弹性绷带加压包扎膝盖，有利于减轻肿胀。注意观察患肢远端供血，以免造成缺血。

（4）抬高患肢。患者卧床时在脚下垫上枕头来抬高患肢高于心脏平面，可以促进下肢血液循环，减轻肿胀。

对于膝关节有明显不稳的前交叉韧带损伤、预后有较高运动需求、前交叉韧带完全断裂的儿童和青少年，以及膝关节多条韧带损伤、合并半月板损伤或者骨折的情况复杂的患者，若经积极保守治疗后患者仍然存在关节不稳定、步态不稳等情况时，建议积极通过手术方式进行韧带重建。

日常生活中如何避免前交叉韧带损伤

（1）运动员应劳逸结合，科学训练，不擅自加大训练强度，防止训练受伤。

（2）学习如何在运动过程中减少对膝关节应力。适度运动，增加运动频率。训练中需要锻炼平衡能力，例如单脚站立训练。

（3）无论司机还是行人都应遵守交通规则，避免交通事故导致的韧带损伤。

且行且珍"膝"，保护关节这样做

10 月 12 日是"世界关节炎日"。关节炎是最常见的慢性关节疾病之一，也是世界头号致残性疾病。哪些人更需关爱自己的关节？哪些关节最容易受伤？如何保护好自己的关节？

什么人容易得关节炎

女性、中老年人群。我国发病率 0.2%～0.4%。

关节炎有什么表现

关节炎泛指发生于人体一个或多个关节的、以肿胀和压痛为主要表现的损伤和炎症（图 1），关节炎可引起永久性的关节改变。这些损伤改变可以通过影像学检查发现。某些类型的关节炎也会影响心脏、肾脏和皮肤等。其中最常见的是骨关节炎和类风湿关节炎。

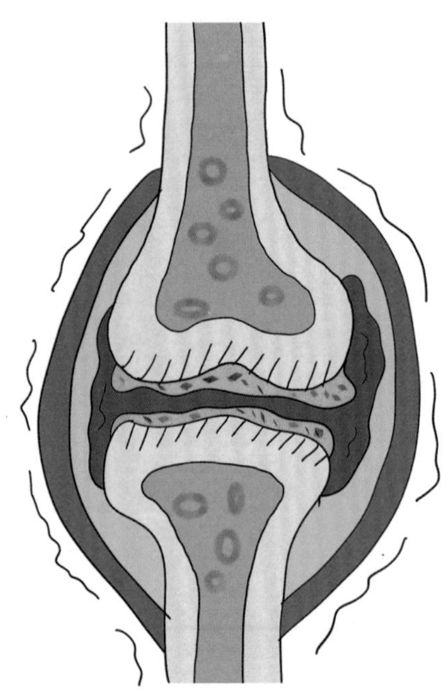

图 1　关节炎示意图

（1）骨关节炎可影响某个关节的所有部分，引起肌肉疼痛、炎症或行动不便。该病好发于中老年人，发病率随年龄增加而上升。

（2）类风湿关节炎可侵袭关节膜、软骨组织和骨骼，其主要症状是发炎，包括关节充血、发热和疼痛等。与骨关节炎不同的是，该病可影响全身健康，出现食欲不振、全身不适等症状。女性患类风湿关节炎的概率是男性的 3 倍，35 ～ 50 岁是该病的好发年龄段。

除此之外，还有痛风性关节炎、强直性脊柱炎、反应性关节炎、感染性关节炎等。

关节炎的临床表现

关节炎主要表现为关节疼痛、关节肿胀、功能障碍。

如果您在短时间端坐、睡醒后，四肢、后背疼痛、僵硬，或者关节肿胀、疼痛超过 2 周，关节活动受限超过 2 周，就需要及时前往医院就诊，以便明确诊断及治疗。医生会通过正规诊疗，帮助确定关节炎的类型。

如何控制关节炎

急性期发作时，首先考虑缓解患者的症状，发作 24 小时内，有针对性地使用药物治疗。如果是急性化脓性关节炎，应及时手术引流和抗感染治疗。

如何保护受累的关节

（1）应当避免长途疲劳奔走，避免上、下高层楼梯，避免长久跪位。平时穿戴保护关节的弹性套就可以很好的保护膝关节。

（2）科学锻炼。可适量地步行，舒缓地打太极拳；在非负重状态下，让重要关节做缓慢、简单的屈伸活动。

（3）物理按摩有利于增强肌力，改善关节活动范围，但需要注意的是应选用正规的方法进行按摩。

（4）运动时注意保护已受损害的关节。日常生活中，不要让关节长时间处于一种姿势。

（5）要特别注意避免关节的机械性损伤，尽量减少关节的负重和磨损。如膝、踝关节的关节炎患者平日要尽量避免上、下楼梯，长时间下蹲、站立、跪坐、爬山及远途跋涉等较剧烈的运动会对关节有损伤。

（6）穿鞋也有讲究。平时应穿适当的鞋，最好穿松软、鞋底有弹性的鞋，如坡跟的休闲鞋，这样可以减轻重力对关节的冲击，减轻关节的磨损。

（7）多进行一些适当的体育锻炼。关节炎患者可以多进行一些适当的肌肉锻炼，使肌肉运动协调和肌力增强，这样可减轻关节症状，增强关节周围的力量和耐力及增加关节的稳定性，保持和增加关节活动的范围及提高日常活动能力，有利于病情恢复和疾病控制。

保护膝盖，拒绝膝骨关节炎

70 岁的刘大爷身体精神还不错，就是经常会有膝关节疼痛。刘大爷一直都不放在心上，但近期膝盖越来越痛，让好动的老大爷苦不堪言，不仅不能到处溜达，上下楼梯时膝盖简直就刺痛得不能控制。后来家人发现刘大爷走路都一瘸一瘸了，马上带刘大爷来医院，医生发现刘大爷的膝骨关节炎已经很严重了，建议做手术治疗。

随着人们生活水平的提高，寿命的延长和老年人口比例的逐渐增加，跟刘大爷一样的老年人的生活质量备受关注。在我国约 3% 的人患有骨关节炎，而膝骨关节炎占很大比例。膝骨关节炎到底有哪些危害？日常生活该如何保护我们的"膝盖君"呢？

什么是膝骨关节炎

膝骨关节炎是一种以膝关节软骨退行性变和关节周围骨质增生为病理性特征的慢性进行性骨关节病，临床上主要表现为关节疼痛、僵硬、肿胀、畸形、功能障碍等。骨关节炎是生物力学、遗传因素、环境压力共同作用的结果（图 1）。

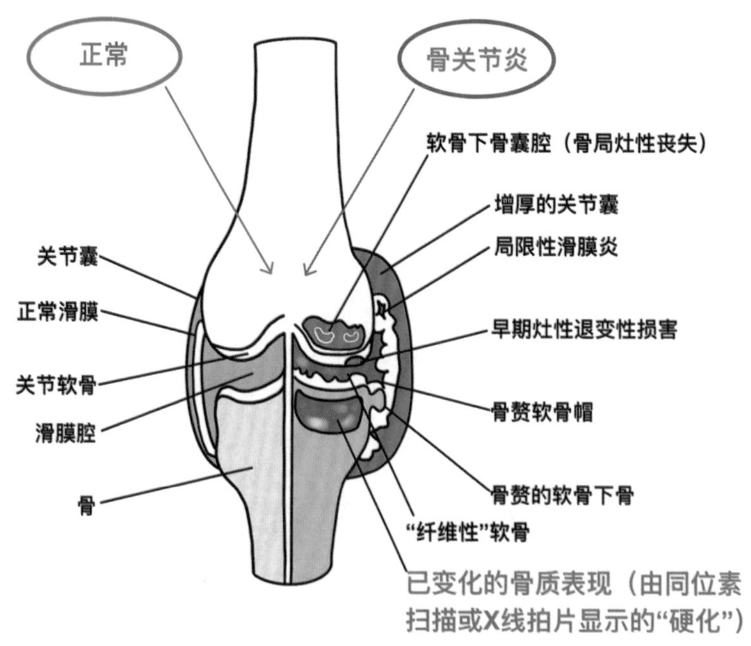

图 1　膝骨关节炎

膝骨关节炎的症状发展缓慢，随着疾病的进展，逐渐出现膝关节疼痛、肿胀、畸形、骨摩擦感、活动受限等，发展到终末甚至可能出现肌肉萎缩、残疾等情况，严重影响个人及家庭的日常生活。

膝骨关节炎怎么治

医生会根据患者的年龄、性别、自身情况、膝盖功能使用的需求、膝关节的严重程度进行评估及分级治疗。

（1）基础治疗：指对患者进行健康教育、运动指导、物理治疗、行动辅助治疗等。

（2）药物治疗。根据患者需要，选择外用药物（如氟比洛芬凝胶贴剂、扶他林药膏、云南白药贴剂）等，口服药物（如扶他林缓释片、美洛昔康、双醋瑞因等药物），关节腔注射药物，中成药活血止痛药物等治疗。

（3）随着骨关节炎进一步进展，药物治疗无效，可以选择使用关节腔镜进行关节修复性治疗，或者关节重建术（如人工膝关节置换术）。手术重建术是终末期关节炎患者的有效方案，能恢复关节功能，极大提高生活质量。

日常生活该如何保护膝盖

（1）自我行为疗法：如减少不合理运动、避免不良姿势、避免长时间跑跳蹲等动作，保护膝关节。

（2）减肥：体重超重或肥胖会加重膝关节的负担和磨损。

（3）有氧锻炼：选择适当的游泳、自行车等运动，避免爬山、爬楼梯等运动。

（4）关节功能锻炼：在非负重位下让膝关节做屈伸活动。

（5）家用物理治疗：可在家中进行热疗、水疗、按摩、牵引等，使用关节保护套。

（6）行动支持：采用手杖、拐杖、助行器等减轻受累关节负荷。

膝关节保健操

下面教大家一套膝关节保健操，在家中就可以进行训练。

动作一（图2）：取仰卧姿势，一腿伸直，另一腿抬起膝盖呈直角弯曲，使脚后跟离地面10厘米左右，并且数一、二、三、四、五（坚持约5秒钟）后，将腿放下。停2～3秒钟后再抬起腿，坚持5秒钟，再放下。反复做20次，做完后，换另一侧同样做20次。

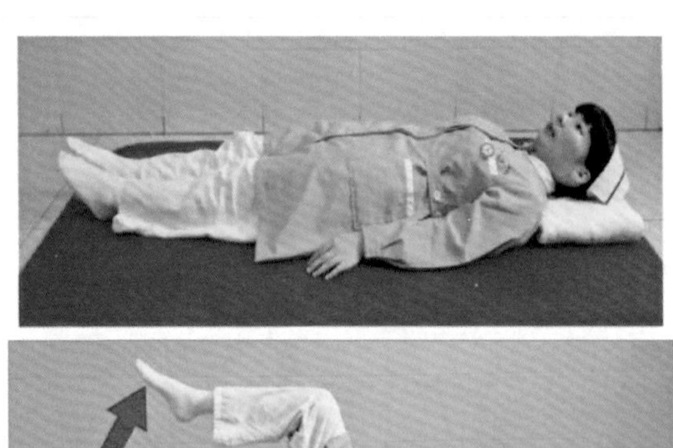

图 2　膝关节保健操——抬腿

动作二（图 3）：取侧卧姿势，上侧的膝关节绷直，抬腿使腿与地面平行，坚持 5 秒钟后把腿放下。如此反复 20 次，然后转向另一侧，另一条腿用同样的方法做 20 次。若腿难以绷直时，或伸直时疼痛，膝关节稍有弯曲也无妨。

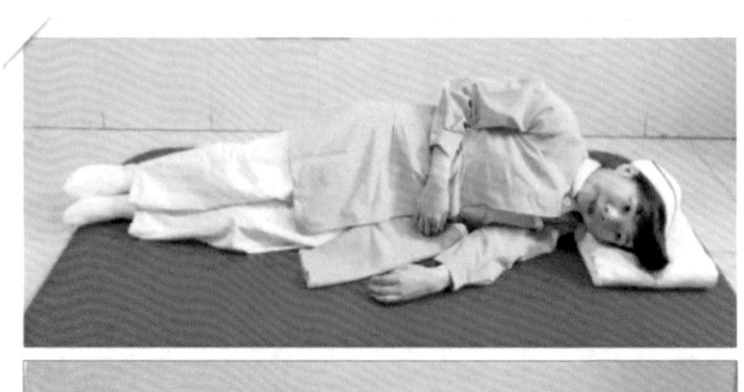

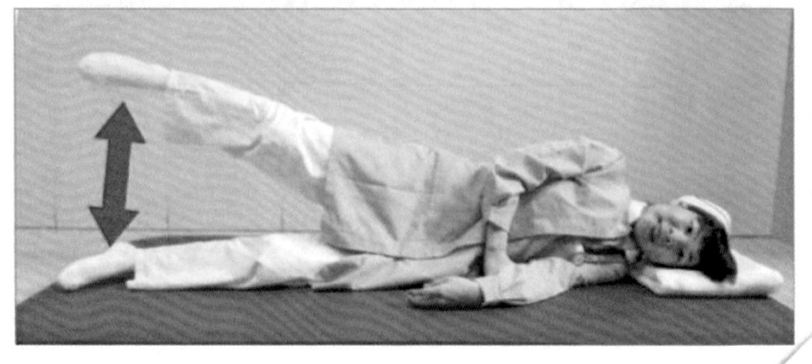

图 3　膝关节保健操——分腿

动作三（图4）：坐在椅子上，两手用力按压在膝关节上，缓慢站立，站立时尽量使膝关节完全伸直，然后再坐下，反复20次。

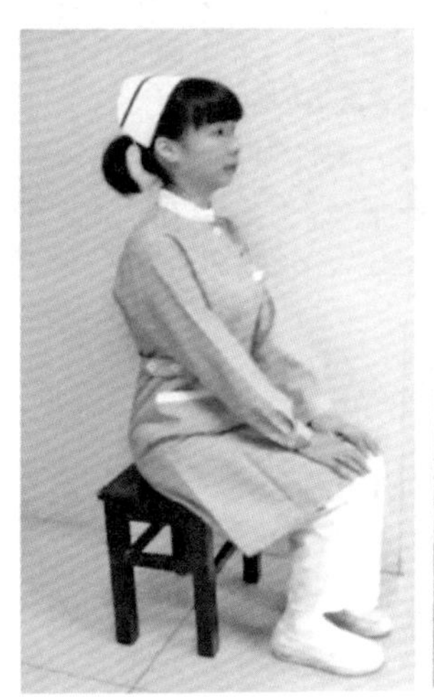
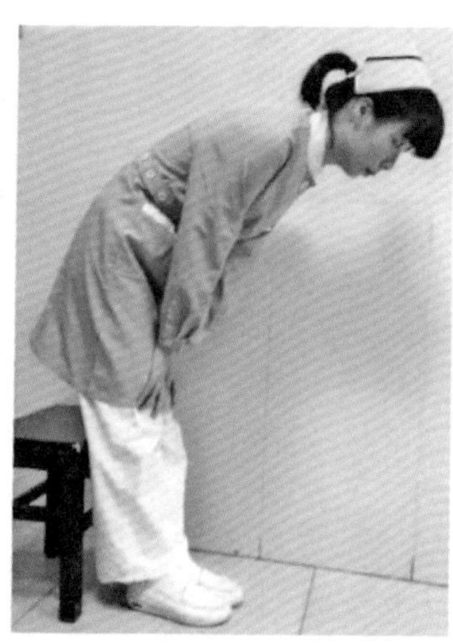

图4　膝关节保健操——绷膝

动作四（图5）：坐在椅子上，腿伸直和地面成30°，脚尖绷直保持10秒，然后脚尖翘起踝关节背屈，也保持10秒，使小腿肌肉有紧张感，然后放下腿，放松。这样脚尖交替绷直、翘起、放松，各20次。

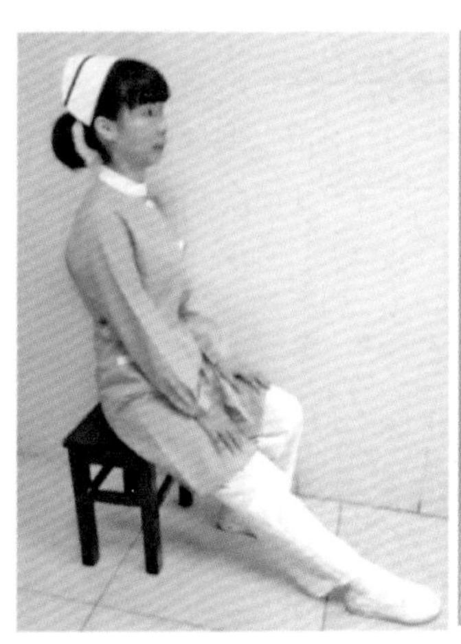
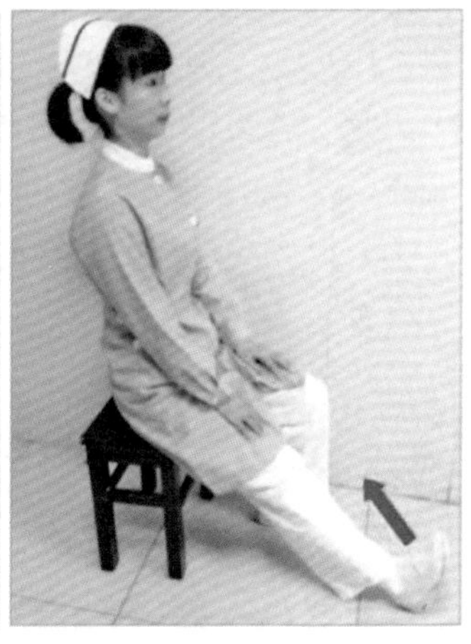

图5　膝关节保健操——绷腿

动作五（图6）：坐在椅子或床上，在轻微弯曲的两个膝关节之间，夹一个球或者枕头，该球或枕头同时由两个膝关节用力夹紧，并且数约5秒，腿不要抬起，连续做20次。

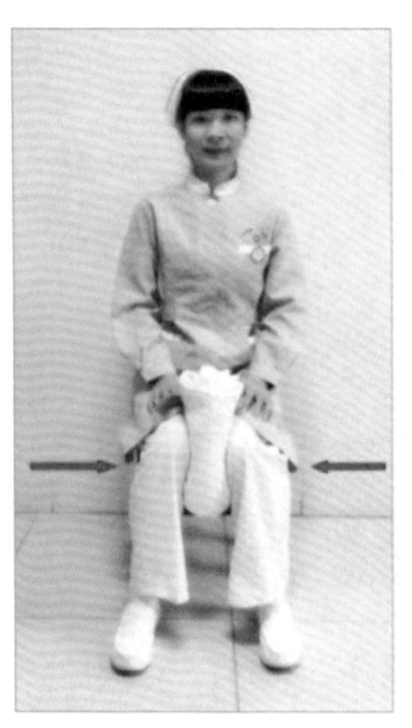

注意 在膝关节肿痛的情况下，上述的运动锻炼均应暂停，待关节炎症消退后，无明显关节红肿、疼痛后，再做锻炼。

图6　膝关节保健操——夹膝

适度、恰当的运动，能使肌肉得到锻炼，既能加强关节的稳定性，也使活动时肌肉能有效地缓冲关节压力，起到关节保护的作用。一般来说，运动以身体舒服、微有汗出为限度，当关节疼痛、僵硬、肿胀时，应减少甚至停止运动。

“生命在于运动”，它能塑造我们强健的身体，增强我们抵抗疾病的能力。但运动也是要讲究限度的，超过限度就会有害。运动过量和运动不当可造成关节损伤，加速关节退化，容易得骨关节炎或导致骨关节炎加重。我们的膝关节是最劳累的关节，膝骨关节炎的发病率越来越高，所以预防膝骨关节炎和保护膝骨关节并不是老年人的专利，要从年轻人做起。

“崴脚”了怎么办——正确认识踝关节扭伤

28 岁的熊女士是公司一名白领，近日她在下楼梯时不慎将左脚扭伤，当时只是感觉轻微疼痛所以并未在意，以为过几天会好，并且继续穿高跟鞋上下班。然而过了 1 周，熊女士发现左踝部越来越肿，并且行走时感觉疼痛不适，于是便来了医院就诊。医生告诉熊女士这是因为左踝扭伤后，熊女士不仅不休息，还长时间穿高跟鞋导致的，现在需要制动休息。熊女士听了后心里松了一口气，并为此前的做法感到后悔。

什么是踝关节扭伤

踝关节周围的韧带损伤属于踝关节扭伤。踝韧带是维持关节稳定的重要结构，当韧带受到过度牵拉甚至部分断裂，称为踝韧带扭伤；如多个韧带完全断裂，可出现踝关节不稳定。踝关节扭伤可能导致的损伤范围包括外踝的距腓前韧带、跟腓韧带、距腓后韧带，内踝的三角韧带，以及下胫腓韧带（图 1）。踝关节的稳定性对于日常活动和体育运动起到重要的作用。

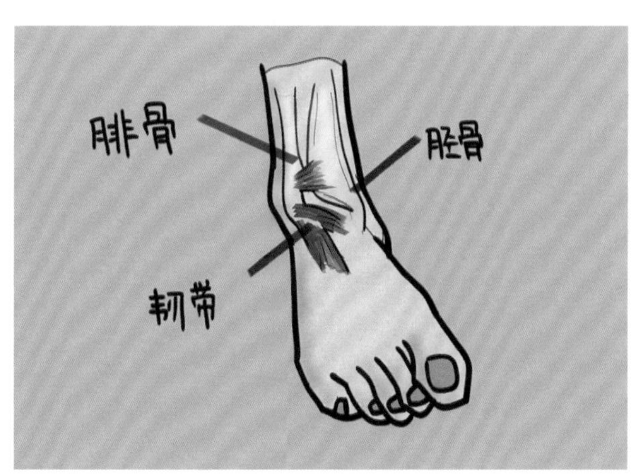

图 1　踝关节损伤示意图

踝关节扭伤常见的病因有哪些

在下台阶或在高低不平的路上行走时，踝关节处于跖屈位；此时若遭受内翻或外翻暴力时，踝部韧带过度牵拉，导致韧带部分损伤或完全断裂，也可导致韧带被拉长、撕脱，骨折，踝关节或下胫腓联合半脱位、全脱位。若急性韧带损伤修复不好，韧带松弛，易致复发性损伤，导致慢性踝关节不稳定。

踝关节扭伤有什么临床表现

踝关节扭伤后出现疼痛、肿胀、皮下瘀斑，活动踝关节时疼痛加重，常常不能负重行走。

如何确诊踝关节扭伤

（1）检查可以发现伤处有局限性压痛点，可有瘀斑，被动施加内翻应力时疼痛加重而外翻无痛，常为外侧副韧带损伤；内侧副韧带损伤则相反。此时应该去医院检查，明确病情。

（2）医生会根据不同患者的个体情况制定诊疗方案。对韧带部分损伤、松弛或完全断裂的诊断有时比较困难。在加压情况下的极度内翻位行踝关节正位X线平片，可发现外侧关节间隙显著增宽，或在侧位片上发现距骨向前半脱位，多为外侧副韧带完全损伤。X线检查对于排除骨折也非常有帮助。

（3）踝关节损伤通常需要肌骨超声或磁共振来确诊。

踝关节扭伤后自己能做什么

首先，立即停止当前的活动，注意避免负重，脚不踩地，依靠拐杖、轮椅、他人搀扶等多种方式移动，让踝关节得到充分的休息，避免进一步加重损伤，同时也为机体组织的修复提供良好的环境。如果情况严重，需要及时去医院，必要时采取支具或石膏固定等制动措施。

其次，在损伤的48小时以内，冰敷可以收缩血管，减少出血，减轻肿胀，减轻疼痛。在损伤时，可使用冰袋、冰棍或冰镇的饮料，但是不要直接将冰块敷在患处，需用毛巾包裹冰块，以免冻伤。每次冰敷20～30分钟，每4～6小时1次。

再次，使用弹性绷带加压包扎。弹性绷带包扎不能过松或过紧，以勉强可以塞进一个手指的松紧程度为宜。过松则没有效果，过紧则会影响肢体血供，加重肿胀，甚至引起缺血坏死！

最后，在休息的时候，选平卧位，踝关节下方垫一个被子或枕头，让肿胀的踝关节比心脏位置高，增加静脉回流，可以减轻肿胀和疼痛。

经过以上处理后，如果踝关节扭伤引起的红肿、疼痛等没有明显缓解甚至继续加重，需要及时到医院诊疗。

踝关节扭伤怎么治疗

急性损伤应立即冷敷，以减少局部出血及肿胀。48小时后可局部理疗，促进组织愈合。韧带部分损伤或松弛者，在踝关节背屈90°位，极度内翻位（内侧副韧带损伤时）或外翻位（外侧副韧带损伤时）石膏固定，或用宽胶布、绷带固定2～3周。

踝关节扭伤需要手术吗

韧带完全断裂合并踝关节不稳定者，或有小的撕脱骨折片，需要手术治疗，修复断裂的韧带，固定骨折片。术后用石膏固定3～4周。对反复损伤韧带松弛、踝关节不稳定者，宜采用自体肌腱转移或异体肌腱移植修复、重建踝稳定性，以保护踝关节。后期由于慢性不稳定，可导致踝关节脱位，关节软骨退变致骨关节炎；如果病人疼痛，可在关节内注射药物如玻璃酸钠等，如果病情继续加重，需要采用关节融合术或关节置换术治疗。

长期对着手机、电脑，感到肩颈痛？
"低头族"，是时候拯救您的颈椎了

电子科技产品的普及使我们的生活便利了不少，但在地铁里、公交上、马路旁，我们随处可见低头玩手机的朋友，他们长时间低头，眼睛盯着小屏幕，频繁按键输入信息，会严重地影响他们的身体健康。

比如说，长时间敲击屏幕，会导致手指肌肉疲劳，长时间劳损会形成腱鞘炎；眼睛总是盯着屏幕，会产生视觉疲劳，久而久之会得近视眼、干眼症等；长期低头会有颈椎问题，会出现头痛、头晕、脖子活动受限、上肢麻木、反复落枕，更有甚者走路有踩棉花感等相关症状，小孩子会有驼背问题。这些都是临床上很常见的。

为何长时间玩手机、电脑，颈椎会容易出问题

现今，中国最大的族群已经是"手机族"！玩手机、电脑，大部分情况都有一个共性——低头。人的每一个关节都有一个比较舒服的位置，叫作中立位。当我们在长时间低头玩手机时，我们的背部会相对往后驼，颈椎会相对往前跑，也就是我们医学上说的"前突头"，以维持一个相对平衡的位置。于是人整体的关节就会偏离中立位，对应维持这些姿势的肌肉、韧带就会承受更大的负荷（图 1）。

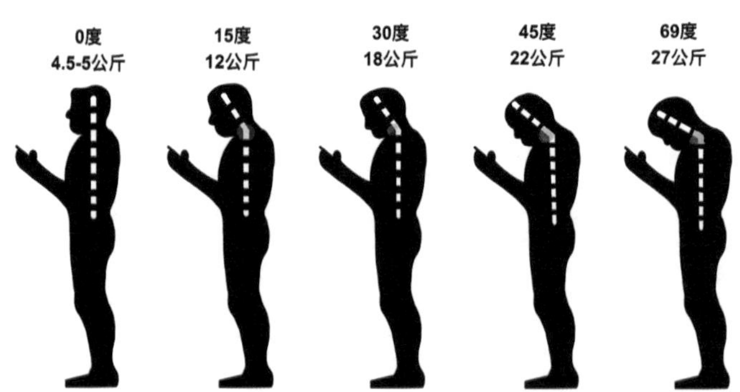

颈部承受的压力随着头部弯曲的角度而增长

图 1　长期使用手机对肩颈带来的危害

相关研究表明：人的脑袋每往前 1 英寸（2. 54 厘米），颈椎所受的重力要增加 5 公斤。长时间维持这样的动作，承受的重量会随着低头的角度的增加而增加，久而久之，颈肩部的某些肌肉便会过度疲劳、同时对应区域的血液循环会下降，而且整个关节的曲线也会逐渐消失，整个颈椎就会出现疼痛不适等症状。

出现多长时间的肩颈痛应及时治疗

在我们的印象里，年纪大些的一辈人有这么一个习惯：能忍就忍一忍，能不去医院就不去医院。这种观点完全是错误的！很有可能导致一种结局：存小钱，治大病。

现在都市的生活节奏越来越快，市民的运动锻炼量总体不断下降，身体健康问题也越来越受重视。有关统计数据表明，现在有 80% 以上的人存在脊柱亚健康方面的问题。所以，我们更多时候应该宁愿花小钱，防大病。这也是我们老祖宗一直在强调的“治未病”。当我们的颈肩部出现不适时，其实就是在给我们发出预警信号，希望大家从那时候就开始注意并重视。不妨趁症状较轻的时候，就去康复科看一两次，学些姿势矫正的动作；如果症状已经影响生活的话，比如持续的疼痛影响睡眠，就必须及时就诊了。尽早就诊治疗效果会比较理想！

电脑、手机会导致这么多问题，那我们是不是就必须远离电脑、手机了？

当然不是。

（1）我们用手机要有一个度，也就是时间把控，不能没事从早到晚盯着不放，连饭都没时间吃，这肯定是不行的。最好对着屏幕不要持续超过半小时。

（2）对于电脑工作者而言，我们就得将工作环境进行改造。调整好桌子、椅子的相对高度，让手臂自然下垂时，肩膀处于放松状态，颈部后方最好有一个小靠枕，然后电脑处于正前方，身体不要歪向一边。同时，调整好电脑的高低，尽可能和视线相平齐，不要过度低头，稍稍挺胸，腰后面最好有一个小靠枕，坐着时，脚刚好能着地，不能悬空，这样子整个脊柱会处于一个比较放松的状态，也能提高我们的工作效率。

（3）对于长时间使用手机的人群，坐位的话，最好是减少低头，让我们的手机处在眼睛的前方，距离 20 厘米以上，脊柱处在一个有支撑的舒适位置；卧位的话，尽可能不要“葛优躺”，脖子也不要过度地歪斜到一边。

如何预防颈椎病

（1）保持良好坐姿。正确的姿势应该是保持手机、电脑和躯干处于正中位，肩膀能够很放松地微微下垂。保持良好的坐姿，久坐也不会感觉很累。

（2）适当增加工间休息。长期从事案头工作的人，应增加工间休息和活动时间，以增强全身的血液循环，消除局部肌肉疲劳，预防和缓解颈椎的劳损。

（3）选择合适的枕头。合适的枕头对预防和治疗颈椎病有重要意义。一般仰卧者枕高一拳，侧卧者枕高一拳半，约 10 厘米。习惯仰卧者最好在颈下垫一小枕头，以保持颈椎的生理弯曲。习惯侧卧者应将枕头充塞到面部与肩部的空隙中，以减轻颈部的负担。

（4）防止外伤与落枕。平时应防止颈部外伤及落枕，以免颈椎韧带损伤，使颈椎的稳定性受到破坏，进而诱发或加重颈椎病。

（5）传统医学艾炙疗法可居家防治颈椎病。应用艾炙可以通过温经散寒祛湿的作用缓解颈肩部疼痛。肩颈部每穴 20 ～30 分钟，每天 1 次，每周可艾灸 5 天。灸法可选择以下穴位：阿是穴（选穴方式便是以痛为腧，即常说的“有痛就是穴”）、大椎穴（第 7 颈椎骨横突下凹痕中）、肩井穴（前直乳中，当大椎穴与肩峰端连线的圆心，即乳头上方与肩线相接处）、天柱穴（大筋或斜方肌边缘以后发际线凹痕中，约当后发际线中间旁开 1.3 寸）、后溪穴【手中尺侧，微握紧拳头，当小拇指指节（第 5 指掌骨节）后的远侧掌纵纹头赤肥肉际】。如果疼痛难忍且身旁没有艾炷的时候，可以用吹风机按照上述穴位进行治疗，时间与艾灸时间一致。

（6）使用传统医学分筋拨筋疗法，可居家简便自我防治。颈腰背部、四肢有筋结，不仅会导致气血运行不畅、行动不利等症状，还会影响脏腑功能。颈椎病都可以在颈肩部的腧穴上有所反应，如有筋结点存在，点按会有疼痛等症状。通过分筋拨筋如下筋节部位，可缓解颈椎不适症状：颈侧柱筋（颈部后外侧上中段处；天柱穴稍外侧处）、扶柱筋（颈肩移行处当斜方肌前缘，平第 7 颈椎棘突、左右各 1；平第 7 柱穴稍外侧处）。

（7）拉筋加强颈部的锻炼。加强颈部锻炼可以预防和延缓颈椎病的发生和进展。大家可以做以下拉筋动作（图 2）及颈部肌肉训练方法（图 3）进行锻炼。

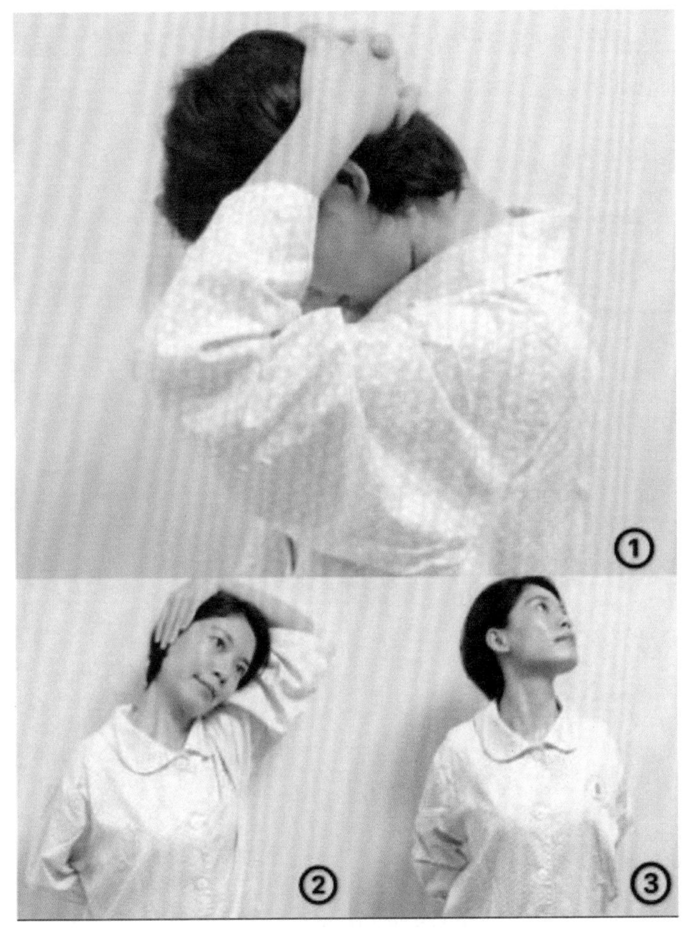

图 2　颈部锻炼——拉筋

拉筋动作要领：注意用力不能过猛，缓慢均匀，均匀呼吸，保持 15 ～ 20 秒，呼气时缓慢还原，左右交替进行。每天左右各拉伸 2 ～ 3 次。

动作①：身体端正，自然放松。手掌放在后脑勺，轻柔地把头向前向下屈曲，整个过程手臂最好不要加力，让自身重力辅助拉伸。感觉颈部后侧和背部肌肉有牵拉酸胀感为适宜，强度不够可以轻微左右摆动一下脖子。保持 15 ～ 20 秒。

动作②：身体端正，自然放松。左手放扶在对侧耳朵上，头往左手侧倒，耳朵尽量靠近肩膀、右手置于身后。吸气不动，呼气时左手向左向下拉伸。感到右侧颈部的肌肉有牵拉酸胀感为适宜。

动作③：身体端正，自然放松。双手置于身后，缓慢抬头看左后方天花板，感觉对侧颈部前面的胸锁乳突肌有牵拉酸胀感为适宜。

通过拉筋，可以让肌肉放松，恢复弹性。再加上训练，增强肩颈部薄弱肌肉的肌力，预防颈椎病就事半功倍了。肌肉有力量，自然就不易疲劳酸痛。下面是简单的颈部肌肉训练方法。

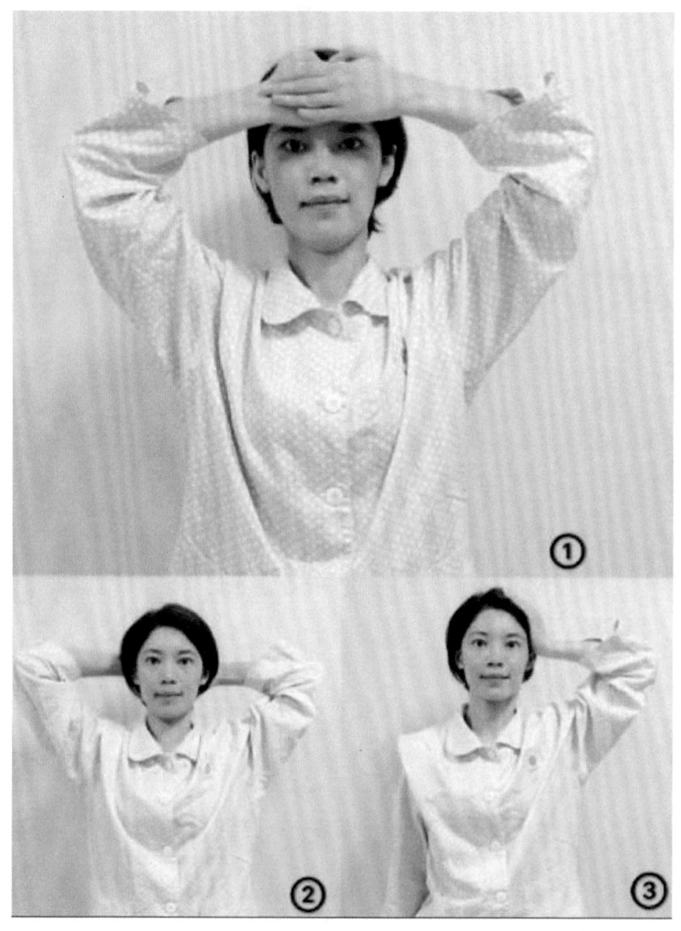

图3 颈部锻炼——肌肉训练

肌肉训练动作要领：以上拉筋训练动作必须在不出现疼痛或者疼痛能承受范围内进行。保持头部处于正中位，缓慢用力，不可暴力，量力而行，呼吸均匀，保持15～20秒，每天2～3次。

动作①：坐位，身体端正，目视前方。双手置于额头。颈部稍微前屈，双手臂同时产生与之对抗的力。

动作②：坐位，身体端正，目视前方。双手十指紧扣置于后脑勺。颈部稍微后伸，双手臂同时产生与之对抗的力。

动作③：坐位，身体端正，目视前方。左手置于同侧头部，头往左侧靠，左手同时产生向右与之对抗的力，保持 15 ～ 20 秒后换侧交替进行。

药物对于颈椎病更多是对症治疗，止痛、缓解头晕、改善肢体麻木等。日常居家可以进行颈椎操、拉筋等锻炼，或者至医院寻求物理治疗，效果都很不错。但是注意，脊髓型颈椎病要尽早找医生治疗，切不能随意去按摩正骨。

学会这几招，常给脊柱"做保养"

老年人是脊柱疾病的高发人群，特别需要注意脊柱保养。下面我们将与您分享脊柱保养的秘诀。

脊柱是人体承上启下的关键部位，应该得到重视。在日常生活中保持正确的站姿、坐姿甚至是睡姿等，并掌握合理的肌肉和骨骼功能锻炼技巧，才能远离颈椎、腰椎疾病，使脊柱更挺拔强壮。

久坐久站最伤颈腰椎

正确的坐姿（图1）：腰要挺直，双腿平放于地面。尽量选择有靠背且靠背弧度接近腰椎自然弯曲的椅子，腰后要有靠垫的支撑以减轻腰部承受的重量。靠垫要有一定硬度，对腰椎要能起到一定的支撑作用，舒缓腰肌的压力，使得坐位时腰部肌肉能保持放松。久坐后腰部过度疲劳或晨起时，最好活动一下腰部，做做前后伸、左右旋转等动作，使腰部不至于从静止状态马上转变为增加腰部负荷的动作。

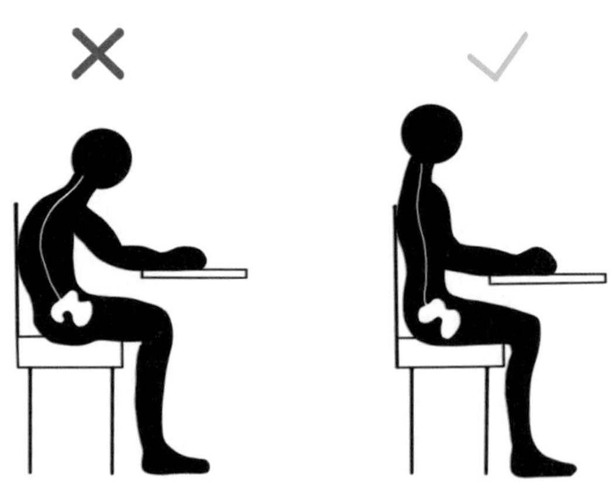

图1　坐姿对比

正确的站姿：站立时肩膀要平直放松，胸部微向前倾，下腹内收挺直，保持腰部的正常弧度，使背部肌肉放松，尽量避免身体倾斜。如果需要长时间站立工作，间隔几分钟应活动一下；在站立的过程中，要学会放松调节自己。同时，要避免穿高跟鞋长时间站立工作。

睡眠姿势：要选择适合自己的床垫，睡觉时使背部得到完全的放松与休息。平躺时，最重要的是避免腰椎的扭转；在床上翻身时，整个腰部要一起整体翻动；侧卧时腰要直，膝关节微屈；仰卧时腰间可垫放毛巾卷或者薄软垫，以保持腰部弧度；起床时先要侧身，后将双脚放在床旁，用手把身体支撑起来。睡眠和起床的姿势对已患有颈腰椎疾病的患者尤为重要。

腰腹肌训练增强脊柱功能，盲目锻炼适得其反

游泳：尤其是蛙泳，是锻炼腰椎的最好运动方式，适合任何年龄段，不容易引起意外损伤。

飞燕功：俯卧床上，去枕，双手背后，后仰头颈，用力挺胸抬头，通过颈部肌肉使头胸离开床面，同时膝关节伸直，通过腰部肌肉使双下肢上翘，也抬离床面，持续 3 ～5 秒，然后肌肉放松休息，就完成了一次练习。

五点支撑法：仰卧床上，去枕屈膝，双肘部及背部、双足顶住床，脊柱和臀部抬离床面，依靠头肩（一个点）、双肘部（两个点）和双脚（两个点）这五点支撑起整个身体的重量，持续 3 ～5 秒，然后腰部肌肉放松，放下臀部休息。每天可多次锻炼，锻炼的强度根据个人情况调整，以不觉得不适为度，逐渐加大锻炼量。

按摩：按摩器已经走进了很多百姓家，有的是按摩椅，有的是坐垫、靠背，或者是手持型的，厂家在销售宣传时，肯定赋予这些按摩用具很多的治疗作用，使很多老百姓过度相信按摩器，屡屡发生由于使用不当造成的老年人身体损伤逐渐增多的现象。老年人由于椎间盘水分减少，椎间隙变窄，使得脊柱周围的韧带处于松弛状态，在不适当使用按摩器时往往会导致脊柱生物力学的改变，可出现小关节紊乱、腰椎间盘突出等情况，造成身体不适加重。按摩应以肌肉舒服放松为度，不可过度。最好要有专业医师指导。

如何预防骨质疏松

老年人骨质疏松以预防为主，尤其是绝经后老年女性，日常应补钙，1000 毫克/日，同时补充维生素 D 800 国际单位/天。维生素 D 可促进钙吸收，有利于骨骼健康，增加肌力。如已诊断为骨质疏松，此时可补充活性维生素 D，比如骨化三醇 0. 25 微克，2 次/日。定期检测血钙（2. 25 ～2. 75 mmol/L）。

骨折的处理

外伤后腰背痛、髋部痛时应考虑有骨质疏松性骨折，需及时就医，必要时手术治疗。

认识强直性脊柱炎，助您直立人生

19 岁的年纪正是踏入大学校园、向着梦想飞驰的美好年华，奈何小王的 19 岁却是不一样的。小王 13 岁起就出现腰部疼痛，并随着时间推移越来越重，直到 19 岁时他已疼得无法挺直腰板、无法正常行走。虽然家里用尽各种土办法来治疗，却也没能阻止病情的加重。19 岁的小王已无法站立、行走，只能卧床和坐轮椅，生活完全无法自理。他的家人带着他来广州医院做了全面检查，才发现原来他患上了"强直性脊柱炎"。由于长时间不规范治疗，小王的病情已经发展到双髋关节融合固定无法活动的程度。后来医院为小王进行了双侧髋关节置换手术治疗，术后小王很快就恢复了正常行走功能，又可以继续灿烂的青春。

什么是强直性脊柱炎

强直性脊柱炎（AS）在希腊文中的意思是"弯曲的脊柱"，顾名思义，该病是主要累及中轴关节的一种慢性炎症性疾病，以骶髂关节和脊柱附着点炎症为常见表现（图 1）。该病常多发于 15 ～30 岁的青少年，男性相对更常见。除了关节部位外也可能伴随着眼部、心血管等其他部位的病变，严重的可能发生脊柱畸形和强直（由椎骨融合生长所致）（图 2）。

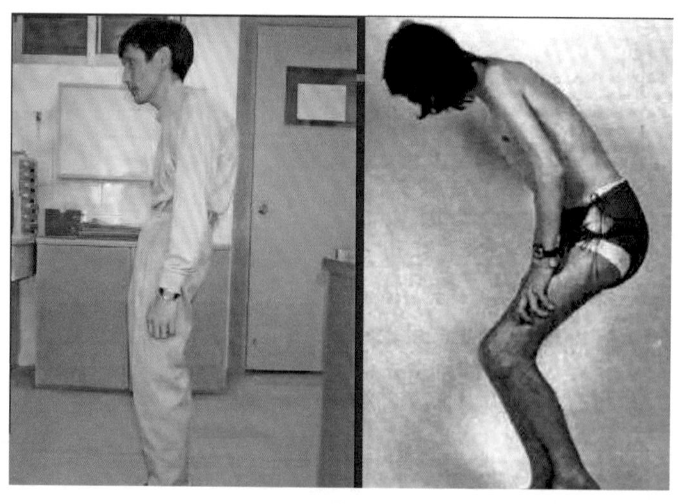

图 1　强直性脊柱炎

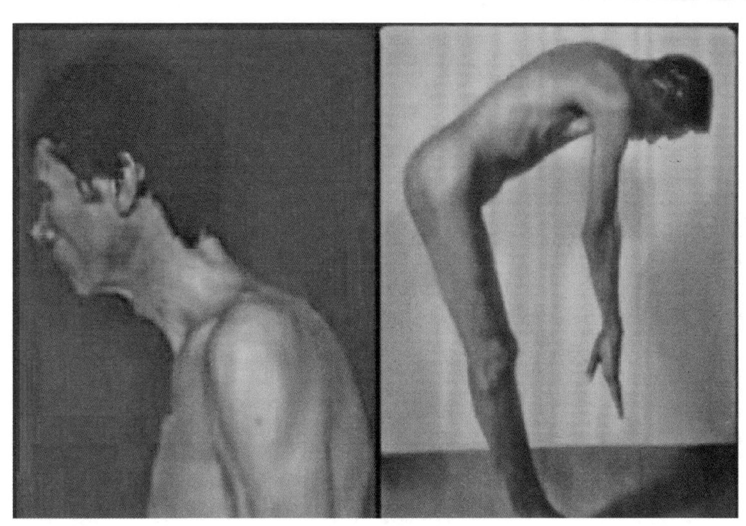

图2　脊柱畸形强直

强直性脊柱炎的病因

强直性脊柱炎是和遗传密切相关的疾病，其发生是因为遗传方面存在异常。但遗传异常只是内因，仅仅意味着强直性脊柱炎患者存在易患因素，并非一定会发病；还需要在一定的外因如胃肠道、泌尿生殖道感染等的诱导下才会发病。

强直性脊柱炎的病理改变

强直性脊柱炎最基本的病理改变为肌腱韧带附着点炎症，脊柱（尤其是腰椎、颈椎）及骶髂关节周围是人体内肌腱韧带组织最丰富的部位，因此强直性脊柱炎最容易侵犯这些部位（图3，图4）。而髋关节内的圆韧带不仅较为粗大，其两端更是直接与髋臼和股骨头相连接，一旦出现韧带附着点炎症，极容易侵蚀破坏髋臼及股骨头软骨与骨质，导致髋关节融合而丧失活动功能。如果炎症只是局限在肌腱韧带附着点的时候就能得到有效的控制，其临近的软骨、骨质就不会遭受破坏，也就不至于继续发生连锁反应而出现广泛的关节融合、肌腱韧带纤维化、骨化而导致各种脊柱、关节融合变形与活动受限，更不会出现严重的体形改变和残疾。

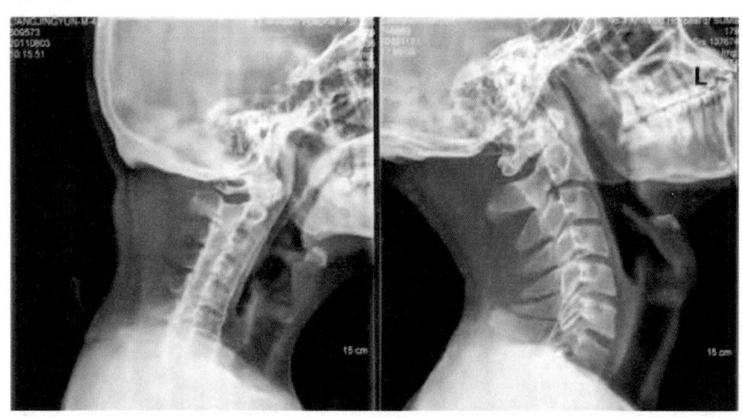

左图为正常人颈椎，右图为强直性脊柱炎患者颈椎

图3　正常人与强直性脊柱炎患者的颈椎

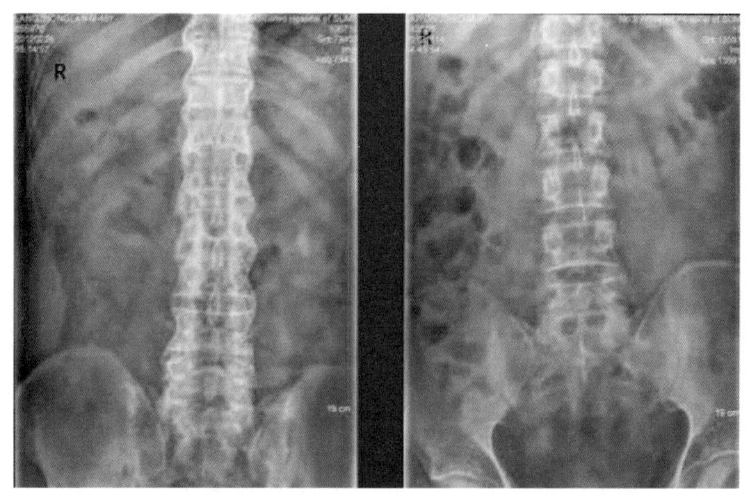

左图为正常人腰椎，右图为强直性脊柱炎患者腰椎

图4　正常人与强直性脊柱炎患者的腰椎

强直性脊柱炎的表现

强直性脊柱炎可出现腰痛、背痛、颈痛、臀痛及晨僵等脊柱中轴关节受累表现，部分患者也可有外周关节、足跟足底肿痛甚至眼炎、皮肤黏膜病变、肠炎等关节外表现。该病较常累及髋关节，可以因为脊柱周围韧带广泛骨化、骨桥形成、脊柱小关节与椎骨融合、髋关节炎性破坏以至骨性融合而导致脊柱和髋关节变形、活动受限，甚至致残。晚期因常合并严重骨质疏松，较易继发椎体脆性骨折而引发身长明显缩短、脊柱变形加重，甚至截瘫等严重后果，不仅摧残了患者的体形，部分患者生活都难以自理，给患者本人、家庭和社会都带来了沉重负

担。将该病喻为“不死的癌症”并不过分。

同样是强直性脊柱炎，为什么首发部位会不同，临床症状也存在差异

遗传因素和环境因素的相互作用导致了本病发生。但不同的患者，其首发部位为什么有的位于足跟，有的位于膝关节、踝关节，有的从腰部起病，也有的从颈部开始？强直性脊柱炎患者以中轴关节症状如腰痛为最常见的表现，有些患者还可累及膝、踝等外周关节甚至关节外组织如胃肠、眼及皮肤，而有些患者则不会，这又是为什么？为什么同样患了强直性脊柱炎，有些人几乎和常人无异，体形和功能不受任何影响，而有些人则严重驼背畸形，不能下蹲，导致严重残疾？

强直性脊柱炎是由遗传因素和环境因素共同作用导致的，因为每个人的遗传特征和环境因素都不相同，罹患该病时的表现症状也会不一样。作为一种异质性比较大的疾病，有些患者症状轻微或为一过性，到一定年龄后病情趋于稳定，并不影响体形，脊柱和外周关节的功能也不受影响，生活和工作各方面与常人无异；而部分患者病情持续恶化，最终出现严重驼背畸形，不能下蹲，导致严重残疾。

患了强直性脊柱炎，要尽早接受治疗

患了强直性脊柱炎，越早接受合适治疗，病情就越早得到控制，不至于引发残疾等严重后果。一旦延误治疗，病情有可能加重，产生不可逆的后果，导致终身残疾。要改善强直性脊柱炎患者预后，防止出现残疾，最好能趁早救治。

强直性脊柱炎能不能根治？

将来，随着医学科技的发展，或许可能找到根治的办法，但目前这种病还是一种不能根治的疾病。网络上、广告中所有形形色色鼓吹根治的秘方、偏方、小分子疗法、净骨疗法等，都是靠不住的。因为强直性脊柱炎的病根在遗传基因上，目前，遗传缺陷是无法通过修补完善的。所以，希望广大强直性脊柱炎患者能认清强直性脊柱炎的本质，接受现实、安心配合正规医院的专科医生进行系统的治疗和病情追踪监测。

确诊强直性脊柱炎为什么要做核磁共振

对于首诊怀疑患有强直性脊柱炎的患者，有经验的医生一般会建议行血液、X 线和核磁共振等检查。为什么拍了 X 线片还要做核磁共振？是不是医生不靠谱？要很好地理解这个问题，需要大家先认识 X 线和核磁共振这两种检查方式的

不同作用。对于骨关节系统检查，X 线通常仅能显示骨骼的结构性异常，不能满意显示骨关节的炎性病变和软组织异常。而核磁共振的最大优点在于显示骨关节的炎性病变和软组织异常，对于结构性异常，核磁共振反而比不上 X 线清晰。对于一个首诊怀疑患有强直性脊柱炎的患者，医生至少需要搞清楚该患者是不是骨骼异常（X 线片），确定骨关节的炎性病变和软组织异常程度（核磁共振）。了解清楚这几个问题，医生才能更好地判断患者是否患有强直性脊柱炎以及疾病的早晚期与严重程度，这样才能完整评估病情，选择合适的治疗手段。因此，有经验的医生会建议首诊的患者，同时行 X 线及核磁共振检查。

为什么病情已经稳定了，还要坚持治疗，定期复诊

由于强直性脊柱炎是一种遗传性疾病，目前还不能根除，即便经过强化治疗病情暂时得到控制，但一旦停药，病情很可能会出现反复。因此，强直性脊柱炎患者即使病情已经稳定，也不应该随便停药，而要在严密监测病情的基础上，适当使用药物以防止病情再次发作。

为什么有的强直性脊柱炎患者需要使用生物制剂，而有的患者则不需要

临床上，有经验的医生一般会根据患者病情的严重程度，选择合适的治疗手段。对于强直性脊柱炎患者而言，如果炎症活动程度高，或者重要部位如髋关节受累，则应考虑使用作用强的药物如生物制剂；而如果病情相对较轻，也无重要部位受累，则可以选择作用强度相对较弱的药物。

如何避免强直性脊柱炎的诊断走向两极分化

强直性脊柱炎是一种可累及中轴和外周关节、眼、皮肤黏膜甚至内脏的慢性进展性炎症性风湿病，青壮年夜间或晨起腰背痛是其较为特征性的临床表现。此外，交替性臀痛、足跟足底部肿痛、下肢大关节受累为主的关节肿痛以及复发性眼前葡萄膜炎也常提示有罹患该病的可能。该病由于好发于青壮年，男性较女性常见，发病率及致残率均较高，给社会和家庭均带来沉重负担。

漏诊、误诊及延误诊断是曾经的一个极端

虽然强直性脊柱炎的发病率及致残率均较高，但长久以来，由于风湿病学科的发展相对起步较晚，风湿病的诊疗理念在社会和医学界的推广不足，强直性脊柱炎本身缺乏简便直观的血液学诊断指标，加上国际上原来对强直性脊柱炎的分类标准也过于苛刻，普通医生对该病的流行情况及临床表现往往缺乏深入认识。因此，该病的诊断情况一直都不理想，漏诊、误诊和延误诊断的情况普遍存在。即便是在欧美发达国家，患者从起病到确诊也会拖延平均 6 ～ 9 年时间，当时国内的情况与之相比，只会“有过之而无不及”。所以，10 多年前，在风湿科门诊首诊的强直性脊柱炎患者，多半已是驼背畸形、颈腰椎活动障碍或者是髋关节已经破坏导致下蹲严重受限的中晚期患者（图 1）；偶然遇到个别早期一些的病友，也多半有过被误诊成“风湿性关节炎”“椎间盘病变”“腰肌劳损”“肾亏”等疾病的经历。“说起来都是泪”，或许就是这些强直性脊柱炎病友辛酸求医经历的真实写照。

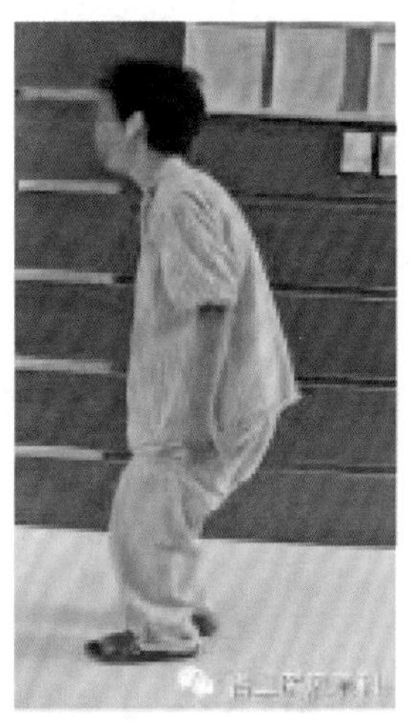

图 1　晚期强直性脊柱炎患者

过度诊断作为另一个极端已浮出水面

近年来，随着风湿病学科的逐步发展壮大、互联网的大范围普及、新的影像学技术在临床上的应用以及风湿病领域研究逐渐走向纵深，社会对风湿病的认识和警惕性已大为提高，医学界对该病的认识也已逐渐深入。再加上国际上提出了新的脊柱关节炎分类标准，该分类标准首次将核磁共振检查提示的骶髂关节炎及与强直性脊柱炎发病存在较大关联的人类白细胞抗原 B27（*HLA-B*27）作为诊断的部分依据纳入了分类条件中，强直性脊柱炎的诊断迎来了新的春天，不少早期患者因此得到了及时诊断和早期治疗，大大降低了致残率，改善了预后。但是，也有部分医生和病友由于对该病的认识仍不够深入，简单地将“骶髂关节病变”及“*HLA-B*27 阳性”等同于“强直性脊柱炎”，或者是对新的分类标准掌握不严，导致出现了另一个极端——强直性脊柱炎的过度诊断，将其他疾病误诊成强直性脊柱炎。

强直性脊柱炎过度诊断的主要原因及实例

存在骶髂关节病变就是强直性脊柱炎了吗？事实上，骶髂关节病变不仅常常出现在包括强直性脊柱炎在内的所有脊柱关节炎（SpA）中，在痛风、结核和布氏杆菌等感染、淋巴瘤或白血病等肿瘤、代谢性骨病、妊娠、致密性骨炎、骨关节炎、弥漫性特发性骨肥厚、骨坏死等情况也可以出现。为了避免过度诊断，临床医生应不断提高自己的阅片技能，并综合患者临床表现、各种必要的化验结果和影像学检查进行仔细鉴别，对于存在“不典型骶髂关节病变”的患者应高度注意排除其他疾病的可能。另外，“*HLA-B*27 阳性”只是考虑强直性脊柱炎诊断的线索和非必要条件之一，阳性不仅可以在强直性脊柱炎患者中出现，在我国，4%～8% 的健康人也呈阳性，反之，*HLA-B*27 阴性也不能排除强直性脊柱炎的可能。此外，即使是满足了近年国际脊柱关节炎评估工作组提出的新的分类标准的患者，也并不一定就是强直性脊柱炎或 SpA，应先在排除其他有类似表现的疾病基础上，确实存在“炎症”的足够依据时才能做出正确诊断。

有一位“腰臀痛、发热”的 32 岁女性患者找到风湿免疫科就诊，该患者来诊前已在其他医院行骶髂关节核磁共振检查并发现存在“骶髂关节水肿”，外院的医生已经诊断为“强直性脊柱炎”并开始使用生物制剂治疗但疗效不佳。从所带外院磁共振图片可以发现，该患者的“骶髂关节病变”并不典型，除了关节面下存在水肿以外，周围软组织也存在明显的水肿性改变。不过该患者给风湿科医生的第一印象并非强直性脊柱炎，而是应高度注意排除感染或肿瘤可能。最终经病理活检确诊为“淋巴瘤”，因而免于患者继续误诊误治。

强直性脊柱炎是一种常见而致残率较高的风湿病，不管是漏诊、误诊、延误诊断还是过度诊断，都有可能会导致患者病情迁延，耽误最佳的治疗时机并加重患者的心理压力和经济负担。因此，在强直性脊柱炎的临床诊断中，我们应该保持高度警惕，严防从以往的漏诊、误诊、延误诊断的极端，走向当前的另一个过度诊断的极端，尽量使患者在第一时间获得确凿无疑的诊断。

强直性脊柱炎，男女表现各不同

强直性脊柱炎男性较为常见，但实际上随着诊断技术的完善，女性确诊的数量在不断增加。在一定程度上，男女患者之间的疾病特点不尽相同，这对患者正确、及时的就医，以及医生正确的诊断、治疗产生了一定的影响。那么，除了男女患病比例差别外，强直性脊柱炎患者男女之间还有哪些不同特点呢？

发病年龄

与脊柱关节炎等常被认为是中老年人群多发的疾病不同，强直性脊柱炎的常见发病年龄在13～31岁，8岁以前及40岁以后发病者少见。许多人在青少年时期就诊断患上了该病。根据我国学者对强直性脊柱炎的临床分析，女性组发病年龄为（30±11）岁，男性组发病年龄为（24±7）岁，可见男性的平均发病年龄较女性更早些。

遗传倾向

强直性脊柱炎发病与遗传相关，有明显家族聚集倾向。其他多种常见风湿病，如类风湿关节炎、系统性红斑狼疮、硬皮病、干燥综合征等均是女性多发，而强直性脊柱炎以男性更为常见，男女比例（2～3）：1。尽管该病“重男轻女”，但性激素是否引起强直性脊柱炎发生尚未明确。

大多数强直性脊柱炎患者携带*HLA-B*27基因。携带该基因的人群意味着罹患该病的可能性更大。根据我国流行病学调查，我国*HLA-B*27阳性的人数占总人数的4%～8%，而我国强直性脊柱炎人群的发病率仅有0.3%左右。这就提示携带该基因个体不一定会患强直性脊柱炎。在这一点上男女差别不大。

强直性脊柱炎的主要症状

强直性脊柱炎的共同特点为侵犯脊柱、外周关节和关节周围结构，可伴有特征性关节外表现。该病发病缓慢，最初可能会出现腰背部或者腰骶部不适或者疼痛。有时候也可放射至髂嵴或者大腿部，疼痛可因咳嗽、喷嚏或者其他牵扯腰背的动作而加重。清晨或久坐、久站后腰背部疼痛加重并伴有僵硬感，活动后疼痛及僵硬感可缓解，数月或数年后可出现胸或者颈椎疼痛，进行性脊柱运动受限甚至畸形。男女强直性脊柱炎均可出现这些典型的症状，但是症状和病情的严重程度有哪些差别？

症状及病情严重程度

尽管强直性脊柱炎男女之间症状表现相似，但是男女患者之间主要的疼痛部位并不完全相同。男性患者疼痛多位于下腰部，而女性患者疼痛常会出现在颈部、臀部及膝关节。由于男性患者的疼痛部位更加典型，因此相较于女性患者更容易被正确地诊断，从而在早期得到良好的治疗。但是男性患者的症状程度相对于女性更加剧烈，疾病进展速度比女性更快，关节破坏程度比女性更加严重。女性患者最早可能出现的症状是慢性的中度疼痛，且症状不典型，因此许多女性不能正确地认识自己所患的疾病，易误认为是劳累所带来的肌肉疼痛，从而更容易被错误地诊断及治疗。

生殖健康问题

由于强直性脊柱炎的发病年龄与患者生育高峰期相重叠，因此生殖健康问题显得非常重要。对男性患者来说，有相关证据表明，约有 13% 的强直性脊柱炎患者出现阳痿，39% 的患者性欲减低合并出现马尾综合征而致阳痿。而对于女性患者来说，虽没有男性严重，但是有报道指出，女性在妊娠期间发生强直性脊柱炎者占 7%～8%，其中多数发生在妊娠的第 4～6 个月。原本患有强直性脊柱炎的女性在妊娠期间及产后腰痛症状可能会加重。已怀孕或者备孕女性患者也应该向风湿免疫科医生咨询相关药物的使用，因为强直性脊柱炎对生育有负面影响，作为患者应该跟医生有效地沟通，只有接受正确的治疗才是确保生殖健康的唯一方法。

精神健康问题

相关研究表明，强直性脊柱炎患者是抑郁症的高发人群，其中男性患者比女性更容易罹患抑郁症，也许是与男性病情程度比女性更加严重有关。同时因为月经期的存在，有些女性患者在出现抑郁症症状时会错误地认为与月经或者性激素水平改变相关，从而忽略抑郁症的存在。

现阶段，强直性脊柱炎仍是不能完全根治的。但是，无论男女，早期的诊断及治疗可以有效地缓解疼痛并减少疾病后期所带来的严重关节破坏。正确认识强直性脊柱炎男女患者之间的不同表现，才能给予患者更准确、及时的诊断，最终有效控制强直性脊柱炎。

患上强直性脊柱炎，焦虑与睡眠障碍怎么办

强直性脊柱炎主要表现为肢体疼痛及功能障碍，可导致患者一定程度上丧失工作能力乃至生活自理能力，久而久之可能会引起各种各样的心理问题，诸如焦虑及抑郁等。同时，这些心理异常结合夜间腰痛，可导致睡眠障碍。

强直性脊柱炎与焦虑、抑郁

焦虑是指无明确客观对象的紧张担心及坐立不安的表现，还可以出现植物神经症状，如心悸、手抖、出汗及尿频等。

抑郁以显著而持久的心境低落为主要特征，并与患者的处境不相符。情绪的消沉可以从闷闷不乐到悲痛欲绝、自卑抑郁，甚至悲观厌世。

近年来，越来越多的风湿科医生及心理学家发现，强直性脊柱炎患者焦虑及抑郁的比率均较健康人群高，分别约为25%及12%。此外，强直性脊柱炎患者病情越严重、肢体功能障碍越明显，其焦虑及抑郁程度则越高。尤其应当注意的是，部分患者通过积极治疗，血沉和（或）C反应蛋白等客观指标证实病情已缓解，但仍觉得肢体疼痛及功能尚未改善，相当一部分是由于焦虑和（或）抑郁引起主观体验下降。

产生焦虑及抑郁的原因是复杂的。一方面，部分患者由于对强直性脊柱炎缺乏足够认识，认为由于没有根治的手段，患有强直性脊柱炎就相当于得了"不死的癌症"，身体畸形是必然的结局，失去了对治疗、工作乃至生活的信心。另一方面，由于患者对疾病可能带来的不良后果缺乏思想准备，过分担心药物的不良反应及治疗带来的经济负担，还担心疾病会遗传给下一代，造成终日惶恐不安。

强直性脊柱炎与睡眠障碍

睡眠障碍包括睡眠失调和异态睡眠，可表现为睡眠量不正常以及睡眠中出现异常行为，也可表现为睡眠和觉醒正常节律性交替紊乱。该现象由多种因素引起，常与躯体疾病有关。

我国学者调查发现，近六成强直性脊柱炎患者存在不同程度的睡眠障碍，其原因可能与强直性脊柱炎相关的夜间腰痛有关。此外，强直性脊柱炎患者焦虑及抑郁等心理问题也与睡眠障碍的发生密切相关。反过来，睡眠障碍也可加重强直性脊柱炎病情，降低患者工作能力，使其生活质量进一步下降，形成恶性循环。

对强直性脊柱炎患者心理异常及睡眠障碍的诊疗

（1）准确评估强直性脊柱炎患者心理状态及睡眠质量对指导后续治疗尤其重要。就焦虑而言，目前焦虑自评量表和汉密尔顿焦虑量表较为常用。对于抑郁而言，抑郁自评量表已广泛使用。此外，匹兹堡睡眠质量指数可用于评估患者睡眠质量。

（2）在明确评估患者心理状态发现存在心理异常和（或）睡眠障碍时，应考虑合适的心理干预，毕竟心病还需心药医。风湿科医生应向患者传递有关强直性脊柱炎的正确信息，使之充分了解该疾病并建立战胜疾病的决心。同时，应帮助患者建立或参与病友会等互助组织，使其获得心理及物质上的帮助。最后，在心理异常和（或）睡眠障碍严重时，应及时寻求精神心理专科医生的帮助。

（3）合适的药物治疗，如以依纳西普及阿达木单抗为代表的肿瘤坏死因子抑制剂，在缓解强直性脊柱炎患者肢体疼痛并改善生活质量之余，对其心理异常及睡眠障碍均有治疗作用。有意思的是，国内有学者发现沙利度胺能同时改善强直性脊柱炎患者病情及睡眠质量低下的情况，为广大强直性脊柱炎患者提供了一个高性价比的选择。

总之，焦虑、抑郁及睡眠障碍在强直性脊柱炎患者中并不罕见，正确识别并及时治疗至关重要。

为什么强直性脊柱炎更容易伤筋动骨

俗话说，"伤筋动骨一百天"，即肢体创伤通常过一段时间就会痊愈。然而，不少强直性脊柱炎患者在回忆自己发病的过程时，总是觉得自己是在某一次意外中脚崴了、腰闪了、手指割了或者身子被撞了之后，肢体疼痛迟迟未能改善，之后去医院看病而确诊为强直性脊柱炎。那么，创伤与强直有关系吗？

就这个患者"伤筋动骨"不止"一百天"的问题，早在30多年前就有了答案。专家们访问了近200例腰痛患者，其中过半数为强直性脊柱炎病人，另外的患者不是强直性脊柱炎导致的腰痛，而是由诸如腰椎间盘突出或者腰肌劳损等所致。最后发现，仅有不足5%的强直性脊柱炎患者认为其腰痛是由创伤引起的，而非强直性脊柱炎导致的腰痛患者中，认为其腰痛由创伤引起者却高达10%。有意思的是，在强直性脊柱炎患者认为是由创伤引起强直性脊柱炎发生的当时，其骶髂关节X线检查提示这些患者已患病多年。由此可见，强直性脊柱炎的发生与发展可能与创伤关系不大，只是有些患者起病隐匿，在创伤后疼痛明显从而吸引了患者对肢体痛的注意力，或者促使患者去医院求医而使诊断明确而已。

在之后的10多年中，还有一些风湿病学家尝试通过做实验探索创伤与强直性脊柱炎的关系。比如有学者建立关节创伤动物模型，但仍未能通过此方法证实创伤与关节炎有直接的联系。此外，有学者提出由于创伤会导致某些自身抗原暴露，而这些自身抗原可以诱导自身免疫反应从而引起强直性脊柱炎。然而上述观点未能通过客观的实验证实。因此，这一类研究在近10年越来越少。但与此同时，有研究表明，强直性脊柱炎患者在确诊后可能更容易发生创伤，如股骨颈和脊柱骨折，致残率乃至死亡率均较高，值得重视。

强直性脊柱炎患者容易发生创伤是由一系列众多而复杂的因素造成的。第一个原因是强直性脊柱炎患者长期肢体疼痛和功能障碍，导致其运动减少、力量不足，有时难以支撑自己的重量从而摔倒。同时，患者的肌肉强度不足，从而对骨关节保护能力下降，在相同受力的前提下，本病患者较健康人更容易发生骨折。第二个原因是强直性脊柱炎患者长期在炎症细胞因子的影响下导致骨质疏松，由于骨骼强度的下降容易发生骨折，甚至在没有创伤的情况下也可能发生骨折，即脆性骨折。第三个原因是晚期患者不同程度地发生脊柱以及髋关节融合，导致关节失去了天然的正常形态，在外力作用下容易发生骨折。

强直性脊柱炎患者发生骨折的后果是可怕的，即使是轻微的骨折也会加重患者的肢体痛，进一步加重患者功能障碍，使之丧失工作能力并降低生活质量。此外，大量病例提示脊柱骨折可能影响椎管结构，损害其内部的脊髓。脊髓是连接脑与肢体的神经组织，若发生损害可导致肢体运动和（或）感觉异常，严重者可发生瘫痪。如果骨折发生在颈椎，则可能发生高位截瘫甚至丧命。

综上所述，创伤可能与强直性脊柱炎的发生关系不大，但发生强直性脊柱炎后患者容易创伤且后果严重，所以患者在生活中应多加注意，避免创伤。

风湿、类风湿、风湿病、“老寒腿”，傻傻分不清

是的，许多患者，甚至连非专科医务人员也会认为风湿、类风湿、风湿骨痛、“老寒腿”是一类概念。一遍遍地解释以上几个概念的区别，是风湿科医生每天多次解释而患者还是会一头雾水的问题。或许好性子的医生在时间允许的情况下，会耐着性子不厌其烦地一遍一遍地解释。弄清楚这些概念，有助于提高患者和医生沟通的效率，让医生有更多的时间放在治病的核心中去，有助于患者及其亲人摆正治疗的正确姿势。

民间传说的风湿病与医生口中的风湿病

先澄清民间所说的风湿病和医生所说的风湿病的差别。

民间所说的风湿病，等同于“风湿骨痛老寒腿”。“喂喂喂，风湿骨痛老寒腿啊，来一贴膏药针灸拔罐就能好诶!”实际上，绝大多数民间所说的“老寒腿”是良性的退行性骨关节炎，有时理疗止痛确有短暂的效果。但可惜的是，许多老百姓眼里的风湿性关节炎，是一些由于特殊病因和发病机制所致的风湿免疫病，如类风湿关节炎、强直性脊柱炎、系统性红斑狼疮、硬皮病等等，这些真正的风湿免疫病光靠普通的理疗止痛处理不仅治不好，反而会耽误诊断，延误治疗，造成遗憾的结果，比如致残、器官损害甚至危及生命。

医生口中的风湿病，是现代医学概念中对风湿免疫科疾病的归类方法，指的是一组侵犯关节、骨骼、肌肉、血管及有关软组织或结缔组织为主的疾病。其中多数为自身免疫性疾病。至今在风湿病分类上，广义的已有数百种疾病，包括了感染性、免疫性、代谢性、内分泌性、遗传性、退行性、肿瘤性、地方性、中毒性等多种原因引起的疾病，诊断具有跨学科性。狭义上应该仅限于内科与免疫相关范畴的几十种疾病，包含弥漫性结缔组织病［如系统性红斑狼疮、干燥综合征、炎性肌病、硬皮病、混合性结缔组织病、贝赫切特综合征（白塞病）等］、系统性血管炎、脊柱关节病（如强直性脊柱炎、反应性关节炎、瑞特综合征等）、骨关节炎、骨质疏松症等数百种累及骨、关节等结缔组织为主的疾病。发病多较隐蔽而缓慢，病程较长，且大多具有遗传倾向，诊断及治疗均有一定难度。血液中多可检查出不同的自身抗体，对非甾体类抗炎药（NSAIDs）、糖皮质激素和免疫抑制剂有较好的短期或长期的反应。

也就是说，医生所说的风湿病，是数百种风湿免疫性疾病的总称。疾病重可危及生命（如系统性红斑狼疮、系统性硬化、血管炎等各种疑难杂症），轻则无关紧要（比如心因性相关的纤维肌痛综合征），极其多变，多数诊断疑难，治疗

棘手。类风湿关节炎、强直性脊柱炎、骨关节炎、风湿热、痛风虽然临床上都可有关节红肿热痛、功能障碍等表现，但完全是不同类型的风湿病！

所以，医生说您患了风湿病，建议您来风湿科规律诊治，要注意这里面认知的“坑”。患者要逐渐理解和了解这是一种分科归类法，而弄清楚是属于哪一种风湿病，这对判断预后和诊疗方案及其重要。

类风湿关节炎就是我们所说的风湿病吗

实际上，不管是民间所说的“贴贴膏药就好的老寒腿”——骨关节炎，还是医学广义上简称的“风湿病”，都不能等同于类风湿关节炎。

类风湿关节炎是一种病因未明的以慢性、对称性、破坏性、小关节受累为典型临床表现的结缔组织病，可伴有关节外器官受累，如肺间质病变，肾脏、心脏、神经系统损害等。类风湿关节炎患者血液中大多有类风湿因子、抗 CCP 抗体存在。最重要的病理机制是炎症状态下滑膜血管翳的形成及其对软骨和骨的侵蚀破坏，重症患者若未系统治疗常因此发生关节畸形而致残，甚至造成重要内脏不可逆的损害，危及生命。我们看到手指关节明显肿胀，严重变形甚至出现畸形的情况，应该高度警惕类风湿关节炎。

类风湿关节炎发病早期可以有图 1 这样的改变：

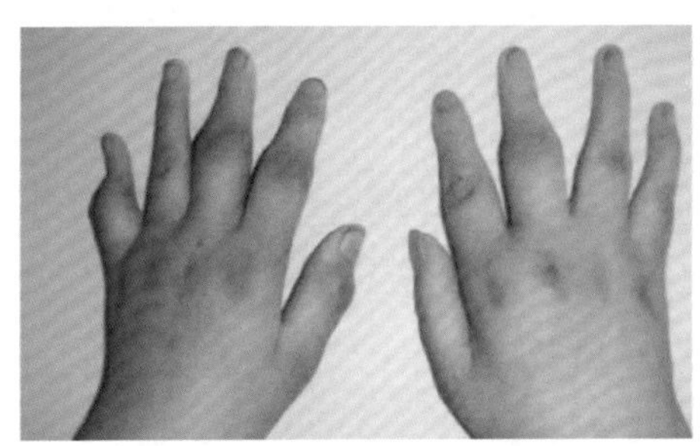

图 1　类风湿关节炎早期病变

病情进展，关节可以逐渐出现图 2 所示的变形：

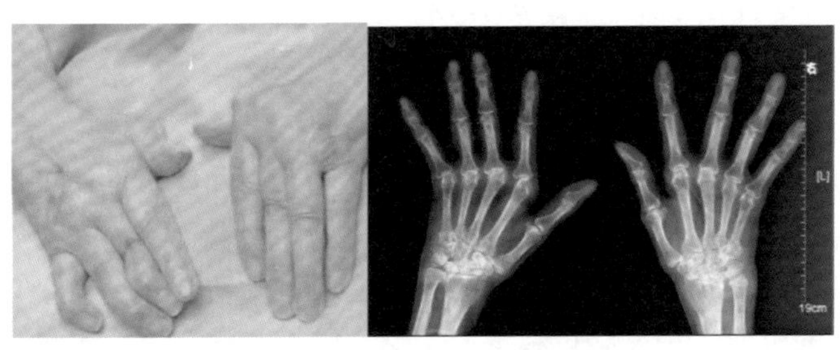

图 2　类风湿性关节炎病症加重

也就是说，类风湿关节炎和我们民众常说的“风湿骨痛”区别很大，后果也相差甚远。前者是自身免疫性疾病，不加控制单靠理疗，可以致残，甚至引起不可逆的重要内脏损害，危及生命。而后者往往绝大多数表现为关节退行性变，进展缓慢，预后往往相对较好。风湿和类风湿，相差虽只一字，病的实质差别甚大矣！

风湿病就是“老寒腿”吗

“儿啊，天气变冷了，我的老寒腿又疼起来了！”大约每个家庭都有一两个天气变化就发作的“老寒腿”长辈。弄清楚什么是老寒腿，要明白“老寒腿”的本质：关节炎。也就是说，所有可以引起关节炎的疾病，都可以表现为随着天气变化而发作的“老寒腿”。

最严重的引起关节炎的疾病，就是风湿免疫性疾病，如类风湿关节炎、强直性脊柱炎、骨关节炎、系统性红斑狼疮、肌纤维痛综合征。这类疾病，统称为“风湿免疫类疾病”，也就是自身免疫性疾病。

除此之外，其他可以表现为关节炎的疾病，如感染性疾病（包括结核感染变态反应性关节炎、化脓性关节炎、骨髓炎）、肿瘤性疾病（包括血液病、某些实体瘤），也可表现为关节炎。

而民间常说的“理疗就能好些的老寒腿”，病情进展相对较慢，绝大多数为骨关节炎，本质是骨关节的退化、伴有不同程度炎症的退行性疾病，常常是随着衰老、体重增加、运动不当的关节使用而出现。这种病情一般是比较好治的，疾病早期物理治疗和局部对症治疗多可缓解。但一些骨关节变形或疼痛严重影响生活质量的病人，也可以行骨科治疗，比如膝关节置换术。

风湿性关节炎与风湿热

同样，不管是民间所说的“老寒腿”——骨关节炎，还是医学广义上的风湿病，都不能和风湿性关节炎等同而论。

风湿性关节炎归属于风湿免疫性疾病，也叫“风湿热”，是一种与A组R溶血性链球菌感染有关（即抗O相关）的全身性结缔组织的非化脓性疾病。它曾经是危害学龄儿童及青少年生命和健康的主要疾病之一，可累及心脏、关节、中枢神经系统和皮下组织，但以心脏和关节最为明显，临床表现为心肌炎、环形红斑、关节炎、舞蹈症和皮下结节。病变可呈急性或慢性反复发作，可遗留心脏瓣膜变形而成为慢性风湿性心瓣膜病。

在过去缺乏抗生素的年代，感染的后果是不可预估的，一次小小的咽痛、扁桃体炎，跟随的可能就是风湿热和不可逆的心脏瓣膜病变。风湿热的关节炎不遗留关节畸形，并不可怕，但心脏瓣膜病变却严重损害患者的劳动能力和预期寿命。到了现在，这一代患有风湿性关节炎的患者已经老去，却往往因为风湿热相关心脏病变，反复更换心脏瓣膜，或者因伴发的心力衰竭，反复在心内科住院或者急救。幸运的是，随着抗生素的普遍应用，近年来我国风湿热发病率明显下降，由之前的多见病，变成了今日的罕见病。

风湿、类风湿、风湿热是不是特别难区分？因为专业说法与民间说法、广义说法与狭义说法相混，确实令人一头雾水。大家只要记住，出现持续的关节肿痛，尤其是出现关节变形，一定要找正规医院就诊，万不能随便理疗完事，以免延误病情。

类风湿因子阳性，就是得了类风湿关节炎吗

类风湿因子是风湿免疫科常见的检查项目之一，医生常常给关节肿痛的患者进行类风湿因子的检查，在健康体检中也可能包含这个检查项目。类风湿因子看似微不足道，但它可以为风湿病的诊断提供线索。很多人也许有这样的经历：当看到检查报告显示类风湿因子阳性或超出参考范围上线时，便不由得开始紧张起来，以为自己不幸得了类风湿关节炎。虽然类风湿因子与类风湿关节炎有千丝万缕的联系，然而，类风湿因子阳性却并不一定等于患上类风湿关节炎。实际上，还有很多情况可以出现类风湿因子阳性，风湿科医生还要结合病情和其他检查结果综合判断，才能做出最终诊断。

什么是类风湿因子

我们体内有一种免疫球蛋白叫免疫球蛋白 G（IgG），它是血清主要的抗体成分，约占血清中抗体的 75%，主要在我们体内起保护作用。它的主要结构包括 2 个 Fab 片段和 1 个 Fc 片段（图 1）。那么，类风湿因子是怎么产生呢？原来，当体内 IgG 变性时，一些人在遗传、感染和环境等因素作用下，其 B 淋巴细胞可以产生针对抗体 Fc 片段上抗原成分的自身抗体，我们将该抗体称为类风湿因子。因此，我们可以将类风湿因子理解为针对体内抗体的抗体。

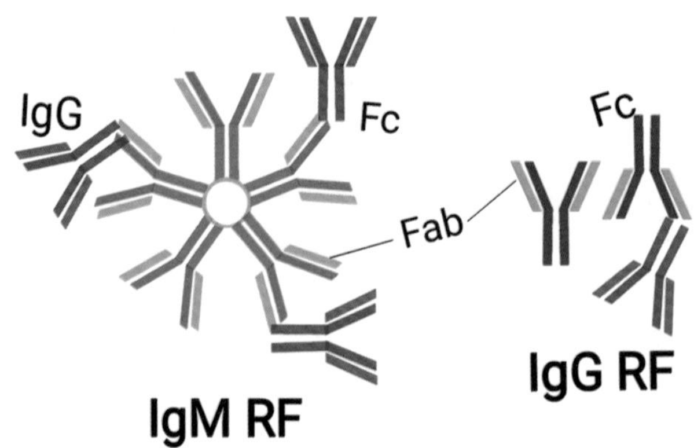

图 1　类风湿因子结构示意图

类风湿因子在类风湿关节炎中的意义

正如它的名字一样，类风湿因子主要见于类风湿关节炎，80% 左右的类风湿关节炎患者血清里面都可以检测到类风湿因子，甚至在关节滑液中也可以检测

到。IgM 是类风湿因子存在的主要形式，但它也可以是其他任何一个免疫球蛋白，即 IgA、IgG、IgE 或 IgD。目前，IgM 型类风湿因子是临床中最常检测的类型。许多研究表明，类风湿因子参与了类风湿关节炎的发病机制，而且，类风湿因子滴度的高低与类风湿关节炎的活动性和严重性成正比，高滴度的类风湿因子水平，提示疾病更严重，且预后不良。

虽然多数类风湿关节炎可以出现类风湿因子阳性，但并非意味着所有的类风湿关节炎都会出现类风湿因子阳性，仍然有大约 20% 的类风湿关节炎患者类风湿因子是阴性的。如类风湿关节炎的早期或幼年型类风湿关节炎，或检测水平的差异，都可以出现类风湿因子阴性的情况。因此，类风湿因子阴性，也不能排除类风湿关节炎。

类风湿因子阳性，就一定是类风湿关节炎吗

未必!!! 类风湿因子并不是类风湿关节炎的特异性抗体，以下几种情况也可以出现类风湿因子阳性。

（1）其他风湿免疫性疾病。除了类风湿关节炎，其他风湿免疫性疾病如系统性红斑狼疮、干燥综合征、皮肌炎、硬皮病、混合性结缔组织病、血管炎等都可以出现类风湿因子阳性的情况。但在上述风湿病中，类风湿因子的阳性率较低，如在系统性红斑狼疮患者中阳性率为 20%～25%；在皮肌炎患者中阳性率为 10%～25%，且滴度均较低。有研究显示，类风湿因子阳性的上述病人，更容易出现关节受累。曾有学者随机选择 30 例类风湿因子阳性系统性红斑狼疮患者与 30 例类风湿因子阴性的系统性红斑狼疮患者做对照，观察两组间关节受累情况。结果发现，类风湿因子阳性组中 27 例有关节受累，其中 24 例有关节炎，3 例仅有关节痛，类风湿因子阴性组有 18 例关节受累，其中 6 例有关节炎，12 例仅有关节痛，两组在总的关节受累及是否出现关节炎方面有显著性差异。因此，类风湿因子阳性的系统性红斑狼疮患者较类风湿因子阴性的系统性红斑狼疮患者更易出现关节的受累。

（2）慢性感染。慢性病毒性肝炎患者存在自身免疫现象，血清中可以检测出类风湿因子。对乙型肝炎病毒感染与血清类风湿因子相关性的研究发现，HBeAg 阳性慢性乙型肝炎类风湿因子阳性率为 25%，HBeAg 阴性慢性乙型肝炎类风湿因子阳性率为 15%，乙型肝炎肝硬化代偿期类风湿因子阳性率为 25%，乙型肝炎肝硬化失代偿期类风湿因子阳性率为 35%，肝癌类风湿因子阳性率为 33.33%，健康对照组类风湿因子阳性率为 4%。慢性乙型肝炎病毒感染者与健康对照组类风湿因子阳性率之间差异有显著统计学意义。乙肝患者类风湿因子阳性，可能与乙肝病毒刺激机体异常免疫反应有关。除此之外，其他类型的肝炎、流行性感冒、寄生虫感染、结核、梅毒等感染都可以出现类风湿因子的阳性。

（3）血液系统疾病。传染性单核细胞增多症属于一种 EB 病毒感染的单核－巨噬细胞系统急性增生性传染病。人体内都存在有产生类风湿因子的 B 细胞克隆，在 EB 病毒直接作用下，可大量合成类风湿因子。此外，高丙种球蛋白性紫癜、冷球蛋白血症、白血病等血液系统疾病都可以出现类风湿因子阳性。

（4）肿瘤放化疗后。很多肿瘤放疗或化疗后，导致机体免疫紊乱，IgG 变性，产生类风湿因子。因此，肿瘤放化疗后的病人，可以检测到类风湿因子。但目前有关研究较少，其内在联系有待进一步研究。

（5）普通人群。有研究对普通人群的类风湿因子阳性率进行研究，发现不管男女老少，都检测到一部分普通人群类风湿因子阳性，阳性率大约占 2%，且随着年龄增长阳性率有升高的现象。少数类风湿因子阳性的普通人群，可能处于类风湿关节炎的潜伏阶段，他们在检测类风湿因子阳性的时候并没有任何类风湿关节炎的症状。因此，普通人群类风湿因子阳性，也要追踪随访。

综上，类风湿因子阳性并不都是类风湿关节炎，类风湿因子阴性也并不能完全排除类风湿关节炎。如果类风湿因子阳性，手指关节、腕关节、膝关节等部位肿痛时，需要警惕类风湿关节炎可能。类风湿因子阳性，但没有关节肿痛症状的朋友，不必太过担心，可咨询风湿科，排除其他可能疾病，定期随访即可。

无声无息的流行病——骨质疏松

73 岁的蒋阿婆 4 天前在家上洗手间，因为坐马桶的时间过长，起来时稍微有点儿脚麻，没有站住，“轻轻”地坐回了马桶上，腰背突然痛了起来，但痛得不剧烈。她以为是闪了腰，只要躺一躺，休息一两天就没有事儿了。谁知四五天过去了还不见好。来医院拍片检查，发现是骨质疏松性椎体压缩性骨折。怎么这么轻易就骨折了呢？蒋阿婆不明白。

什么是骨质疏松

骨质疏松症是一种骨量低下、骨微结构破坏、骨脆性增加、易于发生骨折的全身性骨病（图 1）。据资料统计，60 岁以上老年女性骨质疏松症的患病率约为 60%，男性比女性低 10%～20%，每年因骨质疏松而发生骨折的 60 岁以上老人约为 9.6%，并有逐年增高的趋势。60% 的老年人有骨质疏松，统计资料显示，中国人的骨密度比西方人约低 8%，这可能与人种和中国人的饮食习惯有关。因此，骨质疏松已经成为现代社会的流行病。

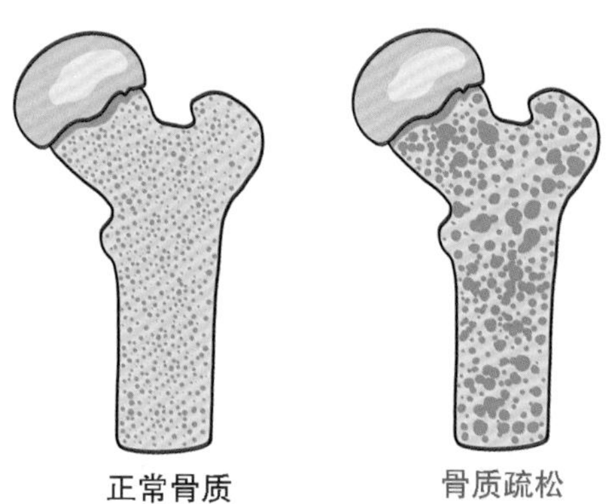

图 1　骨质疏松

骨质疏松有哪些症状

轻症的患者可以无任何症状。随着病情的发展，可以出现腰背疼、乏力、全身骨头痛等全身不适，可谓是无声无息的疾病。骨质疏松的主要症状：

（1）乏力。容易疲倦，劳累后加重，负重困难。

（2）骨痛。腰背部疼痛多见，也可出现全身骨痛，多没有固定痛点。

（3）脊柱畸形。可出现脊柱变形、驼背等，或椎体压缩骨折造成身高变矮等。

（4）脆性骨折。在轻微外伤或日常活动时容易出现骨折。

（5）伴随症状。如胸椎变形会引起循环呼吸功能障碍，骨折导致长期卧床引起褥疮等。

如何防治骨质疏松

改变生活方式是最重要的防治措施。饮食上，应注意均衡膳食，适当增加富含钙的食物，低盐饮食。适当户外运动和日照，有助于骨健康和康复治疗。避免嗜烟、酗酒，慎用影响骨代谢的药物。老人要采取防止跌倒的各种措施，如加强自身和环境的保护措施等。

药物治疗方面，首先考虑补充钙剂和维生素 D。还可以使用双磷酸盐类药物，如唑来磷酸注射液（每年 1 次静脉滴注）；降钙素类，如鲑鱼降钙素、鳗鱼降钙素等。

骨质疏松的认识误区

（1）预防骨质疏松只需要单纯补钙就可以了。

错。缺钙并不是骨质疏松发生的唯一因素，因此不是单纯补钙就可以的。骨钙的丢失与青年期骨峰的高低有关，补钙也不是越多越好，中老年人最好每晚睡觉前服用 1 次钙剂，以抵消夜间的低血钙。如果在服用钙剂的同时加服维生素 D，预防骨质疏松效果更好。另外，合理饮食、运动也很重要。

（2）有了骨质疏松容易发生骨折，所以宜静不宜动。

错。保持正常的骨钙量和骨密度需要不断的运动刺激，缺乏运动就会造成脱钙，出现骨质疏松。如长期卧床的病人或骨折固定的病人都会不同程度出现骨质疏松。另外，出现骨质疏松后，如果还是不注意锻炼身体，肌力也会减退，对骨骼的刺激进一步减少。这样，不仅会加快骨质疏松的发展，还会影响关节的灵活性，容易跌倒。因此，体育锻炼对于防止骨质疏松具有积极作用。

（3）骨质疏松与年轻人无关。

错。如果年轻时期忽视运动，常常挑食或节食，饮食结构不均衡，导致饮食钙的摄入少、体瘦，同时又有抽烟、喝酒等不良生活习惯，就不容易达到理想的骨骼峰值量和质量，骨质疏松就有机会侵袭年轻人，尤其是年轻的女性。因此，骨质疏松的预防要及早开始，使年轻时期获得理想的骨峰值。

（4）过量补钙会导致肾结石。

错。补钙与肾结石没有必然的联系。肾结石的发生受遗传、环境、营养及尿钙浓度等多因素影响。目前，推荐的常规补钙剂量为 600 mg 左右的钙（如 1 粒钙尔奇 D3 的量）。这个量不会增加肾结石发生的危险，是安全的。

（5）骨质疏松是小病，治疗无须小题大做。

错。骨质疏松症平时不只是腰酸腿痛而已，一旦发生脆性骨折，尤其老年患者的髋部骨折，导致长期卧床，死亡率甚高。

（6）靠自我感觉发现骨质疏松症。

错。多数骨质疏松症病人在初期都不出现异常感觉或感觉不明显，不要等到发觉自己腰背痛或骨折时再去诊治。高危人群无论有无症状，都应当定期到医院进行骨密度检查，这有助于了解骨密度变化，早期发现，及时治疗。

（7）常喝骨头汤，能多补钙，就可以预防骨质疏松。

这句话只对了一半。进食含钙丰富的食物，如牛奶、豆制品等，对于保护关节、延缓关节退化是有一定作用的，的确可以预防骨质疏松。但是，骨头中虽然含钙高，但骨头中能溶解在骨头汤里的钙是很低很低的。因此，喝骨头汤并没有太明显补钙的效果。

骨质疏松是一个防患于未然的疾病，不能等到发病才去采取措施。一定要从娃娃抓起，日常一定要注意合理的健康饮食，保持健康的生活习惯，坚持体育锻炼，适量接受日光浴，养成一副健康的骨骼。

筋缩寻"筋缩"：教您打通"身上千千结"

经常有人说，自己越老越缩小了，年轻的时候个子挺高，到老了就会弯腰驼背，看起来体格缩小了几个码。中医把这种现象称作"筋缩"。筋缩就是伸缩范围减小了，原来能拉一米的筋现在只能拉至半米了。"身有千千结"，这"千千结"就是我们身上的筋结，也就是老百姓所说的"筋疙瘩"。这里说的筋结并不是说肌肉、韧带打结了。从病理上看，筋结是指出现纤维化、粘连、瘢痕形成、增厚、肿胀，严重的会出现萎缩。颈腰背部、四肢有筋结，不仅会导致气血运行不畅、行动不利等症状，还会影响脏腑功能。很多疾病都可以在背部的俞穴上有所反应，有筋结点存在，点按会有疼痛等症状。

出现"筋缩"情况，可以通过弹拨"筋缩穴"来处理

筋缩穴在第 9 椎节下，而两旁就是足太阳膀胱经之肝俞穴。背部俞穴是脏腑经气输注的部位，肝主筋，肝病则会出现筋病——挛缩或弛缓。因筋缩主挛缩之症，且部位与肝俞相近，故我们可以弹拨筋缩与肝俞，疏调肝气，筋病自能缓解。

临床上，筋病不仅仅有面瘫、面肌痉挛、重症肌无力、震颤麻痹等，表现为筋脉弛缓或强直之症者，也属筋病，用筋缩当能舒筋通络。当然，这个筋位能够治疗的疾病有很多。对于现在经常泡在酒桌上的人来说，这个穴更是随身携带的法宝，因为按揉它能够很好地改善肝功能，而且现代医学也证实，点按筋缩、肝俞能够降低黄疸指数。但是，筋缩穴最乐于"效忠"的还是我们的"筋"。

教你几招简单实用的"拉筋"方法

"拉筋"不仅可以促进血液循环、缓解"筋缩"，而且对一些软骨损伤及慢性疼痛也能起到缓解作用。"拉筋"的方法有很多，比如在老年人群中颇受欢迎的五禽戏、太极拳、健身操等，还有在年轻人群中流行的瑜伽等，都具有"拉筋"的效果。

（1）借助门框进行"立位拉筋"。站在门框中，伸展双臂，将双手上举扶住门框的两边。一脚在前，站弓步；另一脚在后，并将腿尽量伸直。身体与门框平行，头直立，双目向前平视，以此姿势站立 3 分钟，再换一条腿站弓步，也是 3 分钟。

（2）适合久坐一族的简单"拉筋"。两腿直立，双手交叉，然后弯腰，努力用手心接触地面，尽量坚持一会儿。先将头部后仰，呈仰望星空状，然后再低

头，使下巴碰到胸，反复做30次左右。

“拉筋”的时候要量力而行、循序渐进，不可急于求成。另外，对老年人和长期缺乏锻炼的人来说，刚开始“拉筋”时，不要轻易让别人施加外力帮忙，否则有可能造成肌肉拉伤等后果。

特色灸法助您打通"任督二脉"，强筋健体过寒冬

谁心中不曾拥有一个武侠梦？想象自己走在路上忽遇高人，年纪轻轻就成为天选之人，被打通任督二脉，武功突飞猛进，天下无敌，自此仗剑走天涯。其实，"任督二脉"并非只存在于小说，任脉和督脉都是人体非常重要的大经络，统领着全身的阳气和阴气。

在各种物质和精神压力之下，现代人普遍呈现亚健康状态，中医通过特色灸法来刺激穴位、疏通经络，可以达到预防保健、调理养身、美容抗衰老、防怕冷等功效。特别在寒冬时进行温阳治疗，对于阳虚体质和肺系疾病等能够起到有效的预防，并且对体质进行干预，能够起到补气助阳、扶正祛邪的功效。

我们可以采用火热灸法，如督灸、任脉灸、温针灸及雷火灸以扶正祛邪，强筋健体，温通任督二脉。

中医特色灸法有哪些

（1）雷火灸。雷火灸又叫雷火神灸，是用中药粉末加上艾绒制成艾条，施灸于穴位上的一种传统灸法（图1）。雷火灸由多种中药制作而成，根据不同的配方，具有通经活络、活血化瘀、消肿止痛、追风除湿、温经散寒、散瘿散瘤、扶正祛邪等功效。雷火灸的特点是药力峻、火力猛、渗透力强、灸疗广泛。

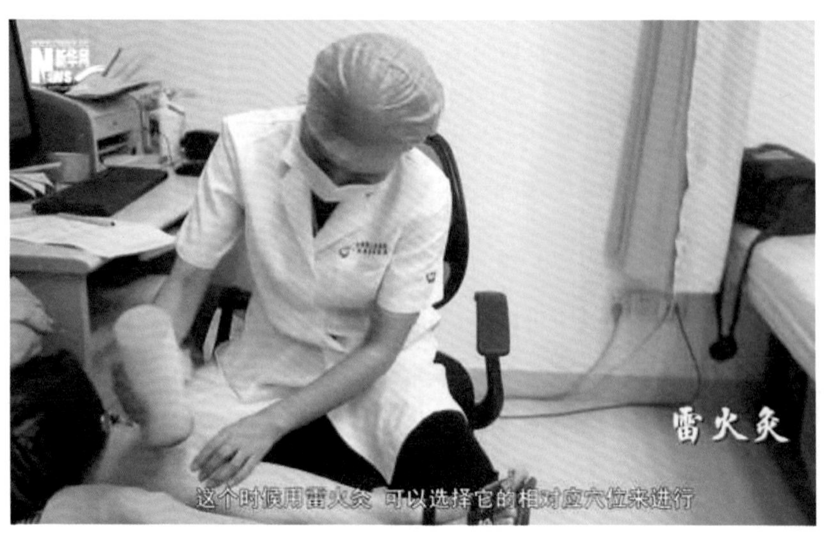

图1　雷火灸操作

其燃烧时的物理因子和药化因子，与俞穴的特殊作用、经络的特殊途径相结合，产生一种综合效应。经络、俞穴对机体的调节是内因，药物的燃烧是外因，两者缺一不可。雷火灸燃烧时产生的辐射能量是红外线和近红外线，通过对人体面（病灶周围）、位（病灶位）、穴形成高浓药区，在热力的作用下，渗透到组织深部来调节人体各项机能（图2）。它可激励人体穴位内生物分子的氢键，产生相关的吸收效应，通过神经体液系统调节人体细胞所需的能量，达到温通经络、祛风散寒、活血化瘀、散瘿散瘤、扶正祛邪等功效，治疗人体疾病。

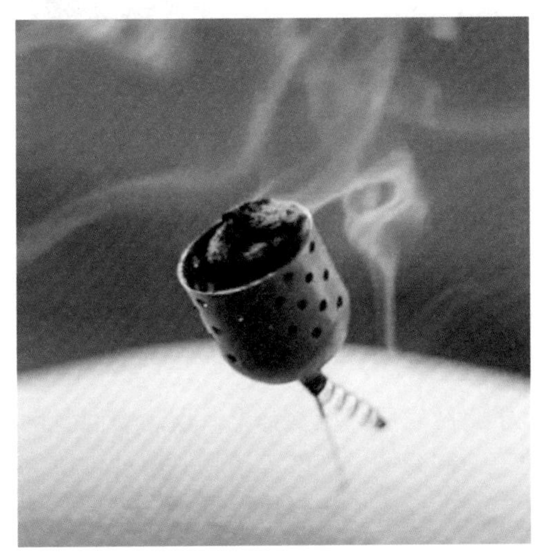

图2　雷火灸

（2）任脉灸。我们常说的任督二脉的任脉在哪里？任脉循行于人体腹面正中线上，胸腹部为阴，足三阴经与任脉相交会于下腹部的关元、中极穴处，手三阴虽不与任脉直接相连，但与足三阴相互连接。因此，任脉能够总任阴经气血的盈亏，而被称为“阴脉之海”。

任脉灸疗法是指在腹部任脉段进行隔姜、隔药灸的一种灸疗方法（图3）。此法将经脉刺激、隔姜泥灸、药物刺激等方法作用于一体，是集经脉调理、热疗、光疗、药物作用及特定部位刺激等作用于一身。具有施灸面积广、艾炷大、药力强、火力猛的特点。

（3）督脉灸。中医学认为，阳气为人体之本，阳气对脏腑起着温煦推动作用，阳气的虚弱与不足会导致多种疾病。督脉被称为奇经八脉之一，其走行分布于脊背正中，关乎于肾，为全身阳气汇聚之处，为阳脉之海，总领全身的阳气。因此，选择在督脉进行疾病的治疗能达到温养脏腑的功效，督脉是传输精气的重要通道。

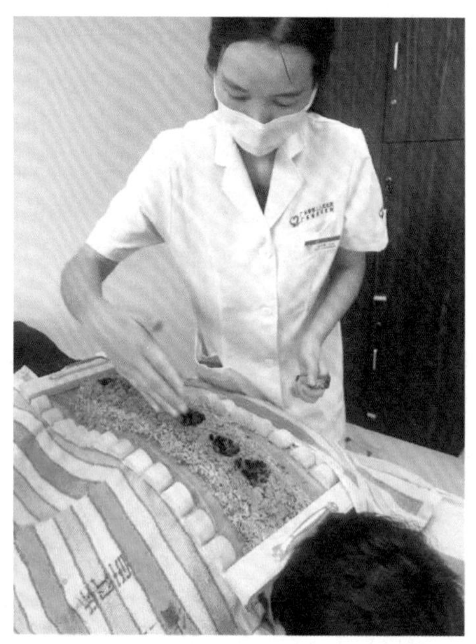

图3　任脉灸

在治疗过程中，于督脉底层区域常铺上一层含有温肾助阳、行气活血之功的督灸粉，如肉桂、川芎、制附子、细辛等药物，督脉中层、上层区域分别铺大量生姜及艾绒。通过这三者的综合作用以达温督通阳、补肾壮骨、散寒祛湿及强身保健的作用。

（4）温针灸。温针灸是指针刺与艾灸相结合的一种方法，又称针柄灸。即在留针过程中，将艾绒搓团捻裹于针柄上点燃，通过针体将热力传入穴位。每次燃烧枣核大艾团1～3团。本法具有温通经脉、行气活血的作用。

上面介绍了那么多中医特色灸法，那么这些灸法到底适合治疗什么症状呢？而在什么情况下不适合做呢？各类灸法的适应证是什么？

以上各类灸法适合：①呼吸系统疾病，如慢性阻塞性肺疾病、慢性支气管炎、支气管哮喘、肺气亏虚型咳嗽、肺气虚寒型变应性鼻炎等。②关节脊柱类疾病，如强直性脊柱炎、类风湿性关节炎、颈椎病、腰椎间盘突出、腰背肌筋膜炎、腰肌劳损等。③妇科疾病，如子宫腺肌症、卵巢疾患、盆腔炎、月经不调、产后周身痛、产后缺乳等。④体质类相关疾病，如免疫力低下、阳虚型体质、小儿遗尿等。

各类灸法的禁忌证包括：①孕妇、月经期妇女和体温超过38℃者，不宜天灸。②生活习惯方面，灸疗当日忌喝酒，忌生冷、辛辣等刺激性食物，灸疗期间应清淡饮食，不宜食用“发物”（如烧鹅、牛肉、虾、蟹、花生、韭菜、芋头等），可以适当吃点温性的食物，如鸡肉、黄鳝等。③灸后4～6小时内禁洗澡、禁房事。

第八章

“泄洪小队”——“肾”与它的小伙伴

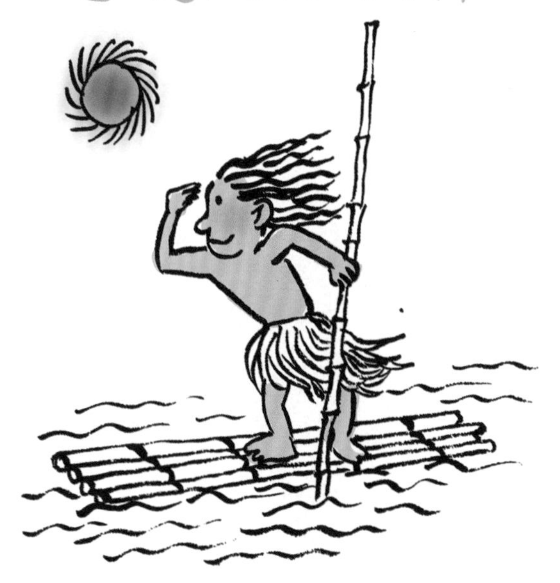

去见你想见的人
去做你想做的事
趁阳光正好
趁微风不噪
趁你未老

泌尿系统由肾脏、输尿管、膀胱及尿道组成。如果说肾脏是人体的“清洁机器”，那么，其他组成部分则相当于“排污下水道”；不仅机器要正常运作，下水道也不能堵塞。生活中看似小小的排尿改变，背后大都隐藏着体内环境的极大变化。本章从肾脏病、输尿管疾病基础知识出发，教大家如何发现泌尿系统发出的危险信号，科学保护自己的肾脏。

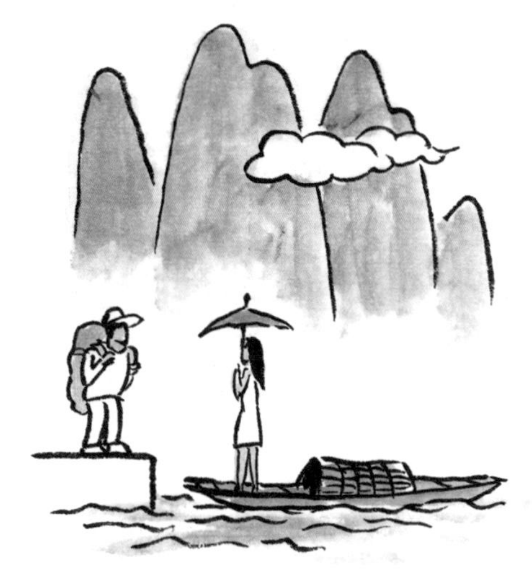

见山是山
见水是水
见你
是全世界

小包皮，大学问，聊聊包皮那些事儿

每年到了寒暑假，各大医院泌尿外科俨然成了男性儿童的另一个“集结点”，因为这是割包皮的“火爆”季节。通常，宝爸宝妈们都会担心一些这样的问题：什么是包皮过长？哪些情况下需要手术？什么样的情况需要手术？手术会不会很痛？手术和麻醉是否会对小朋友的身体、智力产生影响？小朋友调皮好动，术后护理怎么办？小小的包皮，却有大学问。今天咱们就详细科普下包皮那些事。

什么是包皮过长和包茎

包皮是指阴茎皮肤覆盖在阴茎头处褶成双层的皮肤，就像包裹香蕉的香蕉皮一样。而包皮过长，是包皮完全覆盖阴茎头及尿道口，但包皮口较大，很容易就能翻上去，完全显露阴茎头。包茎：要是包皮长且包皮口狭小，没法翻转到冠状沟以上，就是包茎。简而言之，能翻开的就是包皮过长，不能翻开的就是包茎。(图 1)

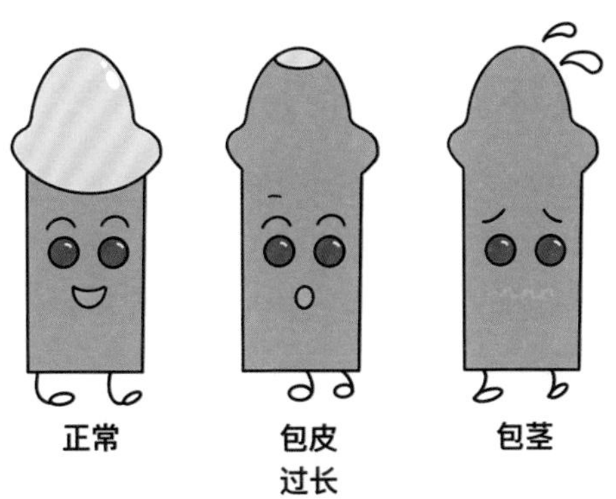

图 1　不同包皮长度

但是，还有一个情况要特别注意，刚出生的男宝宝，包皮口狭小，包皮与龟头之间还会有粘连，包皮难以翻开。这是正常的生理现象，也被称为生理性包茎。到了 3 岁后，随着孩子年龄增长，包皮口逐渐松弛，包皮也开始自然退缩，与阴茎头之间的粘连也会逐渐分开。至于何时能翻开，每个小朋友的情况都不太一样。有的 3 岁宝宝，包皮就可以翻开，有的到 10 岁才能做到。但如果想早点把包皮翻开，可以在每次给小朋友洗澡时，慢慢将包皮口往上翻一点，以扩大包皮口，经过多次努力，大多能促进包皮口更早“松口”。

包茎或包皮过长的危害有哪些

包茎或包皮过长常见的危险有6种：①妨碍阴茎发育；②导致反复的龟头包皮炎或者尿路感染；③部分会导致早泄；④引起配偶反复阴道炎或者尿路感染；⑤损伤肾脏功能；⑥尤其包茎患者，导致阴茎癌的发病率成倍增长。

哪些人群需要行包皮环切手术

包皮环切术适应证：

（1）包茎：婴幼儿的包茎是否手术存在争议，因3岁之前的包茎多为生理性包茎。学龄前期及其以后的包茎多为真性包茎，尤其是反复发生包皮炎、阴茎头炎者建议手术。

（2）单纯的包皮过长可不用手术，但包皮过长合并如下情况者则建议手术：①虽能翻转，但可见较明显狭窄环，易造成包皮嵌顿者；②反复发作的包皮炎、阴茎头炎，导致包皮内板与阴茎头不同程度粘连者继发包茎；③包皮慢性炎性增厚，阴茎勃起致包皮皲裂，影响性交或有包皮嵌顿倾向者；④因美容、宗教信仰等原因要求手术者。

（3）包皮过长合并包皮良性肿瘤或新生物如尖锐湿疣等病变，可同期切除者。

什么时候行包皮环切术最合适

最佳年龄：目前医学界尚未就包皮环切的最佳年龄达成一致，但推荐学龄前后手术。一般建议5～10岁手术较为合适，因为年龄太小难以配合手术和术后护理；年龄过大，组织重塑能力相对差，伤口恢复后难以接近自然状态，美观性相对欠佳。

最佳季节：无论春、夏、秋、冬，手术效果和风险无差异。寒暑假和五一、十一假期，是手术的好时机。尤其是暑期时间长，孩子术后可以好好休养（2～3周）。而且，夏季穿的衣服少，透气性强，方便护理。

包皮环切术是怎么进行的

以采用一次性包皮环切缝合器方法为例，这个手术基本是门诊手术，一般不需要住院。该手术具有6大优点：①手术标准化，安全简单；②手术时程短，3～5分钟即可完成；③采用自动缝合，疼痛更轻；④术后水肿轻、出血少、并发症少；⑤愈合快，无须二次返院；⑥外形美观。

术前、术后需要注意什么

术前须知：①在行包皮手术前，请泌尿外科专科医师把握手术适应证，并排除不适合行包皮环切术的情况，如隐匿性阴茎、尿道下裂等；②避开身体特殊不适期，如急性上呼吸道感染、未明确原因的发热等；③做好术前检查，如血常规、凝血功能、传染病项目等；④术前饮食，局麻手术一般手术前正常饮食；⑤术前给予孩子适当的说明及心理辅导，鼓励孩子以轻松、乐观的态度面对；⑥家长术前应了解手术原理和方法，对手术后可能出现的不适（术后反应）有适当预期。

术后注意：①术后观察半小时，经医生查看伤口无出血，排尿正常才可离开医院。②术后用弹力绷带加压包扎切口，防止水肿及出血，部分患者会出现排尿费力，以儿童多见。③若术后出现排尿困难或者阴茎头颜色变成黑紫色，及时联系手术医生调整弹力绷带的松紧。④术后包扎出现少量渗血、阴茎皮下淤血、水肿，均为正常现象。⑤若术后出血明显，点滴状出血，阴茎肿胀变形、疼痛，及时联系医生处理。⑥术后麻醉药失效后 1～2 小时内轻微疼痛一般可忍受，儿童可通过玩游戏、看电视等转移注意力。⑦术后按医嘱返院复诊换药，依据情况拆除纱布。⑧术后 7 天保持伤口清洁，禁止淋浴；7 天后可在保持切口干燥的前提下进行淋浴、坐浴。⑨术后按医嘱使用苯扎氯氨溶液或高锰酸钾溶液浸泡清洗（每日 2～3 次，每次 10～15 分钟），淋浴时清洗刀口缝合部位的钛钉，可帮助脱落。手术切口缝合的钛钉通常术后 1 周起开始相继脱落，绝大部分患者 1 个月内脱完，若 1 个月后仍有钉子未脱落，可返院拆除钛钉。⑩成人术后禁欲 1 个月，以防止影响伤口愈合。

"丁丁"弯弯的，影响生活？可能是先天性尿道下裂

阿发刚出生时，细心的父母就发现他的"小丁丁"的总是耷拉向下的，等到能走路时，站着拉尿总是把裤子拉湿，每次只能蹲着拉。父母带着疑问来到省城医院就诊，经医生检查发现阿发患的是一种叫"先天性尿道下裂"的疾病。经手术纠正治疗后，阿发的"丁丁"终于恢复正常了。那么，什么是先天性尿道下裂呢？

尿道下裂是先天性畸形吗，会不会遗传给下一代，为什么会得这个疾病，能否预防

先天性尿道下裂是男性泌尿生殖系最为常见的先天畸形之一，发病率约为3‰。尿道下裂具有一定的遗传性，但不是说绝对的受遗传因素的控制，其病因目前仍不十分清楚，可能与遗传基因缺陷、内分泌缺陷、雄激素受体缺乏等因素有关，同时受外界环境因素如射线、药物、病毒感染等的影响。

目前暂无明确的预防方法及药物，想要从病因学上来预防该病的发生仍然很困难。但孕妇在围产期进行科学的围产保健和规律的产前检查，有助于该疾病的早期发现及早期治疗。

尿道下裂有什么表现

典型的尿道下裂有以下三个表现：①尿道外口异位，即排尿的位置不在正常的龟头处；②阴茎下曲，即"小丁丁"不是直的，而是向下弯的，很多时候"小丁丁"发育也短小；③包皮异常分布，即"小丁丁"的包皮是不对称的，背侧的像帽子样堆积，而腹侧的是没有的。还有一些情况可能合并其他的畸形，如无睾丸畸形（隐睾）、阴囊肿大（鞘膜积液）等。

尿道下裂有什么危害

尿道下裂会严重影响患儿的身心健康，患儿容易变得自卑、内向、孤僻，留下心理阴影；另外会影响男性生殖器的发育，可能会造成阴茎勃起时疼痛；成年后由于阴茎下弯而无法完成正常的性生活；严重的尿道下裂患者因不能站立排尿，对生活恐惧而避免与异性接触，影响社交。

尿道下裂该怎么治疗，什么时候手术治疗最好

手术是尿道下裂唯一的治疗方法。尿道下裂的术式多达 200 多种，但没有一

种术式适用于所有类型的尿道下裂。手术可一期或多期完成，一期完成即矫正阴茎下弯术和尿道成形术一起进行。具体术式能否一期完成需根据尿道下裂的程度来决定。

手术时机一般建议在 6 ～ 18 个月龄为宜，此时阴茎已发育到一定大小，适合手术操作，同时可尽早减除患儿家长的焦虑，减少对患儿身心的影响。若为多期手术者，第二期手术应距第一期手术后 6 个月以上，待局部瘢痕软化稳定、血供建立良好后再行二期尿道手术。但应在学龄前完成所有治疗。

手术有什么并发症，如何预后

尿道皮肤瘘和尿道狭窄是尿道下裂术后常见的并发症，发生率在 10% ～ 30% 之间。手术的成功率与患儿的自身状况及术者的经验相关。虽然目前尿道下裂手术的并发症与失败率仍较高，但经积极治疗，尿道下裂是可以治愈的。选择合适的手术时机和手术方式是治愈的关键。

"蛋疼"真不是开玩笑，警惕睾丸扭转

"蛋疼"是年轻人常用的网络流行语，指无聊至极或对某件事的无力感。但如果现实中真的发生"蛋疼"，不要觉得这是一件羞于启齿的事，如果处理不及时，耽误最佳诊疗时机，将可能会永远失去"蛋蛋"，造成无法逆转的后果。医学上将这种疾病称为睾丸扭转。今天，咱们就一起聊聊"蛋蛋的忧伤"——睾丸扭转。

什么是睾丸扭转

睾丸扭转是泌尿外科常见的急症之一，是由于各种原因导致睾丸翻转或旋转，连于它后面的精索也随之发生扭转，精索里面的血管也发生扭转进而梗阻，导致睾丸供血受到影响，患者出现睾丸剧烈疼痛的症状，如未能及时复位将导致睾丸缺血甚至坏死（图 1）。

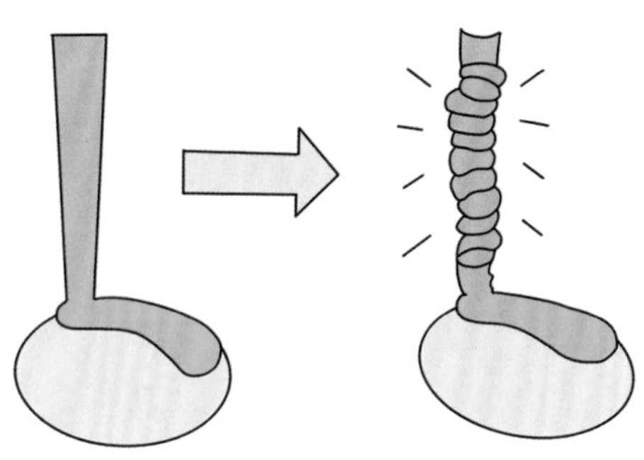

图 1　睾丸扭转示意图

睾丸扭转的病因和危险因素

睾丸扭转在任何年龄均可发病，最常见于青少年（12 ～ 18 岁）。发病可能与下列因素有关：精索和睾丸鞘膜或系膜结构发育异常、夜间迷走神经兴奋、气温和体位的突然变化等，其中剧烈活动是常见的睾丸扭转诱因。所以，有的患者是参加体育活动时发生，有的是夜里睡觉或早上起床时发生。

如何判断睾丸扭转

典型症状为突然发生一侧睾丸剧烈疼痛，常在剧烈活动后、夜间睡眠或刚起床时。患侧睾丸附睾肿大，超声提示睾丸血流供应减少或消失，多数患者还伴有恶心呕吐，少数有低热。仔细检查阴囊可发现睾丸位置不对称，扭转的睾丸往往位置较高，触诊患侧睾丸，常常会使患者感到十分痛苦。

引起“蛋疼”的原因有很多，如急性睾丸附睾炎、睾丸脓肿、睾丸外伤、睾丸肿瘤、精索静脉曲张诱发的睾丸痛、输尿管结石引起的睾丸牵涉痛等，但一定要警惕睾丸扭转的可能，处理不及时，缺血时间长将影响睾丸的功能，影响精子质量，甚至导致睾丸萎缩、坏死，影响生育。

发生睾丸扭转怎么办

睾丸扭转的程度和发病持续时间将影响睾丸血液循环。睾丸持续扭转360°、大于6小时，睾丸功能将明显降低，12～24小时将出现睾丸坏死；持续扭转720°，2小时即会发生睾丸坏死。所以越早发现，越早手术干预，睾丸功能得到保留的机会将越大。即及时诊疗是挽救患侧睾丸的关键。

在处理睾丸急症时，最重要的是将睾丸扭转放在所有鉴别诊断的第一位。怀疑睾丸扭转，应尽早进行手术探查阴囊，如果睾丸色泽红润，精索血管搏动良好，可以保留睾丸；如果睾丸坏死，行坏死睾丸切除术，对侧也可考虑行睾丸固定术，降低对侧睾丸发生扭转的可能性。

所以，“蛋疼”非小事，要警惕睾丸扭转的可能，不要犹豫，及时去医院就诊，不要因为害羞或者强忍疼痛而延误最佳治疗时机，最后失去“蛋蛋”遗憾终身。

要想"水"落，必须"石"出！泌尿系结石防治有办法

泌尿系结石是泌尿系的常见病。结石可见于肾、膀胱、输尿管和尿道的任何部位。但以肾与输尿管结石为常见。临床表现因结石所在部位不同而有异。肾与输尿管结石的典型表现为肾绞痛与血尿，膀胱结石主要表现是排尿困难和排尿疼痛。一旦发生肾绞痛，那可真是疼得要命。

为什么会得泌尿系结石

流行病学因素：包括年龄、性别、职业、社会经济地位、饮食成分和结构、水分摄入量、气候、代谢和遗传等。以上因素都可与泌尿系结石相关。

尿液因素：形成结石的物质排出过多；尿液中钙、草酸、尿酸排出量增加；尿酸性减低，pH 增高；尿量减少，使盐类和有机物质的浓度增高；尿中抑制晶体形成的物质如枸橼酸、焦磷酸盐、镁、酸性黏多糖、某些微量元素等含量减少。以上情况都容易引起泌尿系结石。

还有解剖结构异常，如与尿路梗阻、尿路感染相关的磷酸钙和磷酸镁铵结石。遗传因素也会导致结石发生，如家族性胱氨酸结石。

泌尿系结石的成分

我们把泌尿系结石拿去做化学成分分析，发现这些"石头"的成分分别有草酸钙、磷酸钙、碳酸钙、尿酸、胱氨酸等，其中草酸钙结石最为常见，约占80%。而不同成分的石头特质各有不同，具体如表1。

表1　常见尿石物理特性

尿石名称	外形	表面	颜色	硬度	X 线显影度
草酸钙	圆或卵圆形	粗糙	深褐	坚硬	+ + +
磷酸盐	不定形或鹿角形	颗粒状	微黄	较硬	+ + +
碳酸盐	成块	光滑或稍粗糙	灰白	脆	+ + +
尿酸盐	圆或卵圆形	光滑或粗糙	黄至褐	坚实	±
胱氨酸	不定	光滑	淡黄	较脆	±
黄嘌呤	圆或卵圆形	光滑	棕黄	坚实	±

泌尿系结石的危害

尿路结石可引起肾绞痛、血尿、尿频、尿急、尿痛等症状；尿路梗阻致肾盂肾盏扩大、肾积水，肾皮质萎缩，损伤肾功能；结石合并感染会引起结石性肾盂肾炎、肾积脓、肾周围炎、肾周围脓肿；结石可直接引起肾脏和膀胱损伤。较大或表面粗糙的结石容易造成肾脏或膀胱黏膜糜烂、溃疡出血，甚至引起自发性肾破裂、肾瘘；结石长期刺激黏膜还可能引起泌尿系鳞状上皮癌，如肾盂癌、膀胱癌。

日常应该怎么预防

结石的第一层预防方法就是适量喝水。①成年男性患者饮水量为 2500 ～ 3000 毫升/日；②病人、心肺肾功能正常的老年患者为 2000 ～ 2500 毫升/日；③夏季可适当增加饮水量，维持尿量 2000 ～ 3000 毫升/日以上；④结石成分的排泄多在夜间和清晨出现高峰，因此睡前、睡眠中起床排尿后也须饮水 300 ～ 500 毫升。

结石的第二层预防方法是做到食物优化，不同成分的石头有不同的注意事项。①草酸钙结石：应避免食用萝卜、菠菜、苋菜、芹菜、莴苣、竹笋、土豆、豆制品、可可、巧克力、红茶、酸梅、可乐、啤酒。②磷酸钙和磷酸镁铵结石：宜低磷酸钙饮食，宜食酸性食物。低磷食物包括藕粉、粉条、白菜、卷心菜、蛋清、芹菜、西红柿等。③尿酸结石：适当碱性饮食，忌食高尿酸食物，如猪肉、牛肉、鸭肉、鹅肉、动物内脏、盐渍或油炸食品、肉干、各种肉汤。④胱氨酸结石：这是先天性胱氨酸尿症，是一个常染色体隐性遗传病，目前缺乏治疗胱氨酸结石的特效药物，故需在饮食上多注意，应采用低蛋氨酸饮食，比如蛋、禽、鱼、肉等，多吃水果、蔬菜，多饮水，以减少胱氨酸浓度。

结石的第三层预防是药物预防。①草酸钙结石：服用抑制体内产生过多草酸的药物如吡哆胺，适用于原发性高草酸尿症。或降解草酸的细菌，用于肠道处理草酸，减少草酸的摄入。②尿酸结石：使用别嘌呤醇，抑制次黄嘌呤转化为尿酸，以及服用枸橼酸钾或碳酸氢钠碱化尿液。

结石的第四层预防：治疗后须定期随访。①根据定期随访明确结石患者是否需要更改药物治疗方案。②定期随访能监测患者结石是否复发。③定期随访能监测药物的并发症及不良反应，例如尿酸结石患者使用别嘌醇治疗时须监测肝功能。

泌尿系结石是非常常见的疾病，在医生的指导下通过改善日常生活习惯，辅助药物治疗，都可以得到较好的效果；如果药物治疗无效，还可采用体外超声波碎石术及手术治疗。

上了岁数，想尿却又尿不出来？揭开前列腺增生的秘密

年轻的男性朋友们，相信在进入公厕的时候，会碰到这样的现象：有时当我们冲进厕所酣畅淋漓地排出小便时，早已站在旁边的上了年纪的老人居然还没解出来。年轻的我们可能会偷偷地笑。殊不知，现在的他们，非常有可能就是将来的我们。

我们的身体就如同机器一样，用久了或者使用方法不当，就会出现磨损、锈蚀和堵塞等毛病。例如男人的前列腺问题，年龄大了，小便不通畅了，拉不干净，拉不出来了，有的人甚至演变成前列腺癌，为此付出了生命。由此看出，老年男性晚年生活质量深受前列腺的影响。今天咱们就详细科普下前列腺那些事，助力打开老年男性身体"水龙头"。

什么是前列腺增生

前列腺处于膀胱的出口处，是围绕着尿道的特殊位置。而且，前列腺既有分泌前列腺液、营养精子的作用，又有控制排尿、运输精液的功效，一旦发生了增生，就会从四面八方压迫尿道，使膀胱内的尿液排出受阻。起初，由于尿液排出受阻，膀胱必须用更大的力量才能将尿液通过变窄的尿道排出，因此，膀胱壁的逼尿肌代偿性增厚，这时，虽然尿液尚能完全排出，但患者开始出现尿频、尿急，尤其夜尿增多的症状。随着前列腺继续增生，尿道更加狭窄，尿液逐渐无法完全排出体外，这时，不仅膀胱内会残存尿液，膀胱壁薄弱的地方还会凸出，形成憩室。随后，增生继续发展，膀胱壁也会更加扩张、变薄、无力。（图 1）

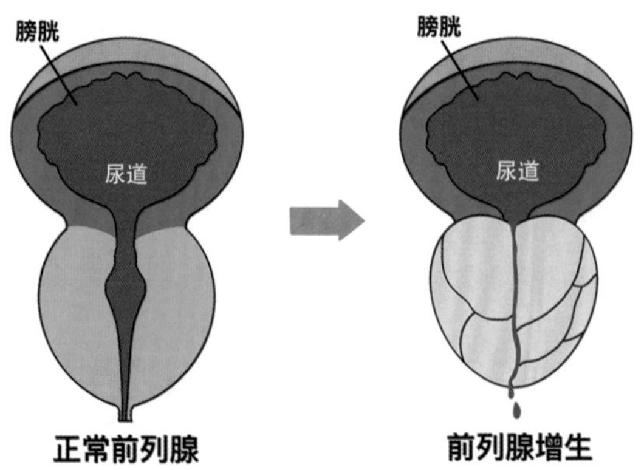

图 1　前列腺增生

前列腺增生的病因

（1）前列腺炎未彻底治愈，或尿道炎、膀胱炎、精阜炎等，使前列腺组织充血而增生肥大。

（2）过度的性生活和手淫，使性器官充血，前列腺组织因持久淤血也会使前列腺增生肥大。

（3）此外经常酗酒或长期饮酒，嗜食辛辣等刺激性食物，刺激前列腺增生肥大。

（4）缺乏体育锻炼，动脉易于硬化，前列腺局部的血液循环不良，也会导致本病。

（5）情绪不畅，就会导致肝淤气滞，气血不通，造成体内淤血，而引起前列腺的循环受阻，导致增生发生。

（6）憋尿时间过长，饮水量减少会使尿液浓缩、排尿次数减少，导致尿内毒素沉积，尿液内的有害物质就会损害前列腺。

（7）膳食结构不合理，饮食习惯不健康也是诱发前列疾病的一个重要因素。

（8）老年性前列腺增生大多因为肌体功能减退，激素调节失衡，属于中医的“肾虚”范畴。

前列腺增生的预防及治疗方法

生活习惯上的预防治疗：定时定量饮用水，避免饮酒及大量的咖啡饮料；加强体育锻炼；定期复查前列腺超声和前列腺特异性抗原指标。

药物治疗：目前主要有多沙唑嗪、坦索罗辛、非那雄胺等药物。

手术治疗：可以通过经尿道前列腺电切术、经尿道激光手术、经尿道前列腺电切汽化术等手术治疗。

前列腺增生患者日常应该怎么做

日常生活中避免或限制使用抗胆碱和抗组胺药，如阿托品、山莨菪碱等药物，它们会收紧尿道周围的肌肉，使排尿更困难；在就诊时也要告知医生自己的患病情况，以防医生开了含有这些成分的药物。

加强骨盆底肌肉的锻炼，如提肛运动，可增加排尿相关盆底肌肉肌力，从而利于排尿。少喝咖啡少饮酒，酒精和咖啡因具有利尿和刺激作用，会加重症状。夜间少喝水可缓解尿频症状，有尿意时及时小便，避免憋尿。注意保暖，较冷的温度会导致尿潴留并增加排尿的急迫性。

年轻时，注意性生活的频率不要过度，尤其减少手淫频率。

"笑尿了"，别只当玩笑，专家带您远离女性尿失禁的尴尬

有这么一群女性，她们在众人面前不敢咳嗽，不敢打喷嚏，不敢放声大笑，不敢提重物……有人甚至躲避正常的社交生活，无缘工作、家庭的重要时刻。让她们困扰的就是被称为“社交癌”的尿失禁。那什么是压力性尿失禁，又是什么原因引起的，有什么危害，该如何治疗？

什么是压力性尿失禁

压力性尿失禁（SUI）是指打喷嚏、咳嗽、大笑或运动等腹压增高时出现不自主的尿液自尿道口漏出。尿动力学检查时可以发现，在膀胱充盈时，腹压增高但逼尿肌无收缩的情况下，会出现不随意的漏尿，这就是压力性尿失禁。压力性尿失禁作为最常见的盆底疾病之一，常见于产后及中老年女性。有研究表明，中国成年女性压力性尿失禁的患病率为 18.9%。在 50～59 岁的年龄段多发，其患病率高达 28.0%。

压力性尿失禁的病因有哪些

尿失禁明确的相关因素有年龄、妊娠分娩、肥胖、盆腔脏器脱垂、激素水平、盆腔手术、长期增大的腹压等，综合因素导致了尿道括约肌功能下降、尿道黏膜封闭功能下降、膀胱颈近端尿道下移等病理改变，从而导致压力性尿失禁。

压力性尿失禁有哪些危害

长期尿失禁可导致会阴部皮疹、阴道炎症、反复尿路感染等疾病。容易出现自卑心理，因焦虑烦躁带来不良心理情绪，还因限制个人的活动，影响社会交往生活。

压力性尿失禁的典型症状及分度

根据典型的压力性尿失禁症状，即大笑、咳嗽、喷嚏或行走等各种程度腹压增加时尿液溢出，停止加压动作时尿流是否随即终止，即可明确诊断。

根据临床症状，可将压力性尿失禁分为三度。①轻度：一般活动及夜间无尿失禁，腹压增加时偶发尿失禁，不需佩戴尿垫。②中度：腹压增加及起立活动时，有频繁的尿失禁，需要佩戴尿垫生活。③重度：起立活动或卧位体位变化时即有尿失禁，严重地影响患者的生活及社交活动。

压力性尿失禁该怎么治疗

目前压力性尿失禁的治疗方法有保守治疗和手术治疗，具体选择哪种治疗方式，需根据患者临床症状严重程度和患者意愿选择。

（1）轻症尿失禁患者。前期的治疗可选择保守治疗，除了保持良好的生活习惯，如减肥、戒烟、改变饮食习惯等外，临床上常用的还有盆底肌锻炼、盆底电刺激治疗、电子生物反馈治疗等。必要时可结合药物治疗，尤其合并使用雌激素或盆底肌训练等方法时疗效较好。盆底功能锻炼，可用凯格尔（Kegel）训练：持续收缩盆底肌（提肛运动）2～6秒，松弛休息2～6秒，如此反复10～15次，每天训练3～8次，持续8周以上或更长。此法方便易行，适用于各种类型的压力性尿失禁。停止训练后疗效的持续时间尚不明确。

（2）重症尿失禁患者。可推荐手术治疗。目前经阴道尿道中段吊带术已逐渐取代了传统的开放手术，具有手术时间短、损伤小、疗效好等优点，手术后3天即可出院。

什么情况需要手术治疗

（1）保守治疗效果不佳或不能坚持，不能耐受，预期效果不佳的患者。

（2）中重度压力性尿失禁，严重影响生活质量的患者。

（3）生活质量要求较高的患者。

（4）伴有盆腔脏器脱垂等盆底功能病变需行盆底重建者，应同时行抗压力性尿失禁手术。

肾不好？别怕，医生手把手教您如何吃

慢性肾脏病（chronic kidney disease，CKD）是指在各种不良因素的影响下，肾脏功能逐步受损，肾脏的结构遭到发展性破坏。通俗来说，慢性肾脏病不是突然发作的，而是患者长期忽略肾脏疾病堆积而成的恶果。2017 年全球有 6.97 亿慢性肾脏病患者，较 1990 年增加 29%；患病率为 9.1%，其中 1/3 在中国和印度。2017 年，全球有 120 万人死于慢性肾脏病。中国有 1.32 亿慢性肾脏病患者，患病率约为 10.8%，近 1/3 为糖尿病肾病。

众所周知，慢性肾脏病患者的饮食是很重要的。

肾病饮食之能量

热量摄入充足可使优质蛋白在体内被充分利用，同时也可防止因热能供给不足使体内蛋白质分解，真正达到补充蛋白质、氨基酸所起到的节氮作用。

慢性肾脏病 1～3 期：达到和维持目标体重，当体重下降或出现其他营养不良表现时，酌情增加。

慢性肾脏病 4～5 期：根据身高、体重、性别、活动量、饮食史、合并疾病及应激状况进行调整。

年龄≤60 岁：能量 =35 kcal(146 kJ)/(kg·d)

年龄>60 岁：能量 =30～35 kcal(126 kJ～146 kJ)/(kg·d)

国际推荐适用于东方人的标准体重计算方法：

(男性)标准体重(kg) =[身高(cm) -100]×0.9(kg)

(女性)标准体重(kg) =[身高(cm) -100]×0.9(kg) -2.5(kg)

肾病饮食之蛋白质

采用限量优质蛋白饮食，适当降低蛋白质的摄入量，可以减少体内含氮废物的生成量，从而减轻肾脏的负担。蛋白质的质对含氮废物的生成量会产生直接影响，优质蛋白质（如奶、蛋、鱼、瘦肉类）可被人体充分利用，仅产生较少的废物。尽可能少吃含植物蛋白的物质，因其含非必需氨基酸多。为了限制植物蛋白的摄入，可采用麦淀粉、玉米淀粉、甘薯粉代替部分主食。

慢性肾脏病 1～2 期（健康成年人最低摄入量）0.8～1.0 g/(kg·d)；慢性肾脏病 3～5 期（非透析）0.6～0.8 g/(kg·d)；血透及腹透 1.0～1.2 g/(kg·d)；高分解应激 1.02～1.3 g/(kg·d)。

监测并依据体重变化、饮食史、合并疾病及应激状况进行调整。

水该怎么喝

每日水分的量 = 500 ～ 800 mL + 前一日尿量

少尿及水肿时要控水。少尿（每日尿液量<400 mL）或合并严重心血管疾病、水肿时，须适当限制水的摄入量，以维持出入量平衡。

常见食物的含水量，如图 1 所示。

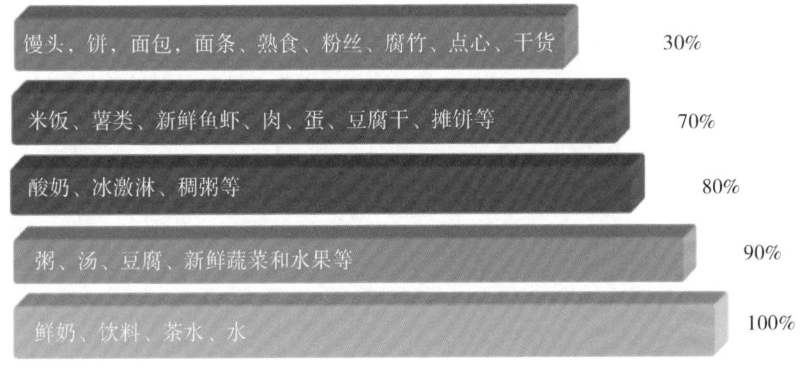

图 1　常见食物的含水量

矿物质和维生素的摄入标准

➢ 钠：各期慢性肾脏病患者钠摄入量应低于 2000 mg/d；

➢ 磷：磷摄入量应低于 800 mg/d；

➢ 钙：钙元素摄入量不应超过 2000 mg/d（800 ～ 1000 mg/d）；

➢ 钾：出现高钾血症时应限制钾的摄入；

➢ 铁：当出现贫血时，应补充含铁量高的食物；

➢ 其他：微量元素以维持血液中正常范围为宜；

➢ 同时避免发生血液电解质异常。

慢性肾脏病患者需适量补充天然维生素 D，以改善矿物质和骨代谢紊乱，补充日常膳食之不足，防止维生素缺乏。

肾病饮食的误区

（1）只吃素菜，就能够保护肾脏。

（2）喝水会加重肾脏负担，不口渴就不必喝水。

（3）不吃盐。

（4）只需要关注化验结果，饮食无所谓。

（5）动物类食品对肾病影响大，米面等粮食对肾病无影响。

现代人过多选择加工食品，而且烹饪方法不当，如老火汤、瘦肉汁等；饥饱不均，蛋白质摄入量忽多忽少，膳食结构不均衡，蛋白质类食物集中在某一餐，而不是较均匀地分配到每一餐中；水分摄入量没有依据尿量而调整等等。这些不恰当的饮食会加重病情，容易引起水肿、高磷、高钾、高尿酸血症，使蛋白质利用率低下，且增加尿毒症毒素潴留、加重酸负荷，最终加重残余肾功能损害，导致心血管并发症，加重病情，甚至威胁生命。虽然透析治疗可清除部分毒素，但无法像正常肾脏那样24小时持续工作。

透析患者因尿毒症症状、药物等影响食欲，导致营养物质摄入不足，疾病及透析导致的高分解状态及透析过程中营养物质丢失，导致蛋白质－能量营养不良发病率高，而营养不良往往加快残肾功能的丢失，加重病情，增加心血管并发症和死亡风险。

尿液变红就是"血尿"？找到血尿的"元凶"不简单

血尿是导致泌尿外科患者就诊的常见原因。在门诊室经常遇到患者拿着检验单，希望大夫能在三五分钟内给出一个明确的答案，这时候往往会让他们失望。血尿只是一个症状，导致血尿的疾病多种多样，治疗方法更是大相径庭。要想从根本上解决问题，还是要花一番功夫去寻找根源的。原因多、易混淆、难度大，急不得。

那么，有什么常见的原因可以导致血尿呢？

尿血未必是真的尿中有血

一些患者说有血尿，或者在检验报告里面看到了红细胞，这可能只是检验的误差。比如女性患者在经期检查就会污染尿液标本；或者由于一些药物或者食物的原因造成的尿液外观呈红色。曾经有个朋友的孩子因为爱吃红肉火龙果，后来尿色变成了粉红色，结果虚惊一场，原来是果肉里面的红色素代谢伪装成的"血尿"。

尿血时有没有疼痛

首先一定记住，无痛性肉眼血尿需要高度怀疑泌尿系统肿瘤，尤其是中老年人。即便只出现过一次，也应该高度警惕，绝不能因为"好了"就不来医院看，而错过了最佳诊断和处理的时机。但如果出现尿血的时候同时伴有疼痛，这些疾病反而没那么可怕，比如，尿路感染时通常会有小腹疼痛、腰痛或者排尿时疼痛，而泌尿系结石的病人在腰部剧烈疼痛的同时还会出现血尿。

不同的年龄、性别出现尿血

不同年龄段的患者，导致血尿的常见原因是不一样的。比如小孩或者青少年，出现肉眼或者镜下血尿，要考虑肾病或者先天性肾血管畸形的可能，再就是生理性的；年轻的女孩，尿路感染相对更为常见；对于中老年患者，先要考虑是不是泌尿系肿瘤，排除了之后才能考虑其他诊断。

是内科性的还是外科性的血尿

如果医生给您开了一张"尿红细胞位相"或者叫"红细胞形态计数"的检验单，就意味着他想进一步鉴别血尿的来源是肾性的还是肾后性的。简单理解一下，尿里面的红细胞，如果是在制造尿液的时候同时出现的，那红细胞就会被压缩变形；如果是在尿液形成之后在运输过程中再掺进去的，那红细胞的形态就是规整的。因此，如果尿检中变形的红细胞占多数，就应该请肾内科医生接手进一步治疗。内科性的血尿还经常会有尿蛋白或者管形，外观上，尿液中经常表现为泡沫多。

其他原因可能导致的血尿

一些导致血尿的疾病也会有家族史或者遗传性，比如特发性高钙尿症、多囊肾等。此外，除了来源于泌尿系统，其他系统疾病也会导致血尿，像结核病、血液病、心脏病、红斑狼疮等。因此，如果您知道自己以前还有什么其他的疾病或者外伤史，就诊时请千万别忘记告诉医生，这样对分析判断血尿的原因很有帮助。

另外，还有一些中老年人体检时总会在显微镜下看到潜血为（±）或有1个（+），没有任何症状，但反反复复却就是找不到血尿的原因。如果已经做过了系统的检查和肿瘤排除，也就不必过分担心，这种无症状性镜下血尿注意定期复查就可以了。

留意尿液，颜色变化的背后暗藏“健康密码”

尿液是人体每天都会产生的排泄物，一般每天都会产生1～2 L的尿液。可是大家每次小便过后，有没有认真留意过自己的尿的颜色呢？尿液颜色与饮水量、运动、饮食、药物等因素有关，也与某些疾病相关。尿色的改变或许是你的身体正在发出健康的预警，从尿的颜色我们可以初步判断很多疾病，对疾病的诊断有一定的临床意义。

尿液是重要的健康“晴雨表”，这里总结了这些五颜六色的尿液后面蕴藏的那些健康问题。

浅黄色或无色透明尿：这是正常的尿液颜色，喝水多时尿色呈无色透明，喝水少时尿的颜色会偏深，呕吐、腹泻、急性高热、出汗较多等原因导致的体液丢失过多会使得尿液浓缩，颜色加深。

粉红色或红色尿：临床上最为常见的原因为血尿，主要见于各种原因所致的泌尿系统出血，如外伤、泌尿系结石、泌尿系肿瘤、肾炎、前列腺疾病、血液系统疾病等。也可见于服用或使用了某些药物，如利福平、苯妥英钠、酚酞等。也见于食用含红色色素丰富的食物如火龙果、甜菜、蓝莓等。

亮黄色尿：主要与服用过多的维生素C有关。

橙色尿：主要见于摄入过多的含橙色色素丰富的食物，如胡萝卜、橙子等。

蓝色或绿色尿：主要与使用药物有关，如化疗药、亚甲蓝、消炎痛、靛胭脂、氨苯蝶啶、阿米替林等，也可见于绿脓杆菌感染。

深茶色尿：尿液内含胆红素较多，主要见于肝脏胆道系统疾病，表现为胆红素尿，如肝细胞性黄疸、梗阻性黄疸等。

棕褐色尿：如同酱油一样，见于肾脏挤压伤、剧烈运动、阵发性睡眠性血红蛋白尿症、蚕豆病、血型不符的输血反应等。

乳白色尿：可见于脓尿、乳糜尿、菌尿、结晶尿。脓尿即尿中含有大量脓细胞，乳糜尿可见于淋巴管瘘、淋巴管阻塞、淋巴管先天发育不全、丝虫病等，乳糜液或淋巴液进入尿液，使得尿的外观呈乳白色。结晶尿常常表现为排出时清亮，静置后呈乳白色浑浊，尿液镜检可见较多结晶。

紫色尿：较为少见，主要见于紫色尿袋综合征，通常是长期导尿伴尿路感染情况下出现，细菌对碱性尿液中的色氨酸代谢物分解成吲哚代谢产物靛蓝和靛玉红，靛蓝和靛玉红与尿袋相互作用后沉淀，成为紫色。对于长期留置尿管的患者，需要定时更换尿管和引流袋。

黑色尿：较为少见，可见于恶性疟疾、黑色素肿瘤、爱迪生病，也可见于使用某些药物，如左旋多巴、奎宁、甲酚等，停药后可以迅速恢复正常。

尿液的颜色受饮食、药物、运动以及各种疾病的影响，所以出现异常的尿的颜色时，不要过于惊慌，先好好想想最近有没有吃过什么特殊的食物或药物，最近有没有剧烈运动，如果排除饮水量、食物、药物导致的尿色改变，建议及时就医。所以，上厕所时多关注一下自己的尿液颜色，重视尿液这个身体健康的“信号灯”与“晴雨表”。

第九章

内分泌，隐匿的重要信使

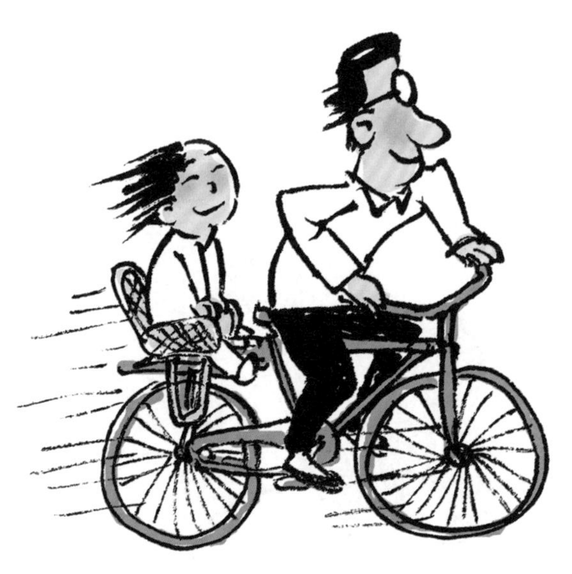

那时坐上爸爸的
凤凰牌单车
能听到风的声音

内分泌疾病，是指内分泌腺或内分泌组织本身的分泌功能和（或）结构异常时发生的症候群。通俗来讲，多种激素调节着我们身体的变化，当激素水平异常时，也会通过某些疾病表现出来，最广为人知的有糖尿病、痛风、甲亢、风湿病、肥胖等。本章从发病机制、表现、治疗等方面叙述最为常见的几种内分泌系统疾病，带大家一起通过外在的表象，寻找出疾病的本质。

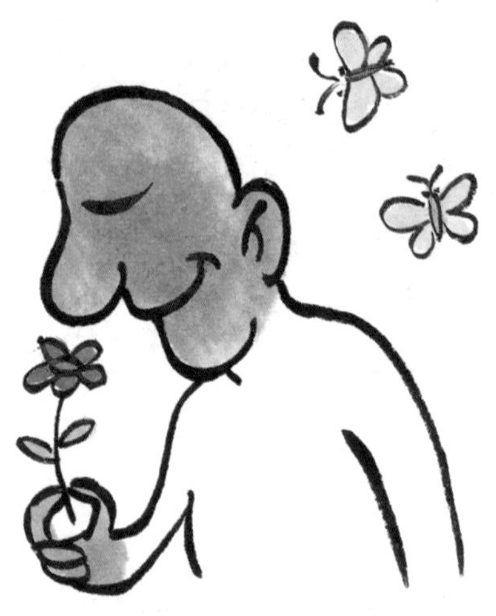

把时间浪费在美好事物上
然后遇见更好的自己

认识糖尿病

什么是糖尿病

糖尿病是由遗传因素、免疫功能紊乱、微生物感染及其毒素、自由基毒素、精神因素等各种致病因子作用于机体，导致胰岛功能减退和（或）胰岛素抵抗等引发的糖、蛋白质、脂肪、水和电解质等一系列代谢紊乱综合征，临床上以高血糖为主要特点。

2017 年，中国大陆约有 1.144 亿糖尿病患者（20～70 岁），约有 84 万名患者死于糖尿病，其中 33.8% 的年龄小于 60 岁。

糖尿病诊断标准

有糖尿病症状（多饮、多食、多尿、体重减少），且随机血浆葡萄糖≥11.1 mmol/L 或空腹血浆葡萄糖≥7.0 mmol/L 或 75 g 葡萄糖负荷后 2 小时血浆葡萄糖≥11.1 mmol/L，或者糖化血红蛋白≥6.5%（美国糖尿病协会已纳入此项为诊断指标）。应注意急性感染、创伤或其他应激情况下可出现暂时血糖升高，不能依据此时血糖诊断为糖尿病，须在应激消除后复查。

哪些人容易得糖尿病

有糖尿病家族史、肥胖、缺少运动的人，老年人，妊娠期妇女，以及有高血压或者高血脂者。

糖尿病的危害

（1）血糖过高容易导致糖尿病急性并发症，比如糖尿病酮症酸中毒、高渗性昏迷等，可能影响患者生命。

（2）血糖过高容易诱发呼吸道、泌尿系等部位的感染，导致伤口愈合慢甚至不愈合。

（3）长期慢性高血糖可影响心、脑血管发生心脑血管疾病，比如脑梗死、冠心病、心绞痛、心肌梗死等。

（4）易并发糖尿病肾病、糖尿病眼底病变，导致肾功能不全，甚至是透析、失明等。

（5）糖尿病神经并发症，影响中枢神经、周围神经、颅神经、植物神经等，导致感觉减退或痛觉过敏、神经麻痹等症状。

（6）如果引发糖尿病足，甚至需要截肢。

糖尿病的教育和管理

（1）教育管理。以近期控制血糖、防止出现并发症与远期提高生活质量、延长生命为目标，了解糖尿病的相关知识，遵循医嘱，结合生活方式进行个性化的糖尿病干预。

（2）血糖监测。除定期在医院做糖尿病相关检查外，还应在家进行末梢血糖监测，掌握自己的血糖变化规律，为药物结合生活方式干预提供依据。

（3）药物治疗。须在正规医院就诊并遵医嘱用药，切勿自行停药和改变药量。

（4）医学营养治疗。糖尿病及糖尿病前期患者都需要依据治疗目标接受个体化医学营养治疗，这也是糖尿病综合防治的前提。

（5）运动治疗。在医生的指导下进行适当的运动，对糖尿病的防治有促进作用。但是运动前要做必要的评估，运动前后要加强血糖监测，避免发生低血糖。

糖尿病患者的治疗目标

糖尿病患者治疗除血糖要达到正常外，其他包括糖化血红蛋、体重指数、胆固醇、血脂、高密度脂蛋白、低密度脂蛋白均应控制在正常水平（表1）。

表1　糖尿病治疗指标理想值

项目	条件	理想值
血糖/(mmol/L)	空腹	4.4～7.0
	随机	<10.0
糖化血红蛋白	—	<7.0
血压/mmHg	—	<130/80
体重指数	—	<24
总胆固醇	—	≤4.5
甘油三酯	—	<1.7
高密度脂蛋白/(mmol/L)	男	>1.0
	女	>1.3
低密度脂蛋白/(mmol/L)	未合并冠心病	<2.6
	合并冠心病	<1.8

糖尿病的预防

(1) 学习糖尿病预防知识，每年进行1次常规的体检，如果有直系亲属患有糖尿病或者空腹血糖超过5.6 mmol/L时，需要完善糖耐量试验，早诊断、早预防、早治疗。

(2) 建立健康的生活方式，主要包括合理膳食和加强运动。

(3) 饮食上尽量要少吃含糖量高的食品，比如碳酸饮料、快餐食品。在保证最基本热量摄入的情况下，少进食碳水化合物，多吃蔬菜类食品，可以适当补充鱼、肉、蛋等食品。

(4) 运动上，无论是跑步之类的有氧运动，还是“举铁”这些抗阻运动，只要动起来，都能有效刺激胰岛素，增加它的敏感度。另外，运动能促进肌肉组织的血液循环，让更多葡萄糖用起来，降低血液中的葡萄糖浓度。而且有规律的运动可以改善肥胖，提高身体的胰岛素敏感性。

如果诊断为糖尿病，在控制饮食和合理运动仍然不达标时，应及时就诊服药。

糖尿病已成为危害人类健康的主要慢性非传染性疾病之一，要重视并正确认识糖尿病及其危害，切不可盲信所谓的偏方和“名医”能够治愈糖尿病。若您是糖尿病易患人群或患者，请及时到正规医院就诊和咨询。

糖友运动的“三大纪律”与“八项注意”——糖尿病运动疗法

运动可以锻炼肌肉、消耗脂肪、减轻体重，可以改善骨骼肌功能，提高胰岛素敏感性，降低“三高”（高血糖、高血脂、高血压），改善心肺功能，让患者精力充沛、情绪稳定，从而提高生活质量。研究显示：坚持规律运动10年以上的糖尿病患者死亡率明显降低。那么，糖尿病患者如何正确迈开腿？我们认为，只有遵循运动的“三大纪律与八项注意”，才能科学规律地做好运动。

运动的“三大纪律”要求

第一，运动的原则。

（1）循序渐进、持之以恒。人体经历开始、适应和维持三个运动阶段，逐渐增量，避免运动量过大和过快。

（2）将运动融入生活，如出门尽量走路、骑自行车，少乘汽车及电梯，锻炼肌肉，消耗能量。

（3）运动方案随病情、药物种类及饮食控制而调整。如果多吃了一点，可多运动一会儿，达到满意降糖效果。

第二，适合运动的情况。糖尿病前期肥胖患者、血糖波动不大和并发症不明显的2型糖友，对有微量白蛋白尿、单纯性视网膜病无眼底出血、糖尿病外周神经病变等病友，在血糖控制稳定后，可适当运动。1型糖尿病无酮症酸中毒患者，在注射胰岛素血糖达标后可参加运动。

第三，不适合的运动的情况：糖尿病患者适合低、中强度的运动。短时间内剧烈运动增加机体应激反应，升高血糖，少数甚至诱发酮症酸中毒。特别是伴有严重并发症（如肾病、大血管病变）患者，有增加心脑血管疾病和低血糖的风险。因此，并不是每位糖友都能适合运动的，有以下情况的，都不宜运动：①血糖波动大，空腹血糖超过15 mmol/L；②合并急性并发症如糖尿病酮症酸中毒、糖尿病高渗状态等；③合并慢性严重并发症如心、肾功能衰竭、严重视网膜病变、下肢大血管病变、糖尿病足等；④血压控制不稳定、心电图显示严重心律失常、脑梗死（急性期）等。

运动的“八项注意”

（1）运动的方式。糖尿病患者并不是运动强度越大越好，应根据个人病情、年龄、平时运动习惯进行个性化选择。主张运动的多样性，推荐快走、慢跑、骑自行车、上下楼梯、爬山、游泳、打太极拳等有氧运动。若有膝关节病变，避免爬山、深蹲。最好在主管医生的指导下制定有效的运动方案。

（2）运动的频率与持续时间。提倡天天坚持，定时定量。运动持续时间 20～40 分钟，不包括热身和结束后的整理运动。为避免肌肉拉伤，应逐渐增加运动频率、时间和强度。研究表明，即使每周仅仅步行 2～3 小时，糖友全因死亡率下降 39%，心血管事件诱发死亡率下降 34%。“生命在于运动”，同样也适用于我们糖友。

（3）运动的强度。运动强度因人而异。身体感受最佳状态为：微微气喘但还能与同伴正常交谈。也可以用心率来简单计算衡量：运动时保持最大脉率（次/分钟）应小于“170－年龄”为最佳量。

（4）运动的时机。选择晚餐后 1 小时、运动 30 分钟为最佳时机，不宜在饱餐后或空腹时运动；避开正午炎热时运动，以防中暑；不提倡寒冷天气晨练，因冷空气刺激血管收缩，容易诱发心脑血管疾病；避免晨雾天气运动，呼吸空气中悬浮颗粒，影响肺功能；避免注射胰岛素或口服降糖药物发挥最大效应时运动，因药物作用高峰容易发生低血糖。

（5）运动前的准备工作。运动前充分准备，可行心肺功能检查，在医师、糖尿病专科护士的指导下选择运动方式。先做 5～10 分钟热身运动，逐渐加快心跳、呼吸，避免拉伤肌肉、关节和韧带。运动前要补充一定量的水分。准备宽松舒适的运动服、有弹性的运动鞋和吸水性较好的棉袜。

（6）运动中的注意事项。如出现心慌、头晕、手抖、出冷汗等情况，可能是低血糖，应立即停止运动，服用随身携带的糖果，直至症状消失；若出现胸闷、心痛、憋气，可能诱发冠心病，应立即原地休息，含服速效救心丸；夏季炎热要注意避免中暑，一经发生，要到阴凉通风处休息，喝凉开水。如果以上症状经简单处理不能缓解，需及时就医。

（7）运动后的细节防护。运动后应做 5～10 分钟整理运动，不能突然停止运动；注意查看双脚，观察皮肤有无水疱、血泡、破损和感染等，防止糖尿病足发生；避免立即进空调房、洗凉水澡，最好休息半小时后再洗温水澡，防止心脑血管疾病发生；运动出汗后及时更换湿衣服，以防受凉感冒，

（8）其他提醒事项。避免清晨空腹运动，否则容易发生低血糖。最好找糖尿病患者结伴运动，以便出现紧急情况相互救治。随身携带一些饼干、水果味糖块、含糖的饮料和水杯，以防低血糖。不要赤脚走路，以免磨破足底皮肤。

什么是糖尿病足

糖尿病足的定义

糖尿病足是糖尿病患者踝关节以远的皮肤及其深层组织遭破坏，常合并感染和（或）下肢不同程度的动脉闭塞症，严重者累及肌肉和骨组织。

糖尿病足的危害

糖尿病足是导致患者致残、致死的严重慢性并发症之一，其发病率高，治疗困难，花费巨大，给患者以及社会带来沉重的负担。据估计，全球约每 20 秒就有一例糖尿病患者截肢。

糖尿病足常见危险因素

由整体危险因素与局部危险因素组成。

（1）整体危险因素是指男性、吸烟、糖尿病病程长、视力障碍、糖尿病并发症与合并症多。此类患者需要重点关注足部情况。

（2）局部危险因素更多是导致糖尿病足溃疡的诱因方面，如糖尿病周围神经病变、周围动脉病变、足部力学变化、足溃疡病史、截肢史等。

糖尿病足的表现

（1）神经病变表现：发生糖尿病足的肢体皮肤干而无汗，肢端刺痛、灼痛、麻木、感觉减退或缺失，行走时脚踩棉絮感。

（2）下肢缺血表现：皮肤营养不良、干燥、弹性差，皮温下降，色素沉着，肌肉萎缩，肢端动脉搏动减弱或消失。随着病变进展，可出现静息痛，趾端出现坏疽，足跟或跖趾关节受压部位出现溃疡，部分患者可出现肢体感染。

得了糖尿病足的自我防护

（1）积极进行降血糖治疗。将血糖控制好，可以最大限度降低发生溃疡的概率。如果患者已经出现溃疡，积极进行降血糖治疗可以加速伤口的愈合。

（2）选择宽松合适的鞋子、鞋袜，经常更换袜子，确保鞋子、袜子都是干燥舒适的。在穿鞋之前先检查一下鞋子里面是否有钉子、沙砾等杂物，避免磨破脚底。

（3）不要穿高跟鞋、尖头鞋，不要赤脚走路或穿拖鞋外出。

（4）禁止吸烟，吸烟会加速神经病变以及血管病变的发生发展。

（5）注重日常足部的保暖，有助于促进足部的血液循环。冬天属于糖尿病足的高发期以及发展期，不要用电热毯、暖水壶以及热水袋等进行保温，以免由于高温而导致足部出现烫伤。

（6）当足部出现皲裂时一定不要贴胶布，如果出现了感染一定要及时到正规医院进行治疗，以免耽误病情。定期对足部进行检查，一旦发现有皲裂或足部损伤，或是出现鸡眼、水泡等时，需尽快到医院进行专业诊治。

（7）适度规律地运动。规律及适量的运动可增强胰岛素敏感性，有助于控制血糖，减轻体重和改善循环，减少心血管危险因素。

糖尿病足的内科治疗

主要包括血糖控制、血压控制、降血脂、改善微循环、营养神经以及改善基础疾病状况等。通常在糖尿病高蛋白饮食、血糖监测基础上，采用胰岛素治疗，帮助控制血糖，能够改善患者一般状况及内环境情况。在糖尿病下肢缺血患者中，大部分患者血液呈高凝状态，需采用抗凝措施，以防血栓形成。

糖尿病足需要手术吗

对于缺血严重、已经出现糖尿病足溃疡的患者，如果经过长时间的保守治疗依然没有成效，往往面临截肢的风险。为了挽救生命不得已只能进行截肢，这对于患者来说是一种极大的痛苦。因此，早期的预防尤其重要。

胫骨横向骨搬移（保肢新技术）治疗糖尿病足

基于医疗技术不断改革与发展，针对糖尿病足患者的治疗，可以合理地利用胫骨横向骨搬移技术，尽可能地保留肢体，极大地降低截肢率。胫骨横向骨搬移技术源自俄罗斯医学专家 Ilizarov 创立的肢体再生与功能重建理论。在张力—应力法则作用下，组织再生能力被激活、加强，通过给予一定应力性牵拉，骨骼及其附着的肌肉、筋膜、血管、神经会同步生长。这项技术为治疗糖尿病足合并下肢血管动脉病变提供了新方向。临床上将胫骨横向骨搬移技术用于治疗下肢血管性病变及糖尿病足，获得了满意的疗效。

糖尿病患者如何吃出健康

患者一：得了糖尿病了，吃东西是不是不能吃太多太饱了？
患者二：听说得了糖尿病不要吃主食，多吃菜就行了？
患者三：糖尿病患者可以多吃肉类等高蛋白的食物，不升血糖？
患者四：含淀粉多的是不是不能吃了？
患者五：糖尿病患者都可以多吃粗糙纤维和杂粮吗？
患者六：糖尿病患者能喝酒吗？
患者七：糖尿病患者能吃水果吗？
患者八：广东人比较关心的，糖尿病患者能喝汤吗？
患者九：糖尿病患者什么能吃什么不能吃？
患者十：怎么防止低血糖？
…………

"如何吃""吃什么"是糖尿病患者最烦恼的问题，如何既满足口腹之欲，又控制好血糖呢？

饮食疗法是治疗糖尿病的基础，就好比建高楼一定要打牢地基一样，只有养成良好饮食习惯，制定营养计划，控制好饮食，才能取得理想降糖疗效，这是治疗糖尿病"五驾马车"中最重要的环节。我们遵循健康饮食原则：合理控制总热量；少吃多餐，定时定量；平衡膳食，选择多样化。目前推荐增加五谷含量，适量进食蔬菜瓜果，少吃牛肉蛋奶，油盐糖要减量，这更加适合中国患者饮食结构。

糖尿病食物选择的基础知识

（1）控制摄入食物的总能量。要由自己的身高、体重、性别、体型、年龄、疾病状态活动度等决定。具体可采用通用系数法，即通过热卡系数千卡/千克 IBW/d 乘以自己的适宜体重计算，以达超重或肥胖者控制体重、消瘦和营养不良者增加体重的目的。这里的"千克 IBM"就是理想体重，简易公式为［身高（厘米）－100（男性）或 105（女性）］。具体参考的热卡系数见表 1。

表 1　摄入食物总能量理想值

单位：千卡

劳动强度	消瘦	正常	肥胖
卧床休息	20～25	15～20	15
轻体力劳动	35	25～30	20～25
中等体力劳动	40	35	30
重体力劳动	40～45	40	35

（2）三餐能量分配及三大营养素分配：总热量要均匀分配给三餐，常规按 1/5、2/5、2/5 或者 1/3、1/3、1/3 进行分配。三大营养素分配也讲究均衡，碳水化合物、蛋白质、脂肪的摄入有适宜比例，推荐蛋白质所供能量占全日能量的 15%～25%，脂肪占 25%～35%，碳水化合物占 45%～60%。其中 1 克碳水化合物、或 1 克蛋白质产生 4 千卡的热量，1 克脂肪产生 9 千卡的热量。

（3）控制 GI 值，即升糖指数，指含 50 克碳水化合物的食物与相当量的葡萄糖在一定时间（一般为 2 小时）体内血糖反应水平的百分比值，反映食物与葡萄糖相比升高血糖的速度和能力。它表示进食碳水化合物后对血糖的影响，以区分不同碳水化合物引起的不同血糖应答。简单来说，吃了低 GI 值的食物，血糖升高的速度会比较慢。因此在同类食物中，尽量选择低 GI 值的食物或高低 GI 食物搭配。这对我们选择碳水化合物很重要，例如，我们想吃面包，那么，选择全麦面包比白面包合适。另外，食物的升糖指数还与烹饪加工方式有关，如同样是燕麦，煮成杂粮饭和粥，其升糖效果就不一样。这就是为什么不建议糖尿病患者喝粥的原因。常用食物 GI 指数，见表 2。

$$\text{GI}=\frac{\text{食物餐后 2 小时血浆葡萄糖曲线下总面积}}{\text{等量葡萄糖餐后 2 小时血浆葡萄糖曲线下总面积}}\times 100$$

表 2　常用食物 GI 指数

高 GI 食物		中 GI 食物		低 GI 食物	
大米饭	83.2	煮甜玉米	55.0	通心面	45.0
糯米饭	87.0	荞麦馒头	66.7	小麦（整粒煮）	41.0
馒头	88.1	荞麦面条	59.3	黑米粥	42.3
玉米片	78.5	面包（全麦）	69.0	达能闲趣饼	47.1
白面包	87.9	面包（黑麦）	65.0	玉米面粥	50.9
苏打饼干	72.0	汉堡包	61.0	煮芋头	47.7
燕麦片（桂格）	83.0	—	—	—	—

健康饮食三大原则

（1）合理控制总热量。许多糖友严格限制饮食，经常这个不要吃，那个也不能吃。我们认为，什么都可以吃，只是要控制总量。按照上述的计算方式，提倡早晨吃好，中午吃饱，晚上吃少。

（2）少吃多餐，定时定量。推荐少吃多餐，每餐进食八分饱，避免一餐大量进食后显著升高血糖。不宜喝粥水、浓汤或甜品。做到定时定量，因推迟进餐易出现饥饿感，到就餐时会快速进食，易形成高血糖，导致肥胖。

（3）平衡膳食，选择多样化。首先要合理搭配粗细粮，粗粮没经过精细加工，营养成分保存较好。相对精细米、面而言，粗粮的碳水化合物含量低，膳食纤维含量高，食用后更容易产生饱腹感。主要包括①谷物类：玉米、黑米、大麦、燕麦、荞麦等；②杂豆类：黄豆、绿豆、红豆、黑豆、豌豆等；③根茎类：红薯、山药、马铃薯、淮山等。一般来说糖尿病患者可增加膳食纤维含量丰富的食物摄入，但须排除是否合并存在肝硬化伴胃底静脉曲张及其他消化道疾病等需避免粗糙纤维刺激的情况。尤其要注意，老年糖尿病人群因为牙齿咀嚼不便及消化功能减退等问题，可适量选择软质蔬菜及采用合理的烹饪方式处理食物，巧妙地搭配食物，降低食物的升糖指数。其次，食盐限量 6 克/天以内，保证摄入钙量 1000 ～1500 毫克/天，减少骨质疏松症发生概率。再次，肉类选择优选鱼肉，其次鸡鸭肉，最后猪牛肉。换句俗话，吃四条腿的不如吃两条腿的，吃两条腿的不如吃没有腿的。最后，平时烹调尽量选择清蒸、清炖、清炒、煮、焖、凉拌等方法，减少食用煎烤烹炸的食品。

有关烟、酒、汤、水果的建议

糖尿病患者要戒烟禁酒。研究表明，吸烟易出现下肢血管粥样硬化甚至闭塞，一经皮肤破损很容易感染，导致糖尿病足。酒精是纯热量饮品，每毫升可产生 7 千卡热量，长期饮酒易形成酒精性肝病，血糖波动大。饮酒时摄入主食少，容易发生低血糖，醉酒往往又会掩盖低血糖的表现。因此需戒烟禁酒，也禁止喝含糖饮料。

糖尿病患者喝汤要注意是否合并有高尿酸血症、痛风等问题，如有，须避免喝骨头汤、肉汤等含嘌呤较高的汤品。

血糖控制不平稳可以先不吃加餐水果，当空腹血糖≤7.8 mmol/L、餐后 2 小时血糖控制在≤10 mmol/L，糖化血红蛋白≤6.5%时，可适当选择加餐水果。推荐选用含糖量小于 10 克/100 克水果，如西红柿、青瓜、无花果、杨桃、猕猴桃、柚子、草莓、石榴、西瓜等；慎重选用含糖量为 11 ～20 克/100 克的水果，如香蕉、苹果、梨子、杨桃、芒果等。不宜选用含糖量高于 20 克/100 克水果，如柿子、杏、菠萝、榴莲等。数量方面，每天可食用 150 克水果，应减少主食半两(25 克)，保持每日总热量平衡。吃水果的时间：一般在两餐中间（如上午 10 点或下午 3 点）或睡前 1 小时吃。

预防低血糖

好多糖尿病患者饮食控制过度，加上又服用降糖药物，容易引起低血糖。而出现一次低血糖对身体的打击是非常大的，所以低血糖的防控是很重要的。

糖尿病患者平时外出要随身带着糖果、饼干等食品以应急需；不酗酒；禁止空腹运动；增加运动量时要适当增加运动前饮食量。发现有低血糖症状，轻症者应立即饮用果汁或甜饮料（如 100 ～ 150 毫升橙汁），或者 3 ～ 5 颗糖果、几勺砂糖，严重者应呼叫 120 救治，同时快速口服葡萄糖。

许多糖友的常见误区

误区 1：得病以前，什么都吃；得病之后，什么都不敢吃。我们提倡保持固定合理的饮食谱，反对饥饿疗法。若每餐只吃一点米饭和青菜，不食肉类，易出现营养缺乏，机体免疫力下降，甚至导致阿尔茨海默症（俗称老年性痴呆）。节食观念是错误的。

误区 2：正餐吃多了没关系，加大降糖药量就可以抵消掉。吃多了，虽然加大药量可降低血糖，但长期摄入过多食物会出现能量过剩，血糖、血脂增高，形成胰岛素抵抗，导致肥胖，降低药物疗效。药量增加还会加重肝肾毒副作用。因此多吃饭多吃药的观念是错误的。

误区 3：只吃粗粮，不吃细粮。粗粮富含膳食纤维，增强饱腹感，促进排便、排毒、降糖，有益肠道健康。血糖控制不佳患者，可适当食用粗粮。但长期过多摄入粗粮，会增添胃肠道消化负担，影响蛋白质和微量元素的吸收，导致营养缺乏。推荐粗细粮搭配，平衡选择。

误区 4：无糖食品多吃无妨。社会上出现的无糖食品仅仅是不含蔗糖，其成分与米饭、馒头一样，碳水化合物含量并不低，摄入过多同样影响血糖控制。对于此类食品宜谨慎选择，不要迷信“无糖”二字。

误区 5：多尿是多饮所致，限制饮水就会尿少。糖尿病患者多尿是由于血糖升高，引起血浆渗透性增高，产生渗透性利尿，体内由于缺水而表现烦渴、多饮；如果限制饮水，会导致水、电解质紊乱，加重病情，甚至发生酮症酸中毒、高渗性昏迷，危及生命。平时应坚持喝茶水，每天约 1500 毫升。

推荐简单食谱 12345

每天 1 袋牛奶，每天 200 ～ 250 克碳水化合物，每天 3 个单位优质蛋白（1

单位优质蛋白 = 肉 1 两 = 鱼 2 两 = 鸡蛋 1 个)。四句话：有粗有细，不甜不咸，少吃多餐，七八分饱。每天 500 克蔬菜。

我们不能简单粗暴地认为什么能吃、什么不能吃，关键在于你怎么吃。学会使用简单的膳食计算方法，计算出合适自己的摄入量，利用 GI 表选择食物。厨房最好准备食物秤、限油量杯、限盐勺等，比较精准地测算自己摄入量。然后按时定量，搭配均衡，这样就可以鱼与熊掌兼得，美食与降糖兼顾。

“顽石”是怎样炼成的——痛风石小记

病友 A：医生，脚趾头长大了几个码数，鞋都难穿了。

病友 B：手指上这个肿块都十几年了，硬邦邦的，消不了的啦。

病友 C：有时还会破了，流点白白的东西出来，伤口还老不愈合，涂什么药膏都没用。

医生调侃道：这石头要是个钻石多好啊。别着急，痛风石能不能治？等我慢慢跟您说。

什么是痛风

痛风是单钠尿酸晶体在关节内和关节周围组织沉积所致的晶体相关性关节病，根据其表现可分为 3 期：急性发作期、间歇期与慢性痛风石病变期。痛风急性发作时往往骤然起病，最常发生于足部第一跖趾关节，表现为关节红肿，剧痛难忍，严重时走路都困难，入夜后疼痛加剧，往往无法入眠。急性发作期通常“来如风，去如风”，可在数天内缓解，进入间歇期。在痛风发作的间歇期，患者没有关节不适感，往往自以为已经痊愈。但实际上许多人会在首次发作后 1 ～ 2 年内复发，而痛风的反复发作则提示体内已经有大量尿酸盐结晶沉积。若没有接受合理诊治，随着时间的推移，慢慢会出现痛风石以及皮肤损害，甚至因尿酸盐结晶沉积而侵蚀局部的骨质，导致关节畸形（图 1）。

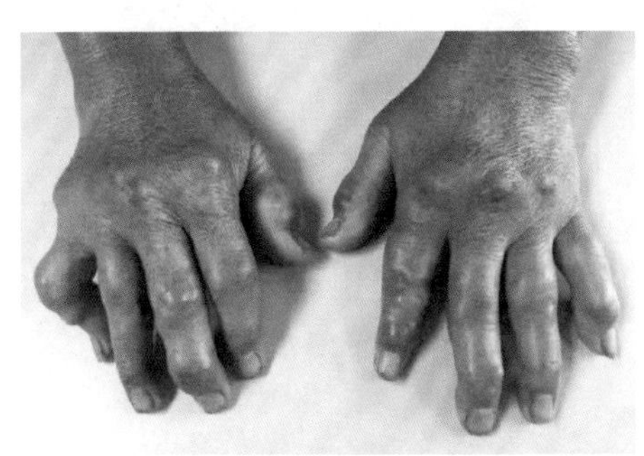

图 1　痛风所致关节畸形

痛风石是怎样形成的

痛风石到底是什么呢？它是怎样形成的？“痛风石”又名痛风结节，是尿酸盐结晶沉积于软组织，引起慢性炎症反应及纤维组织增生而形成的结节。痛风石的形成与病程、血尿酸水平有关，血尿酸浓度越高，病程越长，发生痛风石的概率就越大。一般在痛风发病后 10 年左右出现，但临床上也可以看到起病 1 年内即出现痛风石。目前认为，血尿酸水平长期在 540 μmol/L 以上，数年后半数患者可有痛风石形成。

痛风石大小不一，小的如芝麻，大的如鸡蛋。常见发生部位有耳廓、足第一跖趾关节、踝关节、膝关节、手指、腕关节、肘关节等，少数可出现在鼻软骨、舌、声带、眼睑。此外，内脏也可发生痛风石，主要见于肾脏实质、输尿管、膀胱、主动脉、心瓣膜和心肌，甚至可见于肝脏、胆囊、胆道和胰腺等处。

痛风石的危害

痛风患者身上出现痛风石时，不但影响美观，还会带来各种各样的烦恼。痛风石形成后会慢慢变大，尿酸盐结晶逐渐增多，内压增高，加上尿酸盐结晶的侵蚀作用，覆盖其上的皮肤或组织完整性受到破坏，一旦出现摩擦、受压、受冻以及创伤等情况，可发生溃烂，“豆腐渣”样子的白色尿酸盐结晶就会从破溃口漏出来。破溃处会形成窦道或瘘管，开口周围组织由于尿酸盐结晶的刺激可形成慢性炎症性肉芽肿，经久不愈，如果继发细菌感染就可能形成慢性化脓性病灶。

此外，关节及其周围痛风石可使关节持续肿痛、畸形及功能障碍，尿酸盐结晶沉积在关节内可导致局部骨质溶解。在 X 线片上，我们可以看到骨头像被“吃掉”一样（图 2）。

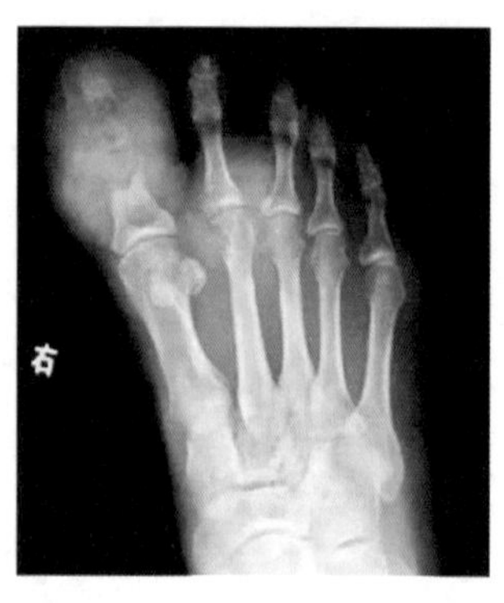

图 2　尿酸盐结晶溶解骨质

痛风石能消除吗

早期发现小的痛风结节时，如果能积极治疗，使血尿酸浓度长期维持在正常范围内，痛风结节有望逐步消散。这是因为痛风结节形成的时间尚短，还没修炼成“不化之身”，里面沉积的尿酸盐还能与血液里的成分交换，痛风结节还处于可溶解的时期。

一旦痛风石长期存在，内部发生了纤维化和钙化，就很难溶解，有可能需要通过手术切除，但并不是所有的痛风结节都适合手术。首先，痛风石的手术创口难以愈合；其次，手术并不能把尿酸盐结晶清除干净。所以，只有发生在手足肌腱附近的结石，严重影响关节活动时，才考虑手术治疗。

日常生活中如何应对痛风石

（1）积极控制血尿酸水平在 300 μmol/L 以下，并长期坚持降尿酸治疗。

（2）坚持低嘌呤饮食。尿酸是嘌呤代谢的最终产物，因此低嘌呤饮食可以减少嘌呤代谢产生的尿酸。芥菜、花菜、海带、白菜、萝卜、番茄、黄瓜、茄子、洋葱、土豆、竹笋、桃、杏、梨、香蕉、苹果等是低嘌呤食物；高嘌呤食物包括动物的高蛋白产品，如动物内脏（脑、心、肝、肾）、肉汁、沙丁鱼、贻贝等。

（3）每日饮水 2000 ～ 3000 mL，戒烟限酒。

（4）平时应注意保护局部皮肤，穿布料、棉质或底部较软的鞋子，避免创伤、摩擦、冻伤、烫伤等。

（5）一旦痛风石破溃，应到医院进行伤口处理，促进伤口愈合。

痛风石是一个逐渐“炼化”而成的疾病，在早期无症状、高尿酸血症的时候就应该注意控制尿酸，千万不要等到顽石出现才后悔莫及。

痛风与酒的那些事儿

患者：医生，我得了痛风，还能喝酒吗？

医生：要戒酒，尤其是啤酒，绝对不能喝！

患者：啊？要戒酒啊？我喝了几十年了，戒酒很困难的，实在想喝怎么办？

医生：可以喝一点红酒，不能多喝，不然会引起痛风发作的。

患者：为什么能喝红酒，其他酒为什么不能喝啊？喝一点是喝多少啊？我很喜欢喝啤酒，平时跟朋友聚会，不可能一点都不喝吧，医生，是不是我只要喝了啤酒就会发病啊？

医生：……

相信很多痛风患者都跟医生进行过上面的对话。对于杯中物，无论"矫枉过正"还是"无知者无畏"都是不可取的。因此，本文将深入浅出地为大家介绍一下"痛风与酒的那些事儿"。

酒有这么多种，酒中到底含有多少嘌呤

目前市面上的酒主要有白酒、啤酒、葡萄酒、黄酒、米酒、药酒等。从制作方法来分，酒有蒸馏酒和非蒸馏酒两大类，前者可见于一般的白酒；后者有米酒、黄酒、葡萄酒等。蒸馏酒经蒸馏后，嘌呤含量低；非蒸馏酒嘌呤含量较高。社会餐饮中，最常见的酒精饮料嘌呤含量见表1。

表1　主要酒类嘌呤含量

酒类	嘌呤含量（mg/100 g）
白酒	2
葡萄酒	5
啤酒	79.3
黄酒	25～150

为什么特别强调痛风患者不能喝啤酒，其他酒不是可以喝吗

白酒，虽然嘌呤含量低，但酒精含量较高，酒精在体内代谢为乙酸，抑制尿酸排泄，可使体内尿酸水平增高。

啤酒，酒精度数低，许多不会喝白酒的人也会喝啤酒，且啤酒价格便宜，往

往是普罗大众喝酒时的“第一选择”。然而，痛风和高尿酸血症患者却万万不能喝啤酒！国际知名杂志 *Lancet* 上曾发表一项研究显示，啤酒是目前公认的嘌呤含量较高的酒类，主要原因是啤酒中有大量的鸟苷酸，而嘌呤作为鸟苷酸的构成成分之一，易被人体吸收；再加上啤酒中所含酒精也有升高血尿酸的作用，因此对痛风患者的危害远高于白酒和红酒。每日喝 2 罐（市面上的罐装啤酒，330 mL/罐或 350 mL/罐）以上的啤酒可明显增加痛风的发病风险。

葡萄酒分为红葡萄酒和白葡萄酒。红葡萄酒中有一种成分叫槲皮酮，有明显的抗氧化和抗凝（抗血小板）作用。一方面，槲皮酮通过与乙醇相互作用，可一定程度上减轻酒精对血尿酸的影响；另一方面，槲皮酮可保持血管弹性与血液畅通，减少心脏病发生。但要注意的是，红酒也不能多喝，若摄入酒精量过多，仍然会明显升高血尿酸水平。因此，痛风患者可饮少量红酒。一般来说，每天应控制在 50 mL 以内，可用带有刻度的酒杯，以免饮酒过量。而白葡萄酒中槲皮酮含量极少，无降尿酸及保护心脏作用。

黄酒、米酒、药酒这些酒，也是不建议喝的。黄酒中含有丰富的嘌呤，尤其是陈年黄酒，除了富含大量嘌呤外，空气缓慢进入坛内，氧化为有机酸，而酸性物质可抑制尿酸排泄，因此陈年黄酒对痛风患者的危害甚至比啤酒更高。米酒属于非蒸馏酒，和其他酒类一样，既含嘌呤又含酒精。而药酒则是在白酒中放一些药材如当归、党参等，这些并不能减轻酒精对人体的影响。

酒类对痛风的危险程度，如图 1 所示。

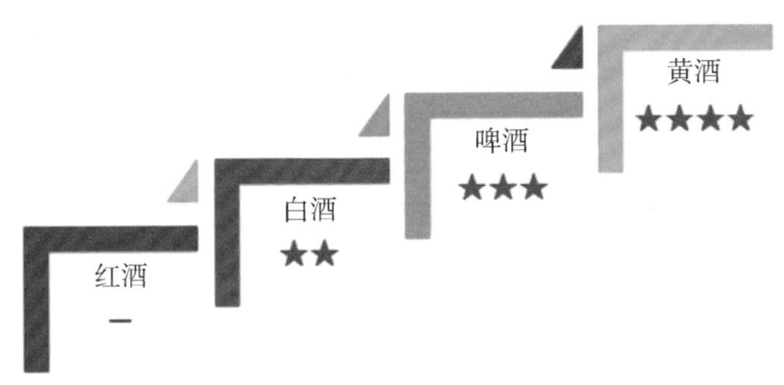

图 1 痛风患者饮酒危险度排行

实在避免不了喝酒，该如何办法降低痛风发作的风险

（1）空腹、睡觉前或感冒时不饮酒。早晨最不适宜饮酒，因为这时胃内的乙醇脱氢酶浓度最低，酒精大多被人体吸收，导致血液中的酒精浓度较高，对人的肝脏、脑等器官造成的伤害较大。而每天 14 时以后饮酒比较安全，尤其是 15 ～ 17 时最合适。由于在午餐时进食了大量的食物，人体血液中所含的糖分增

加，对酒精的耐受力也比较强，此时饮酒对人体的危害较小。这也是为什么平时人们总说“先吃饭，再喝酒”。另外，酒精在体内的排空时间为 4 ～ 6 小时，若晚餐后喝酒，可能导致中枢神经系统过度兴奋，影响睡眠。所以也不建议大家晚餐后喝酒。

（2）酒类的选择和量的把控。痛风患者如果实在避免不了喝酒，可以选择红葡萄酒代替其他酒类，但是每次也不能超过 50 mL。

（3）喝酒做好保护措施。切忌以海鲜、烟熏腌制食品如咸鱼、熏肠、腊肉等作为下酒菜。因为肉类食物不但嘌呤含量高，而且在人体的消化代谢过程中可产生大量乳酸，而乳酸与尿酸在肾脏竞争性排泄，间接增加尿酸水平。建议饮酒时多吃蔬菜、水果，喝白开水或碱性水稀释酒精。

酒具有悠久的历史，已经是我们生活中、社交中不可或缺的产品。随着生活条件改善，酒的消耗量越来越大，随之而来的就是各种代谢性疾病，包括高尿酸血症、痛风等。因此，我们应时刻提醒自己及亲朋好友，酒虽好，莫贪杯，尤其是痛风的患者，适当饮用红酒属于小酌怡情，一旦超量则伤身了。

儿童也痛风？家长很抓狂！

“天哪，宝贝这么小，怎么就开始痛风了？”作为家长，看到宝贝痛得动都不能动，实在心疼。可是，孩子处于生长发育阶段，家长们想尽一切办法给孩子吃最好的，穿最好的，用最好的。要让孩子吃清淡一点？家长们表示“做不到”“不忍心”。但预防痛风，要从娃娃抓起，从家长做起。

儿童高尿酸血症概况

随着生活水平的提高，我国痛风的发病率从20世纪80年代的0.15%，增加到现在的近3%，并且仍然在不断上升。痛风的罪魁祸首就是高尿酸血症，想要预防痛风，还得从高尿酸血症的防控入手。

高尿酸血症在儿童群体的发生率有多少呢？美国国家健康和营养调查，1999—2002年对1370名12～17岁青少年调研，高尿酸血症发病率6.3%。2005年日本对1729名9～15岁青少年男孩调研，发现高尿酸血症的检出率为8.8%。这些都是十几年前的数据了。再看看我国近年部分地区的调研情况。

有研究对天津的1515名7～17岁的儿童青少年进行调研，结果显示，男性高尿酸血症检出率为19.57%，女性检出率为5.67%，主要分布在10岁以上青少年。2015年北京某高校14214名入学新生体检发现，高尿酸血症检出率为男生34.47%，女生11.64%。2017年惠州市10446名12～18岁青少年群体的血尿酸平均为415.9 μmol/L，高尿酸血症检出率为44.6%。也就是说，10岁以上的孩子，平均每10名男孩中就有2～3名血尿酸升高，平均每20名女孩中有1～2名血尿酸升高。这些调查结果听起来很吓人，原来娃娃也会有高尿酸，也会得痛风。

儿童高尿酸血症的主要原因

（1）果糖饮料。很多孩子喜欢喝碳酸饮料或者功能性饮料，甚至常常以饮料代替水。不仅孩子喜欢，甚至很多家长也认为里面含有维生素、电解质，作为运动后水分补充是很好的选择。其实家长可以留意一下饮料的成分，大部分添加了白砂糖。白砂糖的主要成分就是蔗糖，蔗糖进入体内后会代谢成果糖和葡萄糖，果糖在代谢过程中参与了嘌呤底物的合成，使尿酸生成增多。在过去数十年里，果糖广泛应用于饮料和食品添加剂，且与痛风发病率的上升呈正相关，因此，从侧面提示了果糖对升高血尿酸水平的重要性。

有家长问，“那鲜榨果汁呢？纯天然，够健康了吧？”鲜榨果汁在处理加工的过程中，很多维生素、膳食纤维已经丢失，剩下的果汁里面含糖量就比较高了。因此，水果还是整个吃比较好。

（2）高嘌呤食物。随着生活条件的改善，凡是营养好的、孩子爱吃的，父母都会尽可能满足。然而营养价值高的深海鱼、虾、蟹等海鲜，还有牛肉、羊肉、动物内脏等等，这些都是高嘌呤食物。人体每天的嘌呤代谢是在生成和排出的动态平衡中变化，长期摄入过多高嘌呤食物会导致高尿酸血症。因此，这些高嘌呤食物的摄入应讲究适度。酒精的摄入促进嘌呤的生成，与痛风发病直接相关。虽然儿童大多不会饮酒，但是家长仍需要注意部分低度数的酒精饮品。

（3）肥胖。除了高嘌呤食物以外，儿童天生偏好甜食，比如糖果零食、巧克力、冰激凌等，孩子一看到就两眼放光。家长如果没有给予适当的约束，随之而来的就是肥胖问题。北京市 18 所中小学校体检，受检儿童年龄介于 6 ～ 17 岁，共筛查出 1753 名肥胖儿童，其中合并高尿酸血症的儿童共 714 例，男童检出率为 50. 17%，女童检出率为 22. 34%。肥胖儿童合并高尿酸血症的比例，比体型正常的儿童要高得多，并且高血压、高血脂、肾损害发生的风险明显升高。

（4）家族聚集。痛风属于多基因遗传因素的疾病，有家族史的痛风患者比无家族史的起病更早，病情更严重，且双亲有痛风和高尿酸血症者比单亲的病情更重，发病年龄更小。10%～25% 的原发性痛风患者有阳性家族史。同时，遗传变异较大，痛风的家族遗传性只是一方面，另一方面可能还和同一家族的生活习惯相近有关。

还有一些嘌呤代谢异常的单基因遗传病，儿童时期的嘌呤代谢异常主要见于次黄嘌呤磷酸核糖转移酶缺陷、焦磷酸盐合成酶过度活跃、磷酸核糖焦磷酸酰基转移酶浓度或活性增高、Lesch - Nyhan 综合征、葡萄糖转运体 9（SLA2A9）和三磷酸腺苷结合盒转运蛋白 G2（ABCG2）的遗传变异，诊断依赖于基因的检测。

（5）继发于其他疾病或药物。部分儿童的高尿酸血症和痛风是继发于某些系统性疾病。儿童常见的继发性因素：慢性肾病、家族性幼年高尿酸血症肾病、糖原累积症、肿瘤溶解综合征、青紫型先天性心脏病、系统性红斑狼疮、遗传性果糖不耐受、铅中毒、葡萄糖 6 磷酸脱氢酶（G6PD）缺乏、果糖 - 1 - 磷酸盐醛缩酶缺乏、多囊肾、胱氨酸结石等。还有部分药物可以使尿酸排除减少，比如水杨酸盐、利尿剂、环孢素、吡嗪酰胺、乙胺丁醇、乙醇等。

儿童痛风的表现

儿童痛风往往缺乏典型的痛风性关节炎表现，典型的痛风石形成则更少见。单纯高尿酸血症是没有症状的，需要靠定期体检来发现。家长需要注意，当出现单个关节的红、肿、热、痛时，应注意可能是痛风急性发作了。常见的发作部位除了足第 1 跖趾关节、踝关节以外，以膝关节肿痛作为首发表现比成人更常见。

在临床上，我们还常常看到以手指、手腕关节肿痛为首发症状的痛风患儿。由于儿童痛风的表现不典型，更需要引起儿科医生的关注，尽现有手段收集诊断痛风的依据，避免漏诊、误诊。

儿童期肾脏的尿酸清除率较高，因此，正常儿童血清尿酸盐浓度范围为 3 ～ 4 mg/dL（180 ～ 240 μmol/L），青春期男性血清尿酸盐浓度增加 1 ～ 2 mg/dL（即 360 μmol/L），青春期女性变化很小，超出正常范围即为高尿酸血症。但在临床上，我们看到的痛风患儿血尿酸水平可以高达接近 1000 μmol/L。儿童发病率大体上随着年龄增长和血尿酸浓度升高而增加。

如果出现急性单关节红、肿、热、痛，炎症 1 天内达到高峰，则应考虑痛风可能。通过偏振光显微镜证实关节液中存在典型的尿酸盐结晶，则可确诊痛风。如果不便取关节液的部位，可以借助双源 CT、关节超声检查以明确诊断，并常规进行肾脏尿尿酸排泄情况的评估。

痛风是为数不多的与饮食习惯关系密切的代谢性风湿病，管理好孩子的日常生活有助于减少痛风的发病，家长要重视并担任好监督的角色。一旦孩子出现关节红、肿、痛，应注意与幼年特发性关节炎、化脓性关节炎、急性风湿热等疾病相鉴别，应及时到专科进行筛查。找出病因，早诊断，早治疗，是阻止疾病发展的关键。

甲状腺结节知多少

什么是甲状腺结节

甲状腺内的肿块统称为甲状腺结节（图 1），是最常见且多发的一种甲状腺疾病。甲状腺结节有良性与恶性之分，但却没有特征性的临床表现。有的良性结节生长较快，像恶性肿瘤，而有的恶性肿瘤生长缓慢，又类似良性结节。因此，要确定甲状腺结节的性质，不能单凭体检或超声检查，还需要结合病史、体检、化验检查，甚至病理检查才能判断。当然，客观地说，绝大多数甲状腺结节是良性的，恶性仅占 5%。而且即使是恶性甲状腺结节，其恶性程度也比其他部位的恶性肿瘤（如肺癌、肝癌等）要小得多。所以一旦发现有结节，不必恐慌，千万不要草木皆兵。

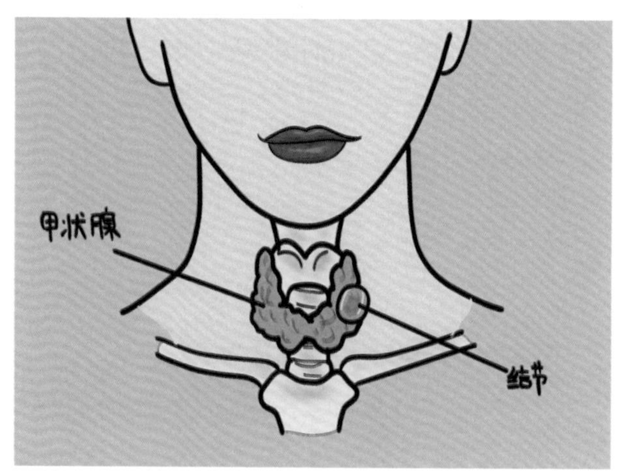

图 1　甲状腺与甲状腺结节

为什么会长甲状腺结节

甲状腺结节的病因复杂，目前认为与放射性接触、自身免疫性炎症、遗传、碘摄入不当（过多或过少）、长期紧张焦虑、经常熬夜、代谢综合征等因素有关。

甲状腺结节会影响健康吗

甲状腺结节是否影响健康，取决于结节的病理性质、大小、生长方式和功能。所谓病理性质，简而言之，就是通常人们所说的良性或恶性，总的来说恶性会危害我们的健康，需要切除。绝大多数的良性结节不引起任何主观不适，可以与人体和平共处，部分良性结节会引起某些不适症状。

（1）如为炎症性的结节，如亚急性甲状腺炎，会出现发热和颈部疼痛的症状。

（2）如结节过大或者呈侵袭性生长，则可能会压迫食管、气管、神经，导致吞咽困难、呛咳、呼吸困难和声音嘶哑等相应的症状。

（3）如结节能够自主分泌甲状腺激素，那就会出现心慌、怕热、多汗、善饥、消瘦等甲亢的相应症状。

（4）如有甲状腺机能减退，那就可能出现畏寒、浮肿、记忆力减退等表现。

（5）如果甲状腺结节发生坏死出血，颈部肿块会突然增大并可引起疼痛。

怎样发现甲状腺结节

（1）体检时医生对颈部的检查是甲状腺比较大的结节的主要检出方法，也是最简单方便的方法。

（2）B 超甲状腺是最常用、最实用的检查手段，可检出直径 2 毫米的微小结节。B 超不仅能提供结节的大小、质地、边界、钙化情况和血流信号等重要的信息，而且无创、快捷，价格也不贵，因此既可以作为结节的诊断依据，也可用来随访结节的生长情况。

（3）CT 和 MRI 检查对甲状腺结节的诊断价值并不优于超声检查，因此不常规使用，仅当结节位于胸骨后不能被经颈超声发现时，或需要了解结节与周围组织的关系时才考虑使用。

发现甲状腺结节后应该怎么办

因为绝大多数甲状腺结节是良性的，恶性仅占 5%，而且即使是恶性甲状腺结节，其恶性程度也比其他癌症小得多，绝大部分患者治疗预后良好，所以一旦发现有结节，不必恐慌，应该及时去内分泌或者甲状腺专科就诊。

得了甲亢会出现什么症状

甲亢的定义

甲亢是由于甲状腺分泌的甲状腺激素过多而引起的一种疾病。以毒性弥漫性甲状腺肿（又称 Graves 病）最常见，占全部甲亢的 80%～85%。本病的人群发病率为 15/10 万人～50/10 万人，女性显著高发，高发年龄为 20～50 岁。主要临床表现有怕热、多汗、食欲亢进、消瘦、心慌、情绪紧张、手脚抖、脾气急躁等症状。大多数甲亢患者出现甲状腺肿大，极少数甲亢患者甲状腺不肿大。不少的甲亢患者还有眼球突出的症状。

甲亢的病因

甲亢（主要指 Graves 病）的病因主要是自身免疫性反应。病人在具有一定的遗传易感性基础上，受到某些外界因素刺激（比如紧张、恐惧、焦虑等精神刺激和一些感染因素刺激）后诱发了自身免疫反应，引起甲亢。

甲亢的症状

甲亢可以引起全身性各系统的不适，常见的症状具体表现为以下几点：

（1）高代谢综合征：疲乏无力、怕热多汗、皮肤潮湿、多食善饥、体重显著下降等。

（2）精神神经系统：多言好动、紧张焦虑、焦躁易怒、失眠不安、思想不集中、记忆力减退、手和眼震颤。

（3）心血管系统：心悸气短、心动过速。收缩压（高压）升高、舒张压（低压）降低，脉压（高低压之间的差值）增大。

（4）消化系统：稀便、排便次数增加。重者可以有肝大、肝功能异常、黄疸等。

（5）肌肉骨骼系统：主要是甲亢性周期性瘫痪，发病诱因包括剧烈运动、高碳水化合物饮食、注射胰岛素等，病变主要累及下肢；有时会伴有低钾血症。少数患者可发展为重症肌无力。

（6）血液系统：淋巴细胞比例增加，单核细胞增加，但是白细胞总数减低，可以伴发血小板减少性紫癜。

（7）生殖系统：女性月经减少或闭经。男性阳痿，偶有乳腺发育。

（8）甲状腺肿及眼球突出：大多数患者有程度不等的甲状腺肿大。但是肿大的程度与甲亢的轻重无明显关系。部分患者会出现眼球突出的情况。

（9）特殊甲亢的临床表现：

甲状腺危象：原有的甲亢症状加重，包括高热（39℃以上），心动过速（140～240次/分）、烦躁不安、呼吸急促、大汗淋漓、厌食、恶心、呕吐、腹泻等，严重者出现虚脱、休克、嗜睡、昏迷，部分患者有心力衰竭、肺水肿。

甲亢性心脏病：主要表现为明显心悸、气促、乏力伴水肿，多发生在老年患者，长期患有严重甲亢的青年患者也可以发生。

淡漠型甲亢：多见于老年患者，症状不明显，但有神志淡漠，厌食、严重消瘦，心动过缓等。

胫前黏液性水肿（小腿水肿）：约5%的患者伴发本症，也可见于足背、踝关节、肩部、手背或手术瘢痕处，偶见于面部。

甲亢的病因、表现和病程具有一定异质性，治疗策略也各不相同。所以，疑似甲亢的病友需要到内分泌科专科诊断和处理。

多囊卵巢综合征不只是生育问题

什么是多囊卵巢综合征

多囊卵巢综合征（PCOS）是一种内分泌及代谢异常性疾病（图1），人群中发病率高，占生育年龄妇女5%～10%，门诊就诊的多囊卵巢综合征患者每年呈递增趋势，其临床特点有二：一是排卵功能紊乱或丧失，月经几个月才来一次或干脆闭经，结婚后不孕；二是患者体内雄激素过多，表现为痤疮，往往长了许多小痘痘等，痤疮发生率在多囊卵巢综合征患者中达到60%，还可有多毛、毛发重，毛发分布有男性化倾向，多毛现象不为病人注意。让爱美的女孩子心烦的是，这种病，有40%～60%合并体重超标，虽没有大吃大喝却无法控制地增加体重，而且多为腹型肥胖。部分患者还可表现为双侧卵巢呈多囊样改变。尽管多囊卵巢综合征发病率高，但公众对此病了解较少。

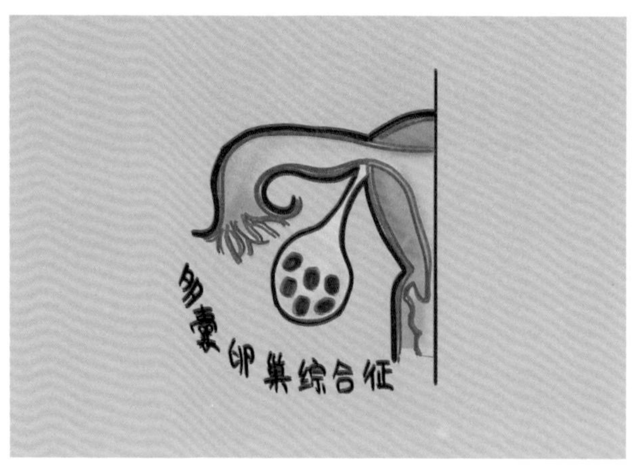

图1　多囊卵巢综合征示意图

多囊卵巢综合征如何诊断

由于多囊卵巢综合征临床表现高度多样化，如月经不规律、多毛、肥胖、高脂血症、高雄激素化的各种表现、多囊卵巢、胰岛素抵抗和不孕等，多数患者只突出表现为其中几种，表现有高度异质性，故诊断标准往往不统一。有的患者朋友仅超声发现单侧或双侧卵巢呈多囊样改变，就认为自己患上了多囊卵巢综合征；还有不少超重的女性，出现月经紊乱甚至停经，就被宣判为多囊卵巢综合征。那么，如何诊断多囊卵巢综合征？国内外专业人士一致认为多囊卵巢综合征的诊断应采取下列标准：

（1）卵巢多囊性改变：一侧或双侧卵巢直径 2～9 mm 的卵泡≥12 个，和（或）卵巢体积≥10 mL 。符合 2 条，并排除了其他引起高雄激素的疾病如先天性肾上腺皮质增生、柯兴氏综合征、分泌雄激素的肿瘤等。

（2）稀发排卵或无排卵：表现为初潮 2 年未建立规律月经或闭经（停经时间超过 3 个以往月经周期，或月经周期≥6 个月）或月经稀发（≥35 天及每年≥3 个月不排卵者）。

（3）高雄激素的临床表现包括额、双颊、鼻及下颌等部位反复发生痤疮和/或上唇、下颌、乳晕周围、下腹正中线等部位出现粗硬毛发。高雄激素血症检验发现总睾酮、游离睾酮、游离睾酮指数高于正常参考值。

为什么会发生多囊卵巢综合征

目前，多囊卵巢综合征的发病原因还不清楚，推测它可能是遗传基因与环境相互作用结果。这类患者有一定的家族聚集性，糖尿病、高血压、高脂血症家族史较为普遍。或者很多患者的父亲有多毛、痤疮、脂溢性皮炎、早秃发生，母亲及姐妹则多有月经稀发、不孕。环境因素如地域、营养和生活方式等也与多囊卵巢综合征有很大关系。

多囊卵巢综合征有哪些危害

近期危害：①导致月经的异常，容易引起不孕。②即使可以顺利妊娠，与正常人群相比，妊娠期糖尿病、妊娠期高血压疾病的发生概率也明显升高。③会引起肥胖、痤疮及多毛等，对女性生理心理均有影响。

远期负面影响因难以体现，许多患者未能重视，一旦发生，将很难逆转。多囊卵巢综合征将来有较高概率发生高脂血症、高血压、2 型糖尿病、心肌梗死、妊娠期糖尿病、妊娠期高血压疾病，以及一些恶性病变如子宫内膜癌等。

确诊多囊卵巢综合征一般需要做哪些检查

需要完善以下检查：①性激素测定。②经阴道或直肠超声检查。③空腹血糖或口服糖耐量试验，特别对于肥胖患者，排除有无血糖的异常升高甚至糖尿病。④胰岛素水平或胰岛素释放试验。⑤其他：如子宫内膜活检用于需要排除子宫内膜有无病变发生；相关内分泌激素检查以排除或发现常常合并的其他内分泌疾病，如垂体激素 ACTH 、TSH；肾上腺激素 COR、17－羟孕酮、雄激素系列等用于判断高雄激素血症是否来源于肾上腺；其他甲状腺激素和抗体测定；等等。

儿童风湿免疫病的“四大家族”，您知道几个

什么？儿童也会得风湿免疫病？

没错，风湿免疫病从来不是中老年人的专利，儿童风湿免疫病或起病隐匿，或风云骤变。而且儿童风湿免疫病的病情善变程度及治疗难度，较成人的风湿免疫病有过之而无不及，因此更需要引起医务人员和家长们的重视。

儿童风湿免疫病常见的有“四大家族”，我们来一起了解一下吧！

（1）幼年特发性关节炎。幼年特发性关节炎是儿童最常见的以慢性关节炎为主要特征的一组疾病，可伴有全身多系统受累，也是造成小儿致残和失明的首要原因。任何年龄段儿童均可发病，1～3岁幼儿高发，女童多见，男童发病高峰在8～10岁。国际风湿病联盟分类标准所进行的研究表明，每年每10万儿童中有15人患病。

幼年特发性关节炎是指16岁以下儿童出现持续6周或6周以上的单关节或多关节肿痛，表现多样，有7个亚型，分别是全身型、少关节型、多关节型（RF阴性）、多关节型（RF阳性）、银屑病关节炎、与附着点炎相关的关节炎、未分化关节炎。其中，以全身型的病情最为严重，容易出现名为“巨噬细胞活化综合征”的并发症而危及生命。表现为难以缓解的高热、肝脾肿大、淋巴结肿大、伴随典型的“热出疹出”现象。因其能引起中枢神经系统、肾、肝、肺、心等多脏器功能受损，严重者甚至导致死亡，应引起大家重视。

幼年特发性关节炎容易破坏关节，如果早期没有得到及时治疗，会出现关节畸形（图1），而且这种破坏是不可逆的。因此，一旦孩子出现关节肿痛，应及时到风湿免疫科就诊，尽早诊断，尽早治疗。如果伴有发热、皮疹、淋巴结肿大、肝脾肿大、眼红等症状，提示病情复杂，更需要医生及家长仔细辨别。

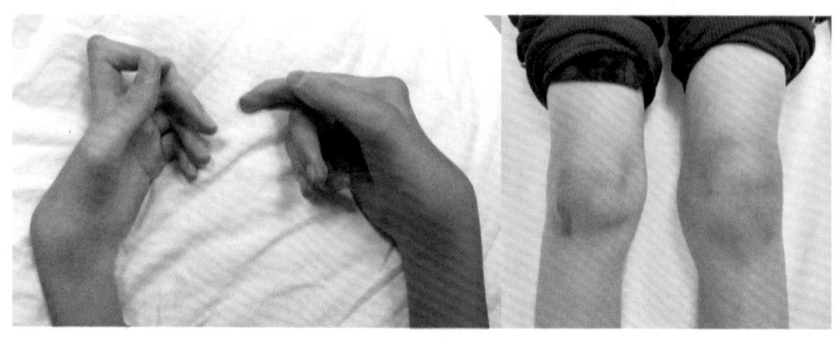

图1　幼年特发性关节炎所致的关节畸形

（2）弥漫性结缔组织病。这个疾病家族最经典的莫过于系统性红斑狼疮了，它是一种自身免疫介导的侵犯多系统和多脏器的弥漫性结缔组织病，表现多样，常以发热、面部红斑、脱发、关节炎、口腔溃疡等为主要表现，可累及肾、神经、血液、心血管、呼吸等多个系统。如不积极治疗，可危及生命。儿童患者的病情往往比成人要严重。本病可见于各个年龄时期，青春期少女多见，但男童发病常较女童严重，5 岁以下发病少见。另外，需注意新生儿红斑狼疮综合征（图 2）。如发现患先天性完全性心脏传导阻滞的婴儿，需要高度警惕此病。因此，患有系统性红斑狼疮的孕妈妈从备孕开始，妊娠期到产后均应在产科和风湿免疫科共同监控下生产，同时要留意观察宝宝，如果出现皮肤红斑、血细胞异常、心电图异常等情况，应及时咨询风湿科医生。

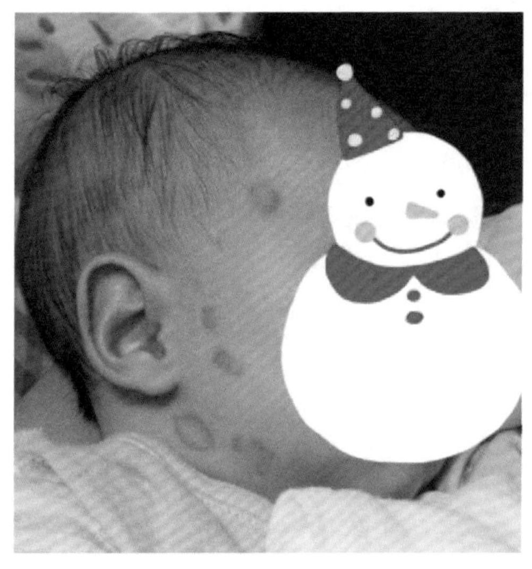

图 2　新生儿红斑狼疮综合征患儿

（3）幼年皮肌炎。幼年皮肌炎是以横纹肌和皮肤急慢性非化脓性炎症为特征的多系统受累的疾病，患儿常表现出喜抱、活动耐力下降，甚至翻身、蹲下、起立等活动也不能完成，甚至伴有典型皮疹、肌痛、关节痛、易呛等症状。皮肌炎病人中有 16%～20% 在儿童期起病，国外报道发病率为（0.2～0.4）/10 万儿童，我国缺乏相关统计资料。各年龄均可发病，儿童好发于 5～14 岁，平均发病年龄为 7 岁，2 岁以前少见，女孩较男孩多。如果平日的“小魔王”突然变成了“懒羊羊”，那家长一定要注意观察孩子的活动能力是否下降了，身上是否有皮疹，喝水是否容易呛咳，等等。及时发现，及时就医。

（4）系统性血管炎。系统性血管炎是众多风湿病中最复杂的一组疾病，起病隐匿，表现多样，诊断疑难。根据受累血管的“大、中、小”的原则进行分类。其中，常见于儿童起病的血管炎，如累及大血管的多发性大动脉炎，累及中血管的川崎病，累及小血管的过敏性紫癜、ANCA 相关血管炎，累及多血管的白塞病，等等。

大血管：多发性大动脉炎是一个较少见的非特异性血管炎，主要侵犯主动脉及其主要分支，如头臂干、锁骨下动脉、颈动脉及肾动脉等。儿童的诊断标准除了主动脉或其主要分支血管造影异常，还应有以下临床表现：外周动脉搏动减弱，伴或不伴肢体间歇性跛行；双上肢收缩压差大于 10 mmHg；大动脉及其主要分支听诊可闻及血管杂音；以儿童正常参考范围为依据的高血压。亚洲多见，好发于青少年女性，故又有“东方美女病”之称。婴幼儿少见，但也有出生数月即发生的病例。因此，不明原因发热者若发现炎性指标（如 C 反应蛋白等）持续升高，应常规行心脏彩超及大血管彩超检查。

中血管：川崎病，又称皮肤黏膜淋巴结综合征，是一种以全身血管炎为主要病变的急性发热出疹性小儿疾病，目前已是 5 岁以下幼儿常见的发热性疾病之一，逐渐取代风湿热成为儿童获得性心脏病中最常见的疾病。川崎病好发于 3 月龄～5 岁的婴幼儿，男童多于女童，表现为持续性发热，一般持续 5 天或更久；发热的同时，86%～90% 患儿出现双眼球结膜充血；87%～95% 手指、脚趾硬性水肿，手掌、足底潮红，10 天后出现特征性手指，脚趾大片脱皮；90% 患儿出现口唇潮红、皲裂或出血，称为“杨梅舌”；70%～75% 伴有一过性淋巴结肿大，以颈部最显著。重症病例可持续发热，并出现冠状动脉扩张、冠状动脉瘤、冠状动脉狭窄或闭塞。

小血管：过敏性紫癜是儿童期最常见的血管炎之一，皮疹是本病最重要的表现，多出现在四肢、臀部，对称性分布，为高出皮面、压之不褪色的紫红色斑丘疹，称为紫癜，部分融合成片，大小不一，可分批出现。并且可以伴随关节炎或关节痛、腹痛、胃肠道出血及肾炎等脏器损害。多发于学龄期儿童，90% 患者年龄在 10 岁以下，平均发病年龄为 6 岁，小于 14 岁儿童发病率为 13.5/10 万，男童略多。秋冬季多发，与感染、过敏有一定关系，是一种特征性自限性疾病，大多在 1～2 周内可消退。

（5）自身炎症性疾病。自身炎症性疾病是一组由于涉及固有免疫应答过程的基因突变所致的遗传性疾病。常在婴幼儿期或儿童期起病，多为单基因突变所致，因此基因检测是主要诊断手段，识别基因缺陷有利于发现更多的自身炎症性疾病的致病机制。主要表现为反复发作的无诱因的炎症反应，伴特定器官受累，常见反复发热、皮疹、骨骼或关节炎症、眼耳鼻五官受累、中枢神经系统受累等多脏器受累。主要疾病包括家族性地中海热（FMF）、儿童肉芽肿性关节炎（BLAU 综合征）、Ⅰ型干扰素病、冷吡啉相关的周期性发热综合征（CAPS）、TNF 受体 1 相关性周期性发热综合征（TRAPS）、PAPA 综合征等。

此外，儿童风湿病还包括硬皮病、混合性结缔组织病、骨化性肌炎、筋膜炎等多种疾病，多为临床较少见的疑难杂症。

当患儿出现不易解释的反复发热、皮疹、关节痛、口腔溃疡、淋巴结肿大等表现，排除了感染、肿瘤（尤其是血液系统疾病）时，应考虑风湿免疫病可能，尽早找儿童方向的风湿免疫科医生就诊。

狼疮患者如何预防感染

系统性红斑狼疮（以下简称狼疮）是一种常见的风湿病，该病的表现因人而异，千差万别。轻者仅表现为皮肤症状、口腔溃疡、脱发或关节痛，重者可表现为脏器受累，如狼疮肾炎、血液系统受累［血小板、红细胞和（或）白细胞减少］等。狼疮的患者感染的风险也较正常人群增加，本文讲述的内容就是狼疮患者如何预防感染。

狼疮患者为何容易出现感染

免疫系统由许多不同类型的免疫细胞和蛋白质组成，可保护身体免受疾病和感染。当身体检测到细菌或病毒的存在时，免疫系统就会做出反应并保护身体免受这些入侵者的侵害。一旦处理了细菌，反应机制就会关闭，一切恢复正常。

狼疮患者遭受感染的风险较高，主要有两个原因。首先，狼疮本身可以使感染更频繁地发生。狼疮可以损害血液系统，导致白细胞减少，使体内抵御敌军（外来病原体）的部队减少；同时，该病还影响白细胞（包括中性粒细胞、淋巴细胞和单核巨噬细胞）的功能，使其抵制敌军的能力进一步削弱。本来我军部队人数就少，装备还差到不行，这样自然容易被敌军打败。其次，狼疮患者经常服用糖皮质激素、免疫抑制剂如环磷酰胺、甲氨蝶呤，以及生物制剂这类药物来控制其过度活跃的免疫系统。这些药物限制了人体免疫系统的反应能力，并可能使人更容易感染传染性物质。

此外，年龄、低白蛋白血症、营养不良、中度贫血、狼疮肾炎和低补体血症也是感染的"幕后推手"。

狼疮患者应该重视感染问题

感染的致病菌包括细菌、病毒和真菌等，一些较常见的感染病原菌：金黄色葡萄球菌（细菌）、大肠杆菌（细菌）、沙门氏菌（细菌）、带状疱疹（病毒）以及白色念珠菌（真菌）。呼吸系统是最常见的感染部位，较轻的仅仅表现为上呼吸道症状如感冒，严重的可以导致肺炎甚至呼吸衰竭。另外，皮肤、泌尿系统、血液系统以及颅脑也可以出现感染。狼疮患者出现感染，康复的时间可能比普通人群时间更长，此外，严重的感染可能会导致严重的后果，甚至会因心肺衰竭死亡。所以，狼疮患者应该重视感染。

如何区分感染与本身疾病活动

不同部位的感染有不同的临床表现。呼吸道感染如感冒或肺炎，可以出现咳嗽、咳痰、头痛、疲劳或发烧的表现，严重时可以出现气促、呼吸困难。泌尿系统感染的症状包括尿频、尿急、尿痛，肾炎可以出现腰痛和发烧。皮肤感染可以出现脓肿、伤口不愈合。对于长期卧床的病人，应该注意观察腰骶部有无压疮，该部位容易出现感染，且感染往往难以愈合。血液系统感染可能继发于其他部位的感染，可能引起高热、精神差，以及伴随原发部位感染的症状。颅脑感染可能出现发热、头痛以及意识障碍。

上述大多感染的症状，在狼疮病情活动时也可以出现，有时可能很难区分狼疮患者的感染。例如，感染可以出现发烧，狼疮活动也可以引起发烧，如果不经过详细的检查，很难判断发烧是由狼疮复发引起还是感染引起的。此外，感染也会引发狼疮复发，此时疾病活动与感染同时出现，病情显得更为复杂，处理起来也更为棘手。准确将感染与狼疮疾病活动相鉴别，对疾病的治疗和预后非常重要。判断是否存在感染的方法主要有：医生进行详细的体格检查、验血、尿液检查、胸部 X 光或 CT，以及血液、尿液或粪便的培养。因此，当出现相应症状时，病友切勿擅自处理，应当及时寻找自己的主管医生，区别感染和狼疮活动，以免耽误病情。

预防感染，应从细节着手

（1）控制病情是根本。疾病本身是感染的主要原因，因此需要在医生的指导下治疗，把疾病控制好，切勿擅自停药。病情平稳后，人体抵御外来病原体的能力也会随之增强，感染也会随之减少。

（2）避免劳累、保证优质睡眠。劳累可能加重疾病，也让身体抵抗力降低，容易被病原体感染。充足优质的睡眠可以消除疲劳，使人焕发新的活力，还可以提升人的免疫力，增强人抵御病原体的能力。

（3）接种疫苗。有研究发现，狼疮患者接种流感疫苗可以有效减少流感的发生，流感疫苗对狼疮患者有良好的保护效果。目前研究认为，狼疮患者接种流感疫苗是安全的，但建议在风湿专科指导下配合完成疫苗接种。此外，肺炎球菌疫苗等也可以酌情考虑。

（4）少去人口密集的公共场所，避免与任何感染者接触。感冒的病原体主要通过呼吸道传播，常在人口密集的场所出入，容易得感冒，应尽量少去。如需要，建议佩戴口罩。此外，对于感染患者，应当远离。门把手、公共健身房设备、公交地铁扶手等，这些部位因多人接触，可能有病原体残留，接触这些部位后，应当及时做好手部清洁。或者在接触这些部位前，戴手套进行隔离。

（5）勤洗手。病原体也可以通过接触传播，因此，需要养成经常洗手的良好习惯。

（6）室内多通风，定期清洁房屋。封闭的场所容易滞留、滋生病原体，形成室内感染源。需要多开窗户，多通风，并定期做房屋清洁。

（7）科学锻炼。狼疮患者一样可以进行一些运动，锻炼身体，提高免疫力。但因为容易光过敏，可以进行室内运动；室外运动需要防紫外线，避免阳光直射。

（8）科学喝水、均衡营养。喝水可以保持生命活力，可以适当多喝。但如果狼疮肾炎、水钠潴留时，需要控制饮水量。狼疮患者应该注重均衡营养；保证营养充足，也是提高免疫力的措施。同时，一些饮食注意事项需要关注。

（9）及时治疗伤口。无论是皮外伤如皮肤割伤或擦伤，还是黏膜损伤如口腔溃疡、痔疮，都为病原体入侵体内提供了渠道。及时处理这些伤口，可以最大限度阻止病原体入侵，进而减低感染的概率。在进行任何牙科或外科手术之前，请告知医生您的病情，他们会根据您的情况以及手术要求决定是否预防性使用抗生素，以及合理处理手术伤口。

（10）家里备用体温计，养成监测体温的好习惯。发热是感染常见的症状，监测体温，可以及时察觉感染的发生。建议狼疮患者，家里都备一个体温计。

感染在日常生活中是很难避免的，狼疮患者除了应控制本身疾病的病情外，在出现感染苗头的时候尽快识别，尽早寻求医生的帮助，早诊断早治疗可以使感染的不良后果降到最低。

狼疮患者该怎么吃

一般来说，狼疮患者应该选择一种营养丰富、均衡且多样化的饮食方式，其中应包含丰富的新鲜水果和蔬菜、全谷物以及适量的肉类、禽类和鱼类。下面几点，狼疮病友需要格外注意。

切勿用膳食补充剂或保健品完全代替处方药

如果患者计划使用膳食补充剂或保健品辅助狼疮的治疗，建议首先与主管医生讨论。这一点尤其重要，膳食补充剂或维生素并不能取代处方药的疗效，擅自停药会导致病情复发甚至加重。因此，切勿为了盲目追求膳食补充剂或保健品而放弃使用处方药。

使用糖皮质激素的饮食注意事项

激素是治疗狼疮的重要药物。然而，它也有一定的副作用，合理的饮食选择，可以减少这些副作用。激素可以升高血压以及血脂的水平，也会引起水钠潴留，患者服用激素，则应限制饮食中的盐分和脂肪。激素还可导致骨质丢失，引发或加重骨质疏松。因此，患者需要注意补充富含钙和维生素 D 的食物。例如深绿色的多叶蔬菜（菠菜、西兰花、油菜、芥菜）、牛奶和含维生素 D 的钙补充剂。另外，长期口服激素还可能引起血糖水平异常，应当注意监测血糖，必要时控制饮食（比如减少食用升糖指数较高的食物，控制进食量）以维护好血糖水平。

尿少、水肿时的饮食建议

如果患者遭受液体潴留（如肢体水肿、腹水和胸水等）的问题，则应减少食用的盐和含钠食物的分量，特别是应避免加工食品（如咸菜、薯片和腌制品等），以免增加钠水潴留，不利于病情缓解。

富钾饮食的建议

由于疾病、药物和饮食等多方面影响，患者可出现低钾血症，引起乏力、腹胀和肌肉麻痹等症状。因此，当出现血钾低的情况时，患者可适当食用香蕉、苹果、橙子、西红柿等含钾丰富的水果蔬菜来补充。但是，如患者已有肾功能衰竭、血钾高等情况，则需要谨慎进食含钾高的食物，以免引发或加重高钾血症。

出现蛋白尿时的饮食建议

狼疮患者出现蛋白尿，提示存在肾脏损害，蛋白从尿中丢失，易引起低蛋白血症。因此，需补充足够的蛋白，而优质蛋白是较为理想的选择。优质蛋白质的氨基酸模式接近人体蛋白质的氨基酸模式，容易被人体吸收利用。例如，动物蛋白质中的蛋、奶、肉、鱼等，以及大豆蛋白。

避免食用引起光过敏的食物

一些食物，如香菜、芹菜可以诱发或加重狼疮患者光过敏，使患者面部红斑皮损增加，应尽量避免食用光敏性比较强的食物；如果有食用，可以采取适当的防晒保护措施，尽量避免光过敏的产生。除此之外，还有一些蘑菇、香菇、莴苣、韭菜以及豆荚等也尽量避免白天食用，如食用后，最好不要过多接受阳光照射，以免发生光过敏反应。由于食物代谢很快，也可选择晚餐的时候食用，第二天中午时它们就不再有光敏作用了，但要避免过度食用。另外，光过敏反应与个人体质也有一定关系，可以根据自身情况合理取舍。

狼疮患者的饮酒建议

对于患者来说，适度饮酒应该影响不大。然而，饮酒可能会降低某些药物的疗效，也会引起新的健康问题，使现有症状加重。例如，非甾体抗炎药（如阿司匹林、布洛芬和萘普生等）可能会引起消化道的损害，如消化道溃疡、胃肠道出血，而饮酒会增加溃疡或出血的概率。另外，如果患者喝酒，可能会减弱抗凝药物如华法林和一些免疫调节药如甲氨蝶呤的疗效。

能否饮茶和咖啡

茶里面的茶多酚有清除自由基、抗氧化等作用，可能对患者有益。还有研究发现，绿茶有抗炎和免疫调节作用，可能对狼疮病情有改善作用。有些敏感者喝茶后可能出现失眠和血压心率的变化，需要注意。绿茶也含少量维生素 K，会起到拮抗华法林的作用。因此，服用华法林期间，应尽量避免饮用绿茶。

对于咖啡，目前无充足的证据显示咖啡会加重狼疮病情。然而，咖啡刺激胃酸分泌，对胃黏膜有刺激作用。咖啡因可使敏感者血压升高、心率增快，还可以升高甘油三酯，对狼疮患者脏器造成损害。夜间喝咖啡也易导致一些敏感者失眠，会产生不利影响。因此，狼疮患者喝咖啡应慎重。

避免食用苜蓿，谨慎食用杨桃和大蒜

苜蓿（俗称三叶草）是狼疮患者避免食用的一种食物。苜蓿片（一种营养片）与狼疮样综合征或狼疮发作有关。苜蓿引起的狼疮样效应包括肌肉疼痛、疲劳、血液检查结果异常、免疫系统功能改变和肾脏问题。这些效应可能是由于氨基酸 L－刀豆氨酸（存在于苜蓿种子和新芽中，而不是叶子中）引起的，它可以激活免疫系统并产生炎症。杨桃有潜在的神经毒性和肾毒性，狼疮患者应谨慎食用。特别是尿量明显减少、接受透析的晚期肾功能衰竭的患者，更易引起杨桃中毒。此外，大蒜含有大蒜素、阿霍烯和硫代亚磺酸盐，有研究认为这些成分能激活免疫系统，可能对狼疮患者不利。

避免使用增加出血风险的食物

一些食物可能会抑制血小板聚集，如人参、大蒜和姜。当患者存在血小板减少或正在服用阿司匹林或华法林等药物时，这些食物应尽量避免，以降低淤血（皮下出血）或其他部位出血的风险。

狼疮患者应该停止食用红肉吗

没有科学证据表明停止食用红肉会对狼疮产生有益的影响。相反，如果患者有狼疮肾炎、蛋白质丢失，那么红肉可以提供蛋白质；如果处于炎症活动期，身体需要消耗比平时更多的蛋白质，红肉还可以补充蛋白质；红肉还富含多种维生素 B，有助于降低甘油三酯和低密度脂蛋白的水平，并改善狼疮患者的临床症状。

海鲜能不能食用

海鲜（如鱼、虾）是补充优质蛋白质的较好选择。许多海产品也富含 Omega-3 不饱和脂肪酸等健康成分。有研究表明，膳食补充 Omega-3 可能有助于改善症状性疾病的活动。需要注意的是，对于有些患者，食用海鲜后会出现过敏现象，应当小心。

含有雌激素的制品能不能食用

狼疮在育龄期女性更为常见，有研究表明，雌激素参与了狼疮的发病。因此，对于含有雌激素的食物或其他用品，如蜂王浆、含雌激素避孕药等，应当尽量避免食（使）用。

狼疮患者是否可以素食或纯素食

素食或纯素食饮食应该是可以的，但患者需要额外补充多种维生素包括维生素 B_{12}、维生素 D 等，因为植物来源的食物缺乏上述维生素。否则，患者可能会因缺乏维生素而出现不良影响，如缺乏维生素 B_{12} 可出现贫血和神经损害。同样，也需要混合蛋白质来源，以便获得完全蛋白质（含有必需氨基酸），例如大米和豆类，或者玉米和小麦。值得注意的是，植物蛋白质通常缺乏一种或多种氨基酸，这使其不足以作为唯一的蛋白质来源；而动物蛋白质、乳制品和鸡蛋是完全蛋白质，是较为理想的选择。

能否食用人参"补身体"

患者生病期间，亲朋好友一定非常关心患者，给患者买各种各样的补品，比如人参。有报道认为人参含人参皂苷，可能激活免疫系统，加重狼疮病情；人参还可能干扰激素和其他治疗狼疮药物的作用，减弱药物疗效；如前所述，人参可能增加出血风险。但也有些研究发现，人参皂苷可能改善狼疮患者的症状。因此，目前有关人参的认识还存在争议，值得注意，建议先咨询医生。

狼疮患者应进行无麸质饮食吗

乳糜泻与多种自身免疫性疾病有关，在狼疮中少见，但仍有个案报道。乳糜泻患者对含麸质（也称麦胶、面筋）的食物如大麦、小麦、黑麦、燕麦敏感，引起发病。如果狼疮患者合并乳糜泻，则无麸质饮食至关重要，可进食不含麸质的大米、荞麦和藜麦等。而如果患者无乳糜泻，则进食含麸质食物一般不会对病情有影响。

生活中会接触到各类食物，患者应当合理选择。值得注意的是，一些食物对狼疮是否存在不良影响依然无法肯定，须进一步明确。而有些食物在某方面可能对患者有不良影响，但在其他方面可能有益。此外，不同的人群在疾病的不同状态，对食物的需求和选择也不尽相同。最后，饮食和营养固然重要，但依然不能代替处方药的治疗地位。

想光速瘦成“一道闪电”？穴位埋线治肥胖

夏日炎炎，正是穿短袖的好时候，看到街上的小仙女们穿着露脐装和短裤，大大方方地展示纤瘦的身材，再捏一捏自己肚子上的肥肉，终于感叹道“要减肥啦”。

何为肥胖

说到减肥，我们就不得不提及“肥胖”这个概念。据统计，中国目前 20 岁以上肥胖的病人达 2000 万人，体重超标的病人不低于 1.5 亿，尤其是在经济发达的地方，在快乐奶茶和甜点的诱惑下，肥胖的发病率更高。肥胖除了影响形象以外，还与糖尿病、高血压、高脂血症等疾病的发生密切相关。

那如何判断自己体重是否超标呢？我们可以将体重除以身高的平方，即 BMI 指数用来作为衡量的指标。例如，一个身高 1.72 米、重 60 千克的正常成年人，他的 BMI 指数就是 60 除以 1.72 的平方，即约等于 20.28。如果 BMI 指数大于 24，则属于超重，如果大于 28，则属于肥胖了。

如果体重超标甚至达到肥胖的程度，想减肥的话，除了节食和运动这两个方法之外，还有没有比较快速的减肥方法呢？中医穴位埋线疗法能够帮您一把。

穴位埋线疗法的理论基础

穴位埋线疗法是在传统医学经络理论的基础上，借助现代医学的手段发展而来的一种治疗方法，是漫漫减肥道路上的一道强有力的辅助（图 1）。

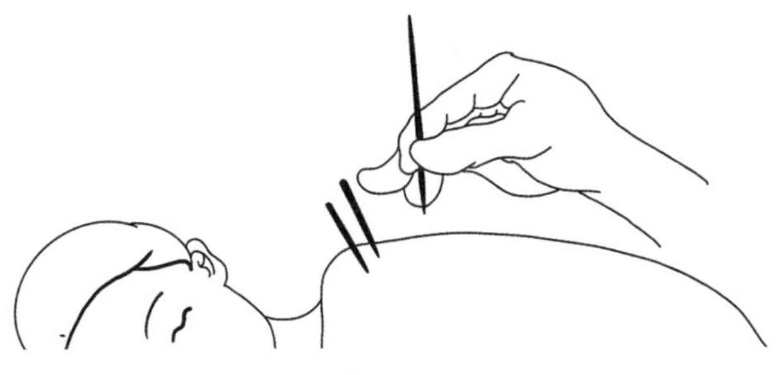

图 1　穴位埋线减肥

所谓的穴位埋线，是将可以吸收的蛋白线埋进特定的部位或者穴位，让蛋白线在吸收的过程中，对穴位或脂肪组织起到持续的刺激作用，加快脂肪的代谢和吸收，并且还能在一定程度上抑制过剩的食欲，增加饭后饱腹感。

中医认为，肥胖的形成主要是痰湿或者湿热在体表滞留。形成原因有几个方面：如果是胃肠有热，导致食欲旺盛，吃得过多而身体又不需要这么多热量，就会积滞在身体，导致肥胖；如果是脾胃虚弱，导致痰湿过盛，滞留在体表，也会导致肥胖；如果平时容易焦虑、抑郁，肝气疏泄失常，也会导致体内水湿代谢失调，形成肥胖。

治疗方法

穴位埋线疗法是怎么基于中医理论发挥作用的呢？对于需要减肥的人群，中医师会首先评估治疗对象的情况，明确肥胖形成的原因，选择相关的经络及穴位进行埋线。一般来说，肥胖的部位主要集中在腹部、大腿、面部。

除了在局部进行埋线之外，对于胃肠积热的病人，医师会选取胃经、大肠经上的穴位如曲池、手三里、足三里、天枢等进行埋线，能够起到清热、理气、化痰的作用；对于脾胃虚弱，痰湿内盛的病人，主要选取脾经、膀胱经上的穴位如脾俞、胃俞、阴陵泉等，能健脾、补气、化湿；对于肝气郁结的病人，还会选取肝经、胆经上的穴位，如期门、阳陵泉等，起到疏肝理气的作用。

实际案例

说了这么多，还是以实际的案例为大家展示一下穴位埋线减肥的疗效吧。

王女士是一名 36 岁的妈妈，她平时体型就比较肥胖，身高 1.6 米，体重 72 公斤。她常常因为肥胖而苦恼，自己尝试通过跑步、瑜伽等运动减肥，但是因为家庭工作的各种原因难以每天坚持。也尝试过节食，但是身体吃不消，月经也受到影响，因此想尝试一下埋线减肥。医生分析了一下王女士的情况，王女士下腹部和大腿部较肥胖，很容易出汗，稍微动一动就大汗淋漓，活动久了容易疲劳，没有精神。而且平时胃口一般，吃多了容易腹胀，大便偏烂不成形。舌淡红，苔白腻，脉细滑而无力。根据王女士的表现，考虑肥胖是因为脾胃虚弱、痰湿内盛导致的。因此首先在腹部的穴位进行埋线，选取了天枢、中脘、带脉、关元以及脂肪丰厚的部位；其次在大腿选择风市、梁丘等部位进行埋线。接着选取了脾经、膀胱经等经络上的穴位，如阴陵泉、三阴交、丰隆、脾俞、胃俞。医生告诉王女士，治疗时按照医嘱不能暴饮暴食，保持适当运动。半个月后王女士欣喜地发现她体重减轻很明显，已经减掉了约 4 公斤。按照之前方案再进行了第二次治疗后，体重未见明显反弹。

如果您在减肥的道路上艰难前进，经过一番努力效果并不明显，不妨试一试埋线疗法，通过对体质的调整和对局部的刺激起到减重的效果。当然，饮食与运动也是必不可少的一环，三管齐下能够让减肥大计事半功倍！

第十章

生命延续，“生”生不息

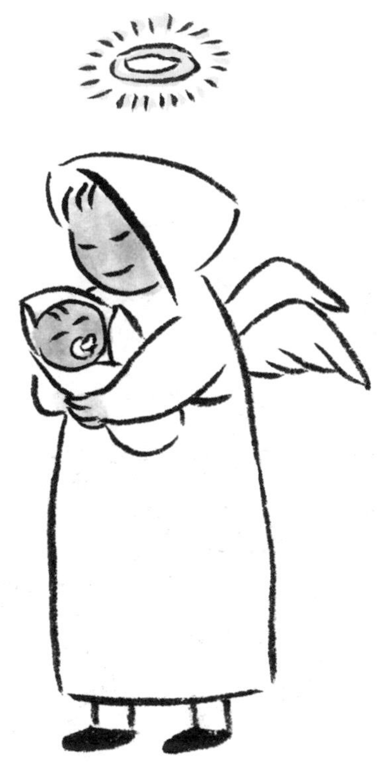

神不能做到无处不在
所以他创造了母亲

孩子是生命的延续，如何“生”生不息，是我们不断研究及关注的课题。本章从孕前、孕中、产后出发，讲解了生殖系统疾病、产检知识、不孕不育、胚胎移植等内容，让大家了解有关备孕和孕育新生命的知识。

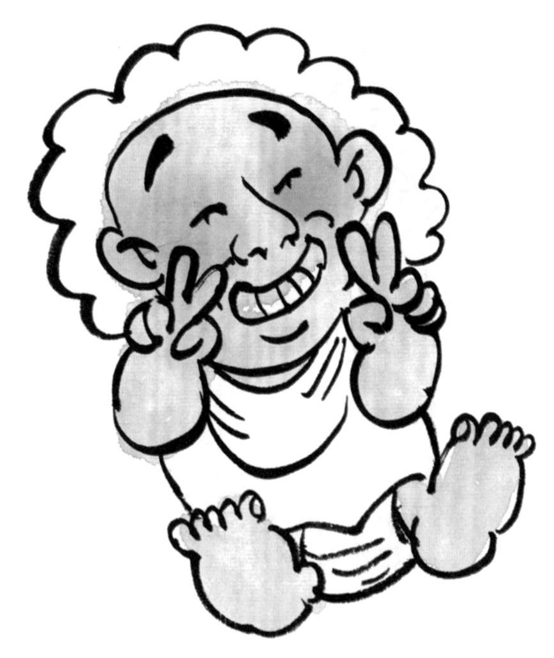

生活很讨厌

还好我依旧这么可爱

女性生育能力的预言者——抗缪勒氏管激素

随着三孩政策的实行，越来越多错过了最佳生育年龄的高龄女性求助于不孕不育门诊，医生开的检查单上绝对少不了抗缪勒氏管激素（AMH）检测，那么什么是AMH呢？AMH与女性的生育能力到底有什么关系？

什么是抗缪勒氏管激素

抗缪勒氏管激素是一种由卵巢窦卵泡及小窦卵泡的颗粒细胞所分泌的激素。从女胎儿在母亲子宫内的第9个月开始，卵巢便不断制造AMH，AMH的水平随年龄的增长逐渐升高，在25岁左右时达到最高水平，随后AMH水平几乎直线下降，直到绝经后AMH低到无法检测。

AMH是由卵巢卵泡分泌的，因此AMH与卵巢储备功能息息相关。卵巢卵泡数目越多，血清中的AMH值越高；反之，卵巢卵泡数目越少，血清中AMH值就越低。当成年女性AMH值降低，就代表卵巢内卵子的数量减少，意味着卵巢正走向老化，女性生殖力功能开始衰退。

AMH参考值是多少

正常女性AMH值介于2～6.8 ng/mL之间，当AMH值低于0.7 ng/mL时，表示卵子库存量已严重不足。

AMH值是越高越好吗

值得注意的是，AMH值也不是越高越好，高于正常值则有多囊卵巢综合征的风险。这是因为多囊的主要原因是窦卵泡的数量增加、无优势卵泡的产生，导致卵泡的生长发育失调，而这些数量增加的卵泡可产生更多的AMH，因此AMH值并不是越高越好（见表1）。

表1　AMH值

年龄（岁）	＜30	31～35	36～40	41～45	46～50	绝经前和绝经期
参考范围/（ng/mL）	2.50～6.30	1.88～6.08	1.71～5.30	0.78～3.56	0.76～2.80	检测不出

什么时间检测AMH

AMH只来源于卵巢，与性激素六项不同，它不仅不受下丘脑的控制，也不受促性腺激素的影响，因此在月经周期中变化不大，任何时期都可以抽血检测。

AMH 预测生育能力的优势是什么

（1）AMH 的浓度不受月经周期的影响，任何时期抽血浓度都一样稳定。

（2）所有检测卵巢功能的方法中，AMH 值能最早筛检出卵巢的衰竭。

（3）检测 AMH 值，能筛检出卵巢功能是否早退，提早生育，以免错过最佳生育年龄。

AMH 值低一定无法怀孕吗

AMH 水平只能反应卵巢储备的数量，但无法反应卵子质量。若女性卵子质量好，即使 AMH 值很低，卵子数量少，还是有机会怀孕。充足的卵子数量在一定程度上能提高受孕的概率，但真正决定我们能否顺利怀孕的，还是卵子的质量。因此，如果看到自己的 AMH 值偏低时，不要觉得沮丧，要保持乐观的态度，还是有希望怀孕的。

建议有生育需求的女性，先去检测 AMH，看看自己的卵巢储备功能，合理规划生育年龄，准备要二孩、三孩的女性更应该检测 AMH 来预测卵巢的库存量，预知自己的生育能力，在卵子还未消失殆尽之前，实现二孩、三孩梦。

吃了避孕药还能怀孕？孩子留不留呢

小王夫妻俩近日因一个意外的“惊喜”烦恼不已。原来，小王的妻子怀孕了，但是本想奋斗一下事业的夫妻俩当时可是吃了紧急避孕药的。夫妻俩很苦恼，明明吃了事后避孕药，为什么还会怀孕？而且避孕药的说明书上写了孕妇及哺乳期妇女禁用，会不会对宝宝不好？宝宝还能要吗？当初吃下去的避孕药对胎儿是否有影响？会不会造成畸形或者智力低下？这算意外之喜还是意外之惊？

何为紧急避孕药

所谓事后避孕药即紧急避孕药。紧急避孕药是指通过防止或延迟排卵以预防无防护性交或避孕方法失误后 72 小时之内妊娠的一类药物。

世界卫生组织（WHO）推荐的紧急避孕药方案是醋酸乌利司他，左炔诺孕酮或由乙炔雌二醇加左炔诺孕酮组合成的复方口服避孕药。醋酸乌利司他（30 mg）和左炔诺孕酮（0. 75 mg 或 1. 5 mg）单剂也是常见紧急避孕药。

左炔诺孕酮为孕酮类似物，通过抑制排卵和阻止孕卵着床，并提高宫颈黏液黏稠度阻止精子穿透，从而达到避孕作用。高剂量的左炔诺孕酮制剂为非处方药，方便易得，是目前最常用的紧急避孕药。

为什么吃了药还会怀孕

很多人以为服用了紧急避孕药便高枕无忧了，但避孕失败的案例仍时有发生，这是为什么呢？

首先，紧急避孕药的有效率并不能达到 100%。研究表明，紧急避孕药的避孕效果可达到 80%～90%，也就是说即使用了药，仍然有 10%～20% 的无效率（注意，此处并非指 10%～20% 的怀孕率，因为是否怀孕受很多因素影响）。

其次，用药方法错误。正确的用法要求无防护性交或避孕方法失误后 72 小时之内尽早服用第 1 片（0. 75 mg），在第 1 片服用后 12 ～16 小时，再服用第 2 片。如果为 1. 5 mg/片，单次服用 1 片即可。这里需要注意的是，如果服药后 2 小时内发生呕吐，应立即补服 1 片。

再次，药物相互作用。某些药物可降低左炔诺孕酮的血药浓度，进而影响疗效。最常见的为诱导肝药酶的药物如利福平、催眠和抗惊厥药（苯妥英钠、卡马西平等）、小连翘属植物药等。

因此，服用紧急避孕药也不是百分百可以阻止怀孕。

吃了紧急避孕药，怀的宝宝能要吗

以往的观念认为，左炔诺孕酮本身为孕酮类似物，除了发挥孕激素活性外，其尚有一定程度上雄激素的作用。在妊娠期过量使用会影响胚胎性器官发育，导致女婴男性化。2012 年 CFDA 修订了关于左炔诺孕酮的药品说明书，在 2010 版说明书上增加了“已知或可疑妊娠者禁用”项；在 FDA 的妊娠分级中，左炔诺孕酮也被划为 X 级药物，显示对胎儿危害性大，超出治疗获益范围。

这样看来，紧急避孕药似乎对胎儿的影响较大，不适合继续妊娠？然而，事实并非全然如此！

在精子与卵子尚未结合或者刚刚结合的阶段，胚胎尚未到达器官发育的阶段，遵循着“全和无”的影响模式。有国外学者对 36 例使用左炔诺孕酮紧急避孕失败的孕妇研究发现，胎儿先天性畸形、早产、围产期并发症等与未接触左炔诺孕酮的孕妇相比无明显差异，后续的研究也得出相似的结论。此外，中国学者的研究也发现，左炔诺孕酮紧急避孕失败并不增加胎儿先天性畸形、妊娠期并发症和不良妊娠结局的风险，也不影响后代的体格和智力发育。基于全球范围内基本一致的研究结论，现在认为，使用左炔诺孕酮紧急避孕失败后，胎儿可以正常的生长发育，不会产生明显的不良影响。这一观点也得到了紧急避孕国际协作组、国际妇产科联盟、美国妇产科医师协会的支持和推荐。

醋酸乌利司他和非米司酮的研究相对较少，但紧急避孕国际协作组的指南中明确指出，使用紧急避孕药（包含左炔诺孕酮、醋酸乌利司他和米非司酮）后怀孕的孕妇应当知道：目前尚无任何证据表明紧急避孕失败会给胎儿带来不利影响，不管是选择继续妊娠还是流产，均无须针对紧急避孕药的影响做出任何举措。

什么情况下不能使用紧急避孕药

紧急避孕药固然方便，但并不是每个人都能用，特别是作为常规的避孕方式经常使用。除了给胚胎带来可能的伤害，高剂量的孕激素制剂对女性健康本身也有影响。其中，最重要也是最严重的不良反应是增加静脉血栓、脑卒中和心肌梗死风险！因此，患有血栓性疾病、心脑血管疾病（特别是未经控制的高血压）、严重的高脂血症、糖尿病的 16 岁以下未成年少女和 40 岁以上的妇女禁止使用。左炔诺孕酮需要经过肝脏代谢，因此，严重肝功能不全的患者也不应当使用。

还有，同一月经周期内重复使用紧急避孕药会扰乱月经周期，应尽量避免。而且长期使用会增加患乳腺癌和生殖器癌的风险，该类药物不应当作为常规避孕药使用。

经过详细咨询，小王夫妻俩终于放下负担，欣然接受这次的惊喜，到产科定期产检。所以，不是所有的孕期用药胎儿都不能要的。当然，在有意的备孕期间建议不要随便用药，用药最好先咨询过专业医师。而且，再次提醒，紧急避孕药就相当于 120 急救车，总不能每次避孕都依赖急救车吧？因此，请处于育龄期又暂时不想怀孕的女性要科学避孕。

早孕期超声筛查 NT 增厚的宝宝，能要吗

36 岁的小妹是一位准二胎妈妈，但是早孕超声筛查却提示胎儿 NT 增厚。当小妹得知检查结果时，十分担忧。NT 增厚的宝宝一定有问题吗？这个宝宝难道不能要了吗？医生对小妹夫妇进行了详细的咨询，并通过绒毛膜穿刺术进行了相关遗传学检查，结果显示胎儿的染色体核型、染色体微阵列分析检测均是正常的。看到这样的检测结果，小妹一家都欣喜不已。但产前诊断中心的专家同时告诉小妹，NT 增厚的宝宝依旧需要重视孕 20～24 周时候的详细超声检查，用以排除结构异常和后续妊娠的随访观察。最终，小妹生下了一个体重 3.2 公斤健康活泼的宝宝。

NT 增厚是什么意思？为什么 NT 会增厚？NT 增厚的宝宝能要吗？带着疑问，我们了解一下什么是早孕期超声筛查。

11～13^{+6}周胎儿早孕期超声筛查

主要检查胎儿颈项部皮下液体的厚度，也称 NT 值，是指颈项透明层厚度。

早期唐氏筛查与 NT 厚度相结合，是染色体异常（21－三体，18－三体，13－三体）有效的早孕筛查方法。早孕期联合筛查方法极其显著地降低了侵入性操作比率，从大约 20% 降低到 3%。与此同时，该方法还提高了唐氏综合征胎儿和其他主要染色体异常胎儿的检出率，从不足 50% 提高到超过 95%。

11～13^{+6}周的早孕期超声筛查具备哪些优势

（1）准确确定孕周。

（2）早期诊断胎儿染色体异常。

（3）对多胎妊娠可以准确鉴定绒毛膜性，绒毛膜性是决定多胎妊娠结局的主要因素。

（4）最新的研究表明，11～13 周胎儿超声扫描可以发现发生子痫前期的高危孕妇。

测量 NT 的最佳孕周是什么时间

测量 NT 的最佳孕周是 11～13^{+6}周。

胎儿 NT 增厚主要有哪些原因

（1）胎儿染色体异常占 14.2%。

（2）胎儿结构畸形占3%～50%，主要是心脏畸形、骨骼系统畸形及颜面部畸形。

（3）多种遗传综合征，占10%，如Noonan综合征。

（4）胎儿水肿。

NT增厚一定是异常吗

答案当然是否定的，正常胎儿也可能会出现NT增厚。这一点是孕妈妈要特别注意的，NT异常也不需要过于紧张。

通过上述讲解，我们知道，如发现胎儿NT增厚，要非常谨慎积极地处理，重视超声图像测量的标准化和准确性。NT被称为超声软指标，意思是正常人也会出现NT增厚，但风险小，但如果出现这个软指标异常，患病风险会大大增加，但并不代表所有NT增厚的胎儿都是异常的。所以，如果有NT增厚，就一定要进一步做产前诊断。

准爸妈的忧虑：宝宝健康吗

每个家庭都希望生育健康的宝宝，但事实上，我国每年约有 80 万～120 万缺陷儿出生，每 30 秒就有一个缺陷患儿出生。出生缺陷宝宝，即是宫内生病的宝宝。缺陷宝宝的出生，给家庭带来沉重的负担。如唇腭裂患儿和地中海贫血患儿，所患遗传病极大地影响了患儿及其家庭的生活。下面就准爸妈的一些忧虑，做出解答。

健康夫妇一定生育健康宝宝吗

不一定。例如众所周知的唐氏综合征，表现为智力低下，有时伴发多发结构畸形。它属于一种偶发性疾病，所以每一个孕妇都有可能生出“唐氏儿”，且随着年龄的增加，这种风险会相对增加。

此外，任何一对健康夫妇都有可能携带隐性致病基因。携带者是没有任何临床症状的健康个体，但两个携带隐性致病基因的个体结合产生后代，可能将致病基因传给胎儿，导致胎儿患病。另外，不良环境、饮食等外界因素也可能会对胎儿发育产生不良影响。

能提前知道宝宝是否健康吗

胎儿在妈妈子宫内时，可以对胎儿进行一系列的产前，检查初步筛查胎儿异常情况（图 1）。颈项透明层厚度（NT）和三维/四维检查是重要的筛查染色体异常及排畸检查，千万不要错过。检查时间分别为孕 11 ～ 13^{+6} 周及孕 20 ～ 28 周。

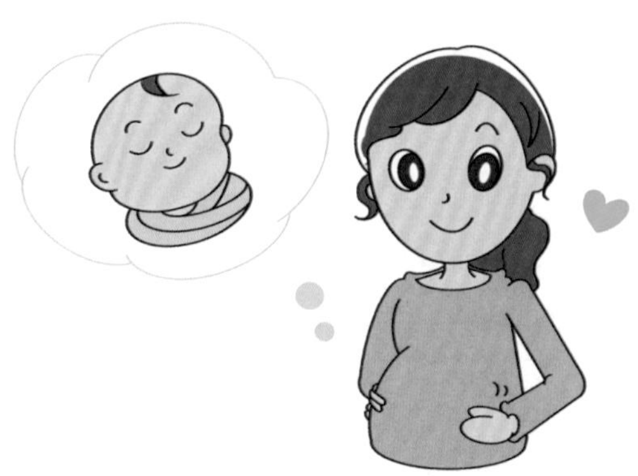

图 1　产前检查

产前检查能筛查出大部分的胎儿异常，但是仍有少部分胎儿异常无法筛查出来，如学习障碍、自闭症、内分泌异常及某些功能性疾病等。

然而产前检查提示异常的胎儿不一定都存在异常，需要进一步产前诊断确诊。产前诊断是指在出生前对胚胎或胎儿的发育状态、是否患有疾病等方面进行检测诊断，从而掌握先机。对可治性疾病，选择适当时机进行宫内治疗；对于不可治疗性疾病，能够做到知情选择。

产前诊断危险吗

迄今为止，介入性产前诊断是最精准的产前诊断方法。产前诊断通过微创的介入手术取材一小部分胎儿的遗传物质用于检测。可能很多准妈妈觉得，羊膜腔穿刺、绒毛采样、脐静脉穿刺等产前诊断手段会造成严重的母胎损害。事实上，介入性穿刺对母胎损伤是非常小的，且相对于生育异常胎儿带来的胎儿健康问题和家庭负担相比，这种风险是可以接受的。

根据孕周不同，介入性检查获取胎儿遗传物质的方法有所不同：孕 11 ～ 14 周，通过绒毛穿刺，获取胎盘绒毛组织检查；孕 16 ～ 22 周，通过羊膜腔穿刺，获取羊水细胞检查；孕 26 周后，通过脐静脉穿刺，获取脐带静脉血检查。

产前诊断的内容及包括的范围

产前诊断从疾病的诊断内容来看包括染色体病、单基因病、多基因病及先天性畸形等，从监测技术来看包括采样技术、羊膜腔穿刺术、脐静脉穿刺术、胎儿活组织取样技术、影像学诊断技术、植入前诊断技术等，从单基因疾病的检查方法来看，则包括 DNA 分子杂交、聚合酶链反应（PCR）、荧光原位杂交（FISH）等。

产前诊断都需要穿刺吗

不是！有一项技术，只需要抽取孕妈妈的外周血，便可以筛查胎宝宝患染色体病的风险，包括唐氏综合征在内的多种染色体数目异常都可以进行检测。这一项技术就是无创产前 DNA 检测技术。它通过先进的测序技术，对孕妇外周血中的胎宝宝遗传物质进行产前检测，得出胎宝宝患染色体非整倍体（21 - 三体、18 - 三体、13 - 三体）的风险。

多胎妊娠是喜还是忧

怀了双胞胎开不开心？当然开心！但是，双胎妊娠可能隐藏着极大的风险。多胎妊娠，多数为双胎妊娠，俗称双胞胎。双胎妊娠流产、早产、合并高血压、糖尿病等的概率较单胎增加。另外，由于某些双胎的两个胎儿共享一个胎盘，即单绒毛膜双胎，可能发生双胎输血，其中一胎通过胎盘上的血管向另一胎输血，导致受血胎可能因接受过多的血而出现心衰死亡，继之另一胎可能因贫血、缺氧死亡。双绒毛膜双胎，可能发生选择性宫内生长受限，双胎胎盘血管以“动－动脉”吻合或“动－静脉”吻合。这么可怕的疾病，可以治疗吗？可以！通过规范的产前检查，及时发现双胎并发症，在疾病发展到不可逆前宫内治疗，选择脐带阻断术和胎儿镜下激光凝固胎盘吻合血管术，同时救治两个胎儿。所以，怀了双胎，高兴之余还应该规范产检。

胎儿宫内治疗能治疗哪些疾病

宫内治疗基本覆盖各个系统：泌尿系梗阻、胸腹腔积液、囊性肿物产生压迫等情况，采用羊膜腔引流；先天性膈疝可在胎儿镜下行腔内球囊气管闭塞术；胎儿镜羊膜腔束带松解术可挽救肢体和生命，治疗羊膜带综合征；某些先天性心脏病，也开始实行宫内手术治疗。宫内治疗正在飞速发展，相信不久的将来会治愈更多的胎儿。

随着检查方式及治疗方法的不断更新进步，很多以前不可治疗的胎儿疾病都可以得到救治，一些产前检查、产前诊断手段也可以避免缺陷宝宝的出生。高风险的准妈妈们一定要配合医生做好相应的检查。

什么是唐氏宝宝

37 岁的刘女士结婚多年不孕，几经波折终于在辅助生殖技术的帮助下顺利怀上宝宝。因为是高龄孕妇，胎儿染色体风险相对增加，医生建议行羊膜腔穿刺对胎儿进行产前诊断。但是刘女士因为害怕穿刺对胎儿的伤害而不愿意做，所以选择了无创产前 DNA 检测。没想到等来的却是提示“18－三体高风险”，这个晴天霹雳让刘女士全家都觉得天塌下来了。她跟家人商量，都觉得“宝宝一定要有，但要有个健康的宝宝”。因此便有了放弃宝宝的打算。医生在了解她的情况后，发现刘女士其他检查项目都很正常，就建议她做介入穿刺做最终诊断。可喜的是报告显示，胎儿染色体正常。刘女士一家在一波三折后迎来了一个健康的女儿。

所以准爸妈，尤其是高龄的准妈妈，如何可以让怀孕的历程简单些？有些知识及检查是一定要知道的。

什么是三体综合征

三体综合征是针对胎儿染色体进行描述的一个名词。正常情况下人体应该是双倍体。人体共有 46 条染色体，分为 23 对，每一对染色体应该只有两条，如果出现一条多余的染色体，那么就是三条，称为三体综合征。例如 21 号染色体应该只有两条，如果出现多余的一条 21 号染色体，就称为 21－三体综合征。21－三体综合征又称唐氏综合征，先天愚型，是人类最早发现的最为常见的染色体畸变。而 18－三体综合征又称爱德华氏（Edwards）综合征，就是由于基因组多出一条 18 号染色体，是仅次于 21－三体综合征的第二种常见的染色体异常。

在临床工作中，三体综合征往往是比较严重的畸形，无论是哪一号染色体出现三体综合征，往往意味着胎儿会面临着严重的畸形。有些时候在孕期就会自然的胚胎停育或死胎，而如果能够出生存活，在后期面临的社会负担也会比较重。因此，在孕期需要重点筛查三体综合征发生的概率。产生三体综合征的原因并不明确，但发现与母亲高龄是相关的。

什么是唐氏筛查

所以，近年来产前检查都需要做唐氏筛查（又称唐筛），这是唐氏综合征产前筛选检查的简称，是一种有特殊意义的检查方法。目的是通过化验孕妇血液的指标，如甲胎蛋白、绒毛促性腺激素、游离雌三醇的浓度等，并结合孕妇的年龄、体重、孕周等方面来判断胎儿患先天愚型、神经管缺陷的危险系数。又分为早期唐筛，中孕期二联或者三联筛查。这种方法简单，能够获得较令人满意的筛查结果，对于减少唐氏宝宝的出生，控制出生缺陷的发生率有显著的作用。但是即便提示唐筛高风险，也不能确定就怀了染色体异常的宝宝。这时候就需要别的检查技术。

什么是无创产前 DNA 检测

无创产前 DNA 检测是利用新一代 DNA 测序技术对母体外周血浆中的游离 DNA 片段（包含胎儿游离 DNA）进行测序，并将测序结果进行生物信息分析，可以从中得到胎儿的遗传信息，从而检测胎儿是否患 21 - 三体综合征（唐氏综合征）、18 - 三体综合征（爱德华氏综合征）、13 - 三体综合征（帕陶氏综合征）三大染色体疾病。

作为一种对胎儿染色体非整倍体筛查手段，无创产前 DNA 检测，使用来自孕妇血浆的无细胞胎儿 DNA 进行检测。这些 DNA 学术上也被称为循环游离胎儿 DNA，浓度为 3%～13%，被认为主要来自胎盘，并在分娩后数小时内从母体血液中清除。因此，无创 DNA 检测可以作为高龄孕妇筛查胎儿染色体异常的手段，并且比传统唐氏筛查更加高效，但是不能作为胎儿异常的诊断金标准。因为检测原理、检测技术等种种原因，无创 DNA 检测存在漏诊、误诊的可能。

当孕妇无创 DNA 检测结果提示胎儿低风险时，仍然需要进行其他手段的胎儿筛查，例如联合超声结果综合判断。若出现胎儿可疑异常指标时，要根据情况选择介入性产前诊断来确诊胎儿状况。当无创 DNA 检测提示胎儿高风险时，必须行介入性产前诊断来判读胎儿状况。切记，只有介入性产前诊断的细胞学相关检查，才是诊断胎儿染色体异常的金标准。

羊水穿刺

羊水穿刺检查是产前诊断的一种方法，是指在超声导引之下，将一根细长针穿过孕妇的肚皮、子宫壁，进入羊水腔，抽取一些羊水的过程。抽取的最佳时间是 18～22 周。如果错过这个时间，也可以选择脐血穿刺等其他的介入穿刺。穿刺抽取的细胞可供制片、染色，作胎儿染色体核型分析、染色体遗传病诊断，也可用羊水细胞 DNA 做出基因病诊断、代谢病诊断等。因此，如果有以下情况，就建议到产前诊断中心咨询，看是否需要做羊水穿刺检查。

（1）35 岁以上高龄孕妇。

（2）产前筛查高风险人群。

（3）曾生育过染色体异常儿、畸形儿、弱智儿、先天性代谢缺陷性疾病儿、死胎等孕妇。

（4）近亲婚配或有家族性遗传性疾病史者。

（5）夫妇一方为染色体异常携带者。

（6）不明原因的羊水过多或孕妇血清中 AFP 异常增高者。

（7）妊娠期，尤其是早孕期有过大量放射线或化学毒物接触史者。

生一个健康聪明可爱的小宝宝是每一位准爸爸准妈妈的心愿。要生一个健康聪明可爱的小宝宝，产前筛查特别重要，这其中最让准爸妈们纠结的一关就是唐筛。唐筛、无创、羊水穿刺作为筛查和诊断唐氏综合征等染色体异常的检查项目，具有各自的优点及缺点，孕妈应该结合自己的情况，在医生的指导下正确选择。

温馨提示：

准妈准爸们需要端正一个观点：

产前检查 ≠ 产前筛查 ≠ 产前诊断！

孕妇出行能不能坐飞机

刘女士是一位面临着能不能坐飞机困扰的准妈妈。她已经怀孕 14 周了，最近因工作、假期回家乡等原因，需要乘坐飞机，她非常担心小宝宝是否会受到影响。到底，孕妇出行能不能坐飞机？

安检辐射、高空供氧、太阳辐射以及飞机起降会有影响吗

理论上来说，任何发电或用电的东西，如电源线或家用电器，产生的都是电磁场，而只要强度不高，对孕妇及胎儿基本无害。安检时，安检门和手持式仪器主是通过感应电流检测金属的，目的是检查有没有金属物品，会产生低频电磁场，但这种低水平的金属探测器不会对胎儿产生不良影响。

高空是否会让胎儿供氧不足

虽然高空中的氧气较陆地稀薄，但孕妇可以自行调整呼吸的深度和频次，深呼吸保持血氧含量，可为胎儿提供足够的氧气。如果孕妇贫血，尤其是比较严重的贫血，或者有心脏病或呼吸道疾病，那还是要慎重，最好请医生评估后再做决定。

高空太阳辐射会不会对胎儿造成不良影响

对于高空的太阳辐射，在整个妊娠的 40 周内，最大的太阳辐射暴露量应限制在 1 mSv 以内。即使乘坐长线路的国际航班，乘客一次性的太阳辐射暴露量也达不到最大限制量的 15%。因此，这个辐射是可以忽略不计的，也不太可能会伤害到腹中的胎儿。

飞机的起降过程会不会造成不良影响

飞机起降时候气压差改变较明显，又出现失重和超重的现象，容易产生不适感，甚至可能出现下腹不适的表现。但真正引起流产还是少见，不必过分担心。大规模的医学统计表明，目前没发现坐飞机和胎儿体重、早产、先兆子痫、出血等有任何联系。

乘坐飞机对不同孕期的要求

（1）孕早期（12 周以内），孕妇是可以乘坐飞机的，前提是确认是宫内孕。但是孕早期胎儿流产风险较高，能避免飞行自然是最好的。

（2）孕晚期（28 周后），这个阶段孕妇最好不要乘飞机。因为飞机在高空时，机舱内外会产生一定压差。对怀孕超过 28 周的孕妇来说，由于此时子宫内羊水较多，子宫张力较大，压差易引起早破水，发生早产，严重的甚至会发生胎盘早剥，危及大人和孩子的生命。

（3）孕中期（13～27 周），相对其他时期是最佳的时候，因胎盘成型，胎儿稳定，同时早产概率低，是相对安全的时间。如果没有产科或内科并发症，偶尔乘机出行时可以的。

孕中期的妇女，如果没有内科、产科的并发症，是可以适当乘机出行的。孕妇登机后应一直系好安全带，安全带应系在较低的位置，如髋骨水平，即在隆起的腹部以下、耻骨之上。乘机前应避免进食易于产气的食物和饮料。建议孕妇乘机前，应向承运航空公司了解相关要求。大多数航空公司允许孕 36 周以下的孕妇乘机。一些航空公司要求乘坐国际航线的孕妇旅客的孕周更小。还有一些航空公司需要提供孕周证明。对于某些特定航线的要求，孕妇乘机前应与航空公司联系确认。

胎动的小秘密，您读懂了吗

胎动是胎儿与母亲之间最亲密的互动，有人说那是一种说不清道不明的幸福感，是世界上最美的运动，生命的神奇从那一刻开始有了质的升华。胎动这种神奇的运动，也只有妈妈能感受到。

什么是胎动

胎动，顾名思义指的就是胎儿在母亲子宫内所做的运动（图 1）。由于胎儿在子宫腔里的活动冲击到子宫壁，导致这一系列动作造成的腹壁震动，我们就将其称为“胎动”。正常的胎动是胎儿情况良好的表现。

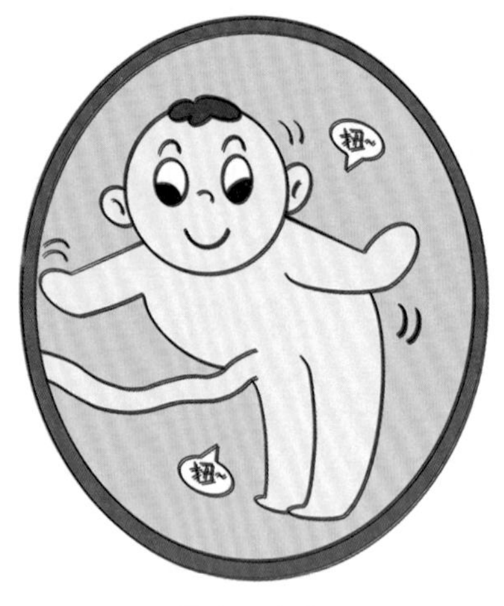

图 1　胎动

什么时候开始能感觉到胎动

孕 12 周起胎儿就开始在子宫内活动，但这个时期准妈妈们是感觉不到胎动的，这是因为这个时期胎儿的力量还很小，活动后不能通过妈妈腹壁的震动而被感知。到了孕 18 ～ 20 周，大多数的准妈妈会第一次感受到胎动，而对于那些生过宝宝的准妈妈呢，她们会在更早的时候感知胎动。但是医生一般会让准妈妈们在孕 28 周以后开始规律数胎动，因为胎儿在孕 28 周后胎动逐渐形成规律，可以计数出每天的胎动次数。孕 36 周后，由于胎儿逐渐长大，子宫空间相对小、胎头已经入盆等因素，胎动次数比之前减少了 20%～30%。胎儿的“生物钟”，即睡眠清醒周期也成为重要的决定因素。胎儿一般早上活动最少，中午后逐渐增多，18～22 时胎动最活跃。但也有学者认为，在一天当中，胎动有 2 次活跃高峰，一次是在 17～19 时之间，一次是在 23 时到次日凌晨。

胎动还有周期性，胎儿处于睡眠周期通常无胎动，健康的胎儿睡眠周期为 20～40 分钟，很少超过 90 分钟。

除了胎儿自身的昼夜规律，孕妇的情况也能影响到胎动。孕妇饥饿时，血糖下降，胎动减弱。饱食、饮糖水、注射葡萄糖液后胎动增加。吸烟或被动吸烟，或应用镇静、麻醉药后，胎动减少。强光、碰击、声音、摇动胎儿，会使胎动增强或次数增多。

如何数胎动

各个学者报告的计数方法各有不同，缺乏统一的标准，也没有前瞻性研究制定统一标准。一般是孕 28 周后，孕妇每天分别在早上、中午、晚上各利用 1 小时的时间计量胎动次数，3 次计数之和乘以 4，得出 12 个小时的胎动数。12 小时胎动计数≥30 次为正常。也有学者建议孕妇计数 10 次胎动并记录下每次胎动间隔的时间。若胎动计数 12 小时＜10 次为胎动减少，提示胎儿缺氧。

胎动的意义

胎动减少可认为胎儿宫内缺氧窘迫时为增加自身能量储备的一种自我保护性表现，排除外胎儿严重先天性畸形后，引起胎动减少最常见的原因主要是宫腔内环境因素的变化，包括羊水情况、脐血流状况、胎盘功能以及是否存在宫内感染等。正确识别胎动减少非常重要。

胎动减少通常以孕妇主观感觉的胎动次数或力度明显减少进行评估，因为孕妇首先感觉到的胎动减少可能是胎儿宫内状况不良的第一信号，这种主观感受优于任何其他胎动计数的方式。孕妇应加强自身对胎动的主观感知，在孕晚期，胎动模式可能会改变，但胎动频率并不会减少。

若孕 28 周后感觉到胎动减少或停止，应立即咨询医生，而不应等到第二天才到医院评估胎儿状况。

当然，胎动也绝对不是越多越好。如果宝宝一直在不停歇地频繁活动，有可能是早期缺氧后发生挣扎的求救信号。或者胎动突然频繁、强烈，特别是随之出现胎动减少或消失，也是急性胎儿窘迫的表现，如强烈胎动未能得到缓解，也应及时就医。

胎动的影响因素

孕妇的运动、姿势、情绪及强光、强声及触摸腹部等都可能导致胎动的变化。孕妇躺着时胎动比较多，坐位其次，站立位时最少。孕妇剧烈地运动，比如跑步、游泳时胎动出现暂时的减少，休息后就恢复。另外，如果孕妇的坐姿或者站姿使胎儿感到不舒服，胎动也会多一些。超声波、触摸腹部、强光及强声刺激等均可使胎动增加。镇静剂、麻醉剂、乙醇及尼古丁等都很易通过胎盘进入胎儿体内，从而抑制胎儿中枢神经系统，使胎动出现减少，停用后胎动一般可恢复。病理妊娠如子痫前期、胎盘功能减退、过期妊娠等，因胎儿宫内缺氧甚至窘迫出现胎动减少。此外，胎儿生长受限、妊娠期糖尿病、Rh 溶血病、孕期羊水过多、胎儿畸形等均可出现胎动减少甚至消失。

胎动还是打嗝

不少准妈妈有这样的感觉：肚子总会出现那么一两次轻微的、规律性颤动，大概二三秒 1 次，抖动幅度比一般胎动要小，有时会长一些，10 ～ 20 分钟。这种动是一跳一跳的，很像心跳。准妈妈用手摸在跳动的地方，手会感觉一弹一弹的，很有规律。

这是怎么回事？也是胎动？别担心，这是宝宝在打嗝。

胎宝宝打嗝是很正常的现象，就像成人的呼吸，因为胎宝宝的肺部尚未发育完全，所以需要不断吞食羊水来练习肺部的呼吸，以便为出生后正常呼吸做准备。

对于准妈妈来说，胎动就是世界上最美的运动。胎动不仅是胎儿与父母交流的幸福方式，也是准妈妈简单可靠的自我监护方法，更是胎儿向外界求助的方式。

不孕不育知多少

孕育宝宝是每对夫妻的期盼，婴儿落地的啼哭代表了生命的新生，是让每对夫妻成为父母、迈入人生新阶段中不期而遇的温暖。但是，并不是人人都能如愿。中国人口协会调查结果显示，不孕不育群体占全国人口基数的12.5%～15%，在我国发病率的排名中名列前茅。中国有超过4000万不孕不育患者，这意味着每8对夫妇中就有1对患有不孕不育问题，并且男方或女方因素造成的不孕不育比率几乎是均等的！那什么才是不孕不育呢？

什么是不孕不育

若原因在女方的，称为不孕；若原因于男方，或女方反复流产、胎停则为不育。世界卫生组织定义：①夫妻双方同居一年及以上；②双方性生活正常；③未采取任何避孕措施。如果三个条件同时满足且未成功妊娠（包括流产及宫外孕）的才能称为不孕不育。

女性因素主要概括为输卵管因素（炎症、先天畸形或缺失、子宫内膜异位症），排卵障碍（月经推迟、多囊卵巢综合征），卵巢功能减退，不明原因不孕。男性因素主要可概括为性功能障碍（勃起功能障碍、严重早泄、性欲异常），精液异常（少精子症、弱精子症、畸形精子症、无精子症）。

引起不孕不育的原因

引起不孕不育的原因很多，由于生活习惯影响及女性生育年龄的推迟，越来越多的女性卵巢储备功能降低，对生育的影响已成为不可忽视的一部分。生活中有很多不良的习惯都会导致不孕不育，不孕不育偏爱以下人群。

（1）肥胖与体重不足。有研究显示，约有25%的排卵障碍性不孕症与超重或肥胖相关。另外，体重不足的女性常合并神经性厌食、排卵异常、月经稀发等。所以，保持适宜体重对预防不孕症意义重大。

（2）推迟生育者。2011年以前，我国女性的平均孕育年龄在24～25岁，而2021年则推迟至在29～30岁，大于30岁还没怀孕的也大有人在。

（3）生活方式不健康。吸烟可使女性卵巢受到严重伤害，导致卵子数量减少、质量下降，影响女性性激素分泌；女性摄入大量咖啡因将延长受孕时间；饮酒也是导致女性不孕的常见原因，长期摄入酒精会严重损害卵巢功能，导致不孕、流产和胎儿发育异常；睡眠不足、饮食不规律、运动缺乏、食品安全问题、环境污染、辐射都是生殖力的“静默杀手”。

(4）精神压力。现代社会对女性的要求越来越高，随教育程度提高、工作压力增大、生活节奏加快，晚婚晚育群体比例增多。内分泌严重失调直接影响排卵以及胚胎着床，最终影响妊娠。长期的忧虑、抑郁或恐惧不安等不良情绪的刺激，可通过神经传入大脑，阻碍激素的分泌，抑制卵巢的正常排卵。

(5）不必要的人流。性观念开放和缺少生殖健康常识交织在一起，使许多女性多次人流，造成生殖器官的损伤，诱发盆腔感染等疾病，进而导致子宫内膜炎和盆腔炎发生发展，为将来的孕育埋下隐患，继而出现不孕不育等并发症。

(6）长期处于高温环境的男性。对于男性来说，哪些习惯更易导致不育?过频的热水浴、泡澡对睾丸产精有一定的影响；另外，过多地骑自行车、摩托车、三轮车等，会使前列腺和其他附性腺受到慢性劳损和充血，影响生育能力。

如果夫妻双方有生宝宝的想法，但又遇上以下的情况，建议尽早到不孕不育及生殖医学专科就诊

(1）有盆腔感染史，尤其是反复盆腔感染史。

(2）已知的输卵管疾病，尤其是复发性输卵管妊娠，即多次发生异位妊娠。

(3）有卵巢手术史、盆腔手术史，因为盆腔输卵管或子宫粘连而行盆腔输卵管粘连松解术或输卵管整形术等。

(4）已知或高度怀疑子宫内膜异位症，尤其是有手术治疗史。

(5）已知的排卵障碍，无排卵或稀发排卵，如多囊卵巢综合征（PCOS)。

(6）卵巢储备功能异常。卵巢储备功能降低，早发性卵巢功能不全（POI)、有家族早绝经史。

(7）已有子宫肌瘤（多发性）及手术史。

(8）已知男性因素有无精子症、少弱畸形精子症、隐睾手术后等。

(9）年龄方面，女方年龄大于35岁，男方年龄大于40岁。

(10）其他情况，如已知的子宫畸形，有化疗、放疗史，接触射线及其他生殖毒性物质的职业史，有慢性疾病史、免疫性疾病史等。

寻找不孕不育病因的方法

由于不孕不育症的病因复杂多样，寻找病因的基本原则：

(1）详询病史和体格检查。

(2）循序渐进进行不孕相关检查。

(3）找到初步病因后制定治疗方案，例如无排卵者，可以促排卵治疗；若轻度精子异常，可以做人工授精。

(4）若初步治疗，仍然未获得妊娠，需要再次评估检查。进行复杂侵入性

不孕相关检查，对于病史较长，怀疑有盆腔输卵管异常的患者，选择宫腹腔镜检查，术后制定下一步治疗方案。

（5）根据检查结果，再次制定新治疗方案，即辅助生殖技术。

不孕不育症对一个家庭的影响很大，现代的先进技术已经帮助很多家庭生下了健康的宝宝。但是需要提醒大家的是，千万要去正规医院去做检查、治疗，不能轻信无良广告，以免造成不可挽回的遗憾。

第一代、第二代还是第三代？试管婴儿技术如何选

小丽因婚后多年不孕，经熟人介绍说可以去做试管婴儿。小丽想着要做就做最好的，那就挑个第三代吧。所以什么是试管婴儿，第一、二、三代技术有什么区别？

什么是试管婴儿

试管婴儿是体外受精－胚胎移植技术的俗称，是指采用人工方法让卵细胞和精子在体外受精，并进行早期胚胎发育，然后移植到母体子宫内发育而诞生婴儿的技术。

首先要说的就是试管婴儿技术虽然有第一代、第二代、第三代之分，但是彼此之间是平级的！它们只是被开发出来针对不同需求的，并不存在高下之分，没有什么第三代比第二代强，第二代比第一代强的说法！第一代试管婴儿是体外受精－胚胎移植，第二代试管婴儿是卵泡浆内单精子显微注射技术，第三代试管婴儿是胚胎植入前进行遗传学诊断与筛查。因第三代试管婴儿技术主要用于夫妇双方都是携带遗传病基因者，目的是防止遗传病传递，所以并不是最常用的技术。我们今天主要阐述常规的第一代以及第二代试管婴儿技术。

第一代、第二代试管婴儿技术究竟是怎样的

（1）第一代试管婴儿——惊鸿一现百花开（图 1）。

精子先生和卵子小姐崇尚自由，自由追求心仪对象，两人都觉得遇见对的人不容易，不能和谁潦草收场。随着年纪的增长，工作、社会、生活的压力让适孕适育的他们有了找对象的紧迫感，于是他们报名参加了某高端知名、精准匹配、牵手度极高的"模拟人体体内环境培养皿"大型伴侣相亲网站，经过自身通关打怪和医生层层考核筛选，摘下面具后的精子先生和卵子小姐，他们俩在"模拟人体体内环境的培养皿"相亲平台上一见钟情。卵子小姐第一次遇见精子先生，就觉得精子先生拔得头筹，惊鸿一现百花开。精子先生对卵子小姐也是正儿八经的偏爱，对她的喜欢只增不减。当卵子小姐和精子先生自然结合形成受精卵以后，他们按照要求在"模拟人体体内环境培养皿"又待了 3 ～ 5 天，之后再移植到卵子小姐母体的子宫里。从今以后，一路同行，荣辱与共，万事胜意，精子先生和卵子小姐结合形成的胚胎将继续在子宫里生长发育，孕育出新的生命，他们的爱情有了从一而终的延续。

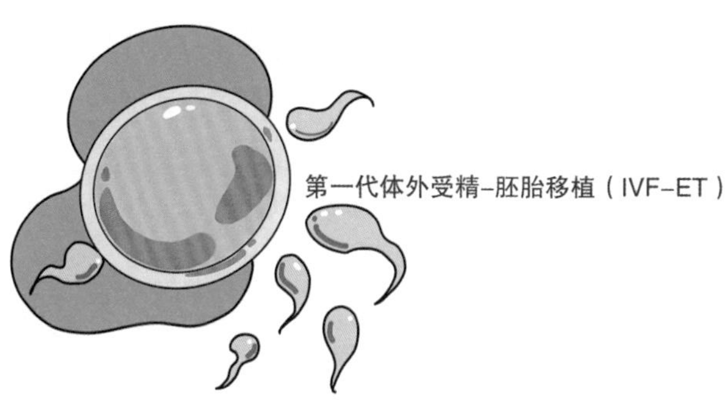

图1　第一代体外受精－胚胎移植

夫妇的精子、卵子分别取出后在培养皿中自由结合，此刻，大量富有活力的精子会围绕着卵子争先恐后地与卵子结合，最终卵子与其中一个或几个精子结合成为受精卵。这种自由结合的形式，我们用“自由恋爱”来形容。这就是我们通常说的“第一代试管婴儿”——体外受精－胚胎移植（IVF－ET），常适用于女方各种因素导致的卵子运输障碍（例如输卵管疾病等）、排卵障碍、子宫内膜异位症、免疫、宫颈或不明因素、男方少弱精子症、不明原因的不育、免疫性不育等。

（2）第二代试管婴儿——包办婚姻别样欢（图2）。

与“一见钟情”的精子先生和卵子小姐不同，这个故事的精卵伴侣传统保守，缺乏自由恋爱的想法，他们认为在茫茫人海中苦苦寻求自己的另一半太难了，他们相信父母之命、媒妁之言也能给自己的婚姻带来美好的结局。于是，一场“拉郎配”就开始啦！仍然是在某高端知名、精准匹配、牵手度极高的“模拟人体体内环境培养皿”大型伴侣相亲网站上，由专业的胚胎学家在高倍显微镜下抽吸各方面条件合适的精子先生，并把他注射进卵子小姐的卵胞浆内，完成受精。

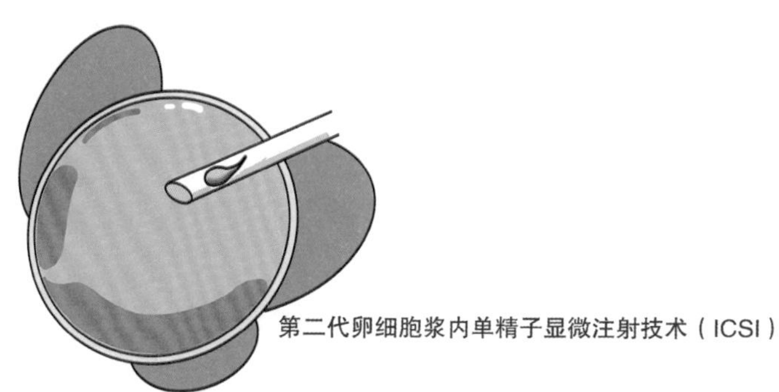

图2　第二代卵细胞浆内单精子显微注射技术

“二代”是胚胎学家选择单个精子，将精子直接注射到卵子内，帮助它们受精。针对这种借助外力受精的形式，用“包办婚姻”来形容最为贴切了。这就是俗称的“第二代试管婴儿”——卵细胞浆内单精子显微注射技术（ICSI）。适用于严重的少、弱、畸精子症、不可逆的梗阻性无精子症、生精功能障碍（排除遗传缺陷疾病所致）、体外受精失败、免疫不育、精子顶体异常等情况，需行植入前胚胎遗传学检查。此外，对于IVF短时受精未见受精迹象的卵子，采取补救性ICSI。

两代技术都是为了解决不孕不育因素而诞生的产物，没有好坏之分，成功率也没有明显差异，方案也不是绝对一成不变的，有的准爸妈起初制定IVF，但后期所查精液或取卵日所取精液出现严重少、弱、畸精子症时，会根据情况改为ICSI。其中的决定性因素在于卵子小姐和精子先生本身的身体状况。

适合的，就是最好的。

胚胎移植后，应该注意什么

应用辅助生殖技术孕育宝宝的准妈妈们，在经历了促排卵、取卵、体外受精等关卡后，将踏上“试管婴儿”旅程中最重要的一站——胚胎移植。体外受精－胚胎移植技术中的胚胎移植相当于将“小种子”放入“土壤”（子宫内膜），随着胚胎的逐渐生长，“小树苗”扎根于“土地”。

在胚胎成功移植到母体的子宫后，又有什么需要注意的呢？各位准爸妈自然都是困惑重重。

经常会听到这样的问题：“我移植后能下床吗?”“我移植后可以上厕所吗?”“我移植后可以吃这个那个吗?”“移植后，我住高层，能爬楼梯吗?”……其实，胚胎移植后并没有像大家想象中的那么讲究，不是说躺着胚胎就一定会着床，站着或者上个厕所胚胎就会掉出来，更不会因为吃某个食物或者不吃某个食物就会影响胚胎着床。那么，在试管婴儿胚胎移植后，具体要注意些什么呢？下文将从“衣食住行”四个方面答疑解惑。

衣

选择纯棉宽松、透气的衣物；每天需要阴道塞药，少许药渣流出来属于正常现象，不必惊慌，应勤换内裤，避免炎症发生；夏天在空调房切不可贪图凉快，将温度设置过低，与外界温差太大，容易受凉；冬天注意保暖，避免感冒，感冒对怀孕有很大影响。

食

常规饮食，无须顿顿大荤或餐餐进补。注意饮食健康，进食清淡易消化的食物，避免油腻和辛辣刺激，避免便秘和腹泻；切割生食和熟食所用刀具、案板要固定且分开使用，一些肉类和蛋类也需高温煮熟后再食用；多吃蛋白质高的食物，比如牛奶、豆类制品等；多饮水，多吃新鲜蔬菜、多籽类水果，以往未曾吃过的食物或容易引起腹泻的食物不建议食用；黄体支持的药物仍需要继续遵医嘱服用，不要随意更改剂量和种类，也不要漏服和擅自停药。

住

保持室内空气流通，避免去刺激性气味强、人流量大或是污染多的地方；胚胎稳定前不可同房；保持心情舒畅，不要过分焦虑、紧张、不安，拥有一份愉快的心情是成功的关键；移植后避免剧烈运动，也千万不要因“保胎”而天天 24

小时躺着。每天保证适当的运动，避免血栓形成，比如做些简单的家务、慢走、散步。条件允许的情况下可以参加工作，以自身不感到劳累为主；不建议从事体力劳动；工作可以分散注意力，一旦停止工作，怀孕成了生活中唯一，会让自己过度关注、过度紧张；保证充足的睡眠和休息，不要熬夜，早睡早起；偶尔泡脚是不错的选择，注意水要埋没小腿，一般泡30分钟左右为宜。

行

有些患者在移植后会有血性分泌物或者腹痛，无须惊慌，有可能是着床期出血，不可随意停药；若出血量增加，建议及时就医。在移植后9～11天，需要验孕，但是这期间不需要自行验孕，因为尿液的敏感度并不那么高，甚至有些患者测到阴性就自行停药，导致流产，实在非常可惜。在注射HCG期间的患者自行验孕的话，也有可能测到假阳性，导致情绪波动太大。及时向亲人或者医生倾诉自己的痛苦，可以适当解除心理压力；医患之间进行交流，以及夫妇双方互相体谅和鼓励是非常重要的。

最后，请相信，在专业的医生团队指导下，大家只要放平心态，谨遵医嘱，就会有好的结果，都会好“孕”。

反复流产难当妈，都是染色体惹的祸？

王女士今年 29 岁，5 年前顺利地生育了一个健康女孩。二胎政策后，她一直希望再生一个宝宝。无奈的是，2 年多来反复流产了 3 次，这让王女士和她丈夫很焦虑。他们抱着一丝希望找医生咨询。医生为夫妻进行外周血染色体检查后，发现其丈夫染色体核型正常，而王女士的染色体平衡易位。平衡易位即两条非同源染色体中的某一部分互换了位置，是比较常见的结构畸变，在整个人群中发生概率约为 1∶250。

反复流产必有因

平衡易位染色体携带者一般情况下没有什么异常表现，但是由于染色体存在异常断裂点（图 1），孕育后代过程中产生的配子染色体有很大的可能会有遗传物质的缺失或重复，胎儿可出现停育、流产、结构异常、自闭、智力发育障碍等情况。王女士反复流产的原因就是她的染色体存在异常，引起胚胎染色体异常。胚胎染色体异常是引起自然流产最常见的原因。

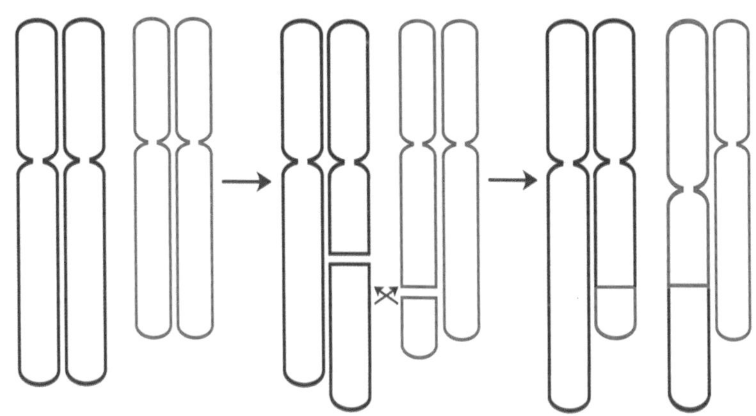

图 1　染色体中的异常断裂点

相关临床数据显示：在 60% 以上的流产或停止发育的胚胎中，可检测到各种类型染色体异常，大多数为染色体数目异常。胚胎染色体数目异常既可能像王女士这样是由父母双方的异常染色体引起，也可能是受孕产生配子的过程中出现错误，导致胚胎遗传物质异常，特别是在父母双方高龄的情况下容易出现。

反复流产应该怎么做

如果出现2次或者2次以上流产，那么第三次怀孕流产的可能性也是比较高的，在整个人群中1%～2%的女性会出现这种情况。对于这类患者，一旦出现这种情况应停止备孕。对于复发性流产及早期自然流产的女性，应该首先明确流产的原因，有必要进行产前遗传学检查来确定有无导致流产的遗传学因素。

若确定是夫妻一方的遗传物质异常引起的，建议停止试孕，选择成熟正规的生殖中心进行第三代体外受精－胚胎移植技术受孕，即胚胎植入前遗传学诊断，筛选健康胚胎移植，防止遗传病传递。

像小王这样的情况，即使成功受孕而且普通产检没有发现问题，仍建议及早进行产前诊断，通过胎儿遗传物质检查，来避免异常患儿的出生，实现优生优育。

流产后再次妊娠的时机

流产通常令人沮丧、悲伤，但流产并不意味着生育能力有问题。85%左右的女性再次怀孕后都会有正常的妊娠过程，并分娩健康的宝宝。很多就诊的女性都有一个误区，流产后应该休养一段时间再备孕。事实上，流产后没有理由推迟再次怀孕的时间。流产2周内不宜进行性生活，以防止宫腔感染。2周后，何时再次受孕，取决于流产妇女及其家庭是否做好准备，只要她们确信自己身体上和精神上准备好了，就可以再一次怀孕。

相关研究表明，流产后再次怀孕越早，获得一个健康宝宝的概率就越高。与等待更长时间的女性相比，流产后6个月受孕的女性，再次出现妊娠并发症的可能性显著降低。如果等待2年以上再次怀孕后，异位妊娠、剖宫产以及低出生体重儿的概率均会增加。

怀孕是让很多女性高兴的事情，但很多时候欢喜还没有持续太久，就会有不少女性，尤其是初孕女性面临流产的意外。如果是反复出现流产的情况，一定要查明流产的原因，并且通过科学的干预措施，早日怀上健康的宝宝。

产后须大补？当心大补变"大堵"！

小朱是一名临床护士，产后7月刚返岗，可是"疲倦、头晕、恶心欲吐、胸闷、食欲欠佳、易嗳气、多梦、大便偏干"这一系列症状让她对重返工作难以适应。难道是产后身体虚弱所导致？小朱带着浑身不适感找到了中医师蔡医生。蔡医生通过详细望闻问切，发现小朱脸颊易红热，舌红胖、苔白厚腻，脉弦滑，手心热，蔡医生告诉小朱，"你不是太虚，是太堵了"。原来小朱产后在家中"享受"了传统的"坐月子"，进补了相当多的鸡、姜醋蛋等温补燥热食物。于是，蔡医生对小朱辨证为痰热壅堵证，用黄连温胆汤合竹皮大丸加减作为汤药给小朱。服药1周后，小朱高兴地说她的不适症状已经好转七八成。

不少产后家庭都跟小朱家有一样的认识，认为产后需要大补（图1），一来是为了产妇，二来是为了哺乳。的确，分娩中大量的出血和剧烈的疼痛往往会损伤人体的气血。从中医学的角度而言，产后元气大损，阴血骤亏，百脉空虚，而气行则血行，气虚则血行不畅形成瘀血，故有产后多虚多瘀的说法。对于虚证，的确需要进补，像传统老鸡炒米酒、猪脚姜醋蛋，就是众所周知的产后温补膳食。

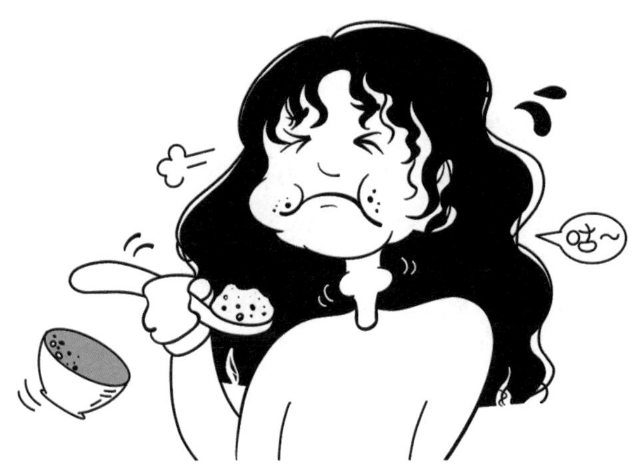

图1 产后大补

一味大补正确吗

随着生活条件的改善，准妈妈在备孕和怀孕阶段的营养都较为充足，不像以前生活条件差缺乏营养，所以如果在产后长时间食用大量的老鸡炒米酒、猪脚姜醋蛋等进补食物，便容易给肠胃造成负担，引起胃络阻塞，而胃络通于乳房，胃络阻塞就会奶汁淤堵，不利于哺乳，甚至引起急性乳腺炎。

产后如何适当进补

现在更多的是倡导产后1周内的月子餐，应该偏清淡，因为产妇生产消耗比较大，此时脾胃功能偏弱，如果立刻就吃肥甘厚腻的营养大餐，容易加重脾胃负担，造成脾胃积滞，不但营养不能完全吸收，还会酿生痰湿堆积在体内。而且脾胃为气血生化之源，脾胃功能虚弱，气血则化生不足，更不利于产后气血恢复。产妇可以通过乳汁是否充足及通畅，或者观察宝宝的皮肤有无疹子及大便情况来简单初步判断自己是否因进补过多而壅堵了。像小朱这种就是自身身体在发出一系列警告信号了！

小朱产后长时间进补，痰湿日久，郁而化火，痰热上扰清窍，则清阳不升而头晕，痰热困阻脾胃，则恶心欲吐、胃口欠佳、嗳气，痰热阻遏胸中气机则胸闷，痰热扰心则多梦，痰热困阻肠道、消耗津液则大便干。当已察觉到产后“壅堵”的信号时，清淡饮食就是以退为进，以清为补。

产后焦虑不宜大补，宜疏通

女子以肝为先天，肝体阴而用阳，以疏泄为用。不断升高的产后抑郁人数，提示我们产妇的情志不畅现象逐渐普遍，肝气郁结则会横克脾胃，影响脾胃的消化吸收，所以对于产后焦虑的患者更要注意把握进补的尺度，可适当在膳食中加少量陈皮以行气化湿，素馨花合玫瑰花茶也可以帮助疏肝解郁。相关研究证实，中药足浴可以调节自主神经和内分泌系统，缓解产妇紧张、焦虑情绪。可选用青皮、玫瑰花、路路通、郁金等行气解郁药物煮水足浴。

随着人们生活条件的改善，越来越多女性开始重视产后康复，但是产后康复是包括身心健康的恢复和身材的恢复两大部分。我们绝不能单纯地重视产后身材的恢复！在身心健康方面，除了重视气血的补养，还要顾及脾胃功能以及肝气舒畅。

反复痛经难忍，可能是子宫腺肌病在“作怪”

数十年来，48 岁的余女士饱受痛经和月经过多的困扰。经超声检查提示子宫增大并子宫腺肌症，经吃药、放曼月乐环等治疗后觉得疗效欠佳病情反复。她苦不堪言，每月的生理周期就是“病理周期”，她甚至想到了手术切除子宫的办法。痛经到底有多痛，曾有人形容像刀绞一样；也许听起来会觉得不可思议，但是对于受痛经困扰的女孩来说，这个描述可一点也不夸张。即便是每月的困难日，大多数姑娘都认为痛经是正常的，忍忍就过去了。但实际上“每月一痛”背后可能隐匿着盆腔疾病，就像子宫腺肌病。

什么是子宫腺肌病

子宫腺肌病是生育年龄妇女的常见病，发病率为 7%～23%，是子宫内膜（包括腺体和间质）侵入子宫肌层生长而产生的病变，引起的月经过多、严重痛经和不孕对患者的身心健康造成严重的影响。子宫腺肌病的主要症状：

（1）痛经。这是子宫腺肌病特异的临床症状。患者可有典型的继发性、进行性加重的痛经，同时还可伴有性交痛或慢性盆腔痛等临床症状。

（2）月经失调。可表现为月经过多、经期延长及月经前后点滴出血。月经过多最常见，严重时可致贫血。与子宫体积增大、子宫腔内膜面积增加及子宫肌壁间病灶影响子宫肌纤维收缩等有关。

（3）子宫增大。是本病的固有症状、体征，患者几乎均有不同程度的子宫增大。

（4）生育力低下。本病有 20% 以上的患者合并不孕；妊娠后出现流产、早产和死产的概率显著增高，相应的不良产科并发症包括胎膜早破、子痫前期、胎位异常、胎盘早剥和前置胎盘的发生率增高。

（5）其他相关症状。子宫增大可压迫邻近器官引起相关的临床症状，如压迫膀胱可引起尿路症状，如压迫肠管可引起肠刺激症状，长期疼痛以及不孕引起的精神心理相关的躯体障碍等。

子宫腺肌病的检查

子宫腺肌病可通过超声、MRI 检查来确诊。超声可较清晰地显示与子宫腺肌病病理变化相应的声像图特征，且方便、价廉、易重复，为子宫腺肌病首选的影像学检查方式。MRI 由于其图像直观、无操作者依赖性、多参数多平面成像、自身的软件和硬件快速发展等优势，已经越来越多地应用于子宫腺肌病的诊断、分型及药物治疗后的连续监测。

子宫腺肌病的治疗

子宫腺肌病是一种雌激素依赖性病症，缓解疼痛、减少出血和促进生育是子宫腺肌病的主要治疗目标。

（1）药物治疗：药物治疗的疗效是暂时性的，停药后症状复发。目前可用于子宫腺肌病治疗的药物主要有：使用抗雌激素药物和促性腺激素释放激素激动剂（GnRh-α）、左炔诺孕酮宫内缓释系统（LNG IUS）等方案可获得暂时的改善。

（2）手术治疗：传统根治性手术方法子宫全切术，可以经腹腔镜、开腹或经阴道完成，手术路径的选择基于子宫大小、盆腔粘连情况等多种因素的考虑。

（3）微创治疗：部分患者由于有生育需求，或有保留子宫意愿，保守微无创手术联合药物稳固“双拳出击”的治疗方案更容易被接受；微无创治疗包括高强度超声聚焦热消融（HIFI）、介入子宫动脉栓塞治疗、介入消融治疗手段微创手术方法。

子宫腺肌病预防

子宫腺肌病目前病因未明，但是做到以下几点，可以降低子宫腺肌病的发生可能：

（1）月经期间应避免不必要的妇科检查、宫腔内手术。

（2）坚持避孕，不做或少做人工流产术。

（3）宫颈、阴道狭窄，生殖道畸形，宫颈粘连等可造成经血排出不畅或者不能排出，应积极治疗上述疾病，以防子宫内膜异位症的发生。

（4）注意经期卫生，月经期禁止性生活。

子宫腺肌病（图1）对女性是个折磨，所以如果遇到身边有逐渐进行性加重的痛经的姑娘，一定要让她找医生排除一下是否有这个疾病，尽早医治。

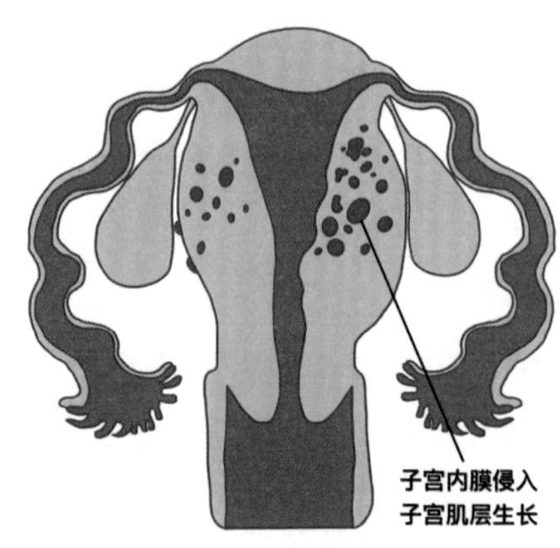

图1 子宫腺肌病

苦涩的“巧克力”——卵巢子宫内膜异位症

说起巧克力，大部分人立马想到的应该是爱情、浪漫、幸福……但是在妇产科中有一个可怕的疾病却拥有一个伪善的名字——卵巢巧克力囊肿。

什么是卵巢巧克力囊肿

卵巢巧克力囊肿也称卵巢子宫内膜异位症，是妇科的常见疾病。为什么会有这个名称呢？我们来详细了解一下。女性子宫里有一层子宫内膜，正常的月经来潮依靠的就是它的正常生长与剥脱。当子宫内膜异位，跑到盆腔里面继续种植生长，那么就会形成子宫内膜异位症，其中最为常见的就是卵巢子宫内膜异位症。在卵巢内生长的子宫内膜也会随着卵巢激素的调节而发生周期性生长脱落形成“月经”，但是该“月经”无法排出体外，因此人体就认为其为异物，就会由周围组织（输卵管、子宫、肠管等）或生成的纤维组织等将其包绕。月复一月，就会在卵巢内形成一个包裹性的囊肿，该囊肿里面就是长期积累下来的“月经血”，由于其颜色和形状上像融化的巧克力，所以不知哪位浪漫的科学家给它取了一个伪善的名字——卵巢巧克力囊肿（图1）。

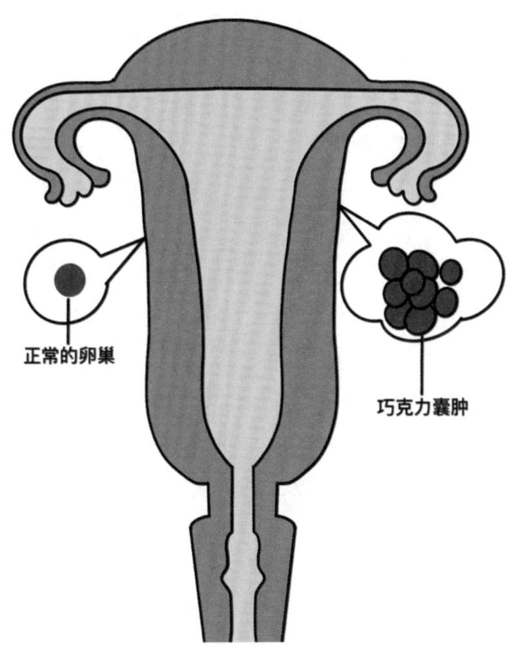

图1　巧克力囊肿

卵巢巧克力囊肿有什么危害

卵巢巧克力囊肿并非一个简单的囊肿，它常导致盆腔内严重粘连，以及合并腹膜等其他部位的子宫内膜异位症甚至子宫腺肌病。卵巢巧克力囊肿多见于中年妇女，是典型的激素依赖性疾病（一般绝经后就不会生长了）。虽然它是一种良性疾病，但是却具有浸润生长、转移、复发等恶性肿瘤的特征，因此也被称为良性的恶性肿瘤。对人体的危害主要是会导致的盆腔粘连及卵巢功能破坏，常见的危害如下：

（1）下腹痛与痛经：一般与月经有一定的关系，表现为月经前或月经期加重；也有些患者表现为长期的慢性盆腔痛。

（2）不孕：由于卵巢、输卵管及盆腔的正常解剖形态和功能被严重破坏，因此有40%～50%患者存在不孕。

（3）性交痛：由于盆腔广泛粘连或神经受累，有些患者在性交刺激时会出现明显的疼痛。

（4）月经异常：卵巢功能受损的一种表现。

卵巢巧克力囊肿怎么治疗

目前，卵巢巧克力囊肿的发病机制尚不明确，因此至今尚无特效的治疗方案。本着兵来将挡水来土掩的原则，目前腹腔镜下卵巢囊肿剔除是卵巢巧克力囊肿最主要的治疗方法。

手术切除可以在一定的程度上延缓病变发展、缓解症状、改善生育，但是大部分患者在一定时间后仍会出现复发，且复发后的治疗更加麻烦。

药物治疗也是重要的治疗方式，常用于手术治疗后的辅助治疗，用于减少复发概率以及延迟复发时间，但是效果有限，且存在一定的药物不良反应。

由于卵巢巧克力囊肿是激素依赖性疾病，因此怀孕和绝经是其最好的生理性治疗办法（这也是很多药物治疗的原理）。因此，对于年轻有生育要求的患者建议尽快妊娠。但是由于卵巢巧克力囊肿本身容易导致不孕，因此建议该类患者积极到生殖中心就诊，指导和协助怀孕。

卵巢巧克力囊肿的发病机制及治疗的研究还远远不够，但肯定的是，这个"巧克力"代表的绝对不是甜蜜和幸福，而是黑色与痛苦。

有月经还会宫外孕？警惕隐匿性异位妊娠

33 岁的小石是一位年轻的妈妈，在她的印象中，只有月经推迟了才可能会怀孕。3 月份她的月经是 5 号来的，只是稀稀拉拉一直不干净，小石也没放在心上。20 号的时候小石不小心摔了一跤，就开始突发下腹痛，并且逐渐加重，伴有头晕、乏力，不得已到急诊科就诊。急诊科医师给她查了尿妊娠阳性，腹部超声提示盆腹腔大量积液，怀疑宫外孕破裂，即异位妊娠破裂，且病情危重，立即收住院行腹腔镜探查，手术中发现小石左侧输卵管妊娠破裂，腹腔内出血已达 3000 mL，出血量已超过人体总血量的一半还多。经过积极有效的处理，小石手术顺利，转危为安。她术后清醒的第一句话就是：我上了环，还来了月经，为什么还会"宫外孕"呢？

什么是异位妊娠

异位妊娠，俗称为"宫外孕"，是指受精卵着床于子宫体腔以外的部位，最常见的是输卵管异位妊娠（图 1），其次是卵巢、阔韧带、腹腔、宫角及宫颈处的妊娠。异位妊娠是妇产科最常见的急腹症，发病率 2%，是孕产妇死亡原因之一，随着异位妊娠的早期诊断及处理，患者存活率大大提高。

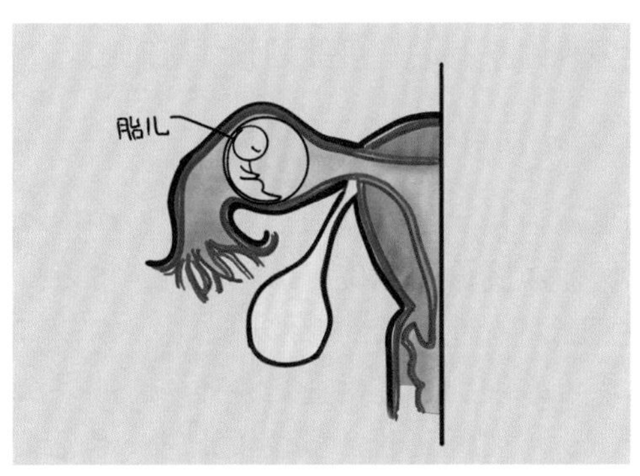

图 1　输卵管异位妊娠

为什么会异位妊娠

异位妊娠的病因主要是盆腔特别是输卵管的炎症，导致盆腔炎或输卵管炎的原因有慢性盆腔炎、多次的人流史或盆腔手术史。此外，避孕失败和宫内环移位也可能导致异位妊娠，还有少部分人因辅助生殖技术、生殖系统畸形发生异位妊娠。

异位妊娠有什么临床表现

因异位妊娠的部位无法达到子宫体腔适宜胚胎发育的条件，所以异位妊娠只有自然流产和破裂两种结局。自然流产的异位妊娠一般症状较轻，可表现为持续性阴道流血，甚至可能表现与月经来潮相似。检查血 HCG 不高，超声可发现子宫外包块，但血流信号较弱，盆腔无积液或少许积液。少部分病人在宫外孕流产时出现下腹痛和腹腔内出血，如腹腔出血持续存在，仍可能出现大量流血危及生命的情况，需手术治疗。异位妊娠破裂时可出现剧烈的腹痛，腹腔内大量出血，特别是像宫角妊娠、输卵管峡部和间质部妊娠这种特殊部位的异位妊娠，破裂时出血迅猛，短时间内可大量失血，严重危及生命。通过血 HCG 和超声检查基本可明确诊断。

异位妊娠的治疗方法

目前异位妊娠的首选治疗方法是腹腔镜手术治疗，优点是治疗效果确切，能达到满意的效果，且创伤较小。但如果病情危急，也可考虑开腹手术争取抢救时间。开腹手术创伤较大，但在清除盆腔积血、迅速找到出血点并止血等方面有不可替代的优势。当然并不是所有的异位妊娠均必须手术治疗，对于病情较轻、生命体征稳定、血 HCG 不高、包块不大、没有明显腹腔内出血的患者，药物保守治疗也是可以选择的方案。保守治疗费用低，对患者损伤小。但保守治疗治疗效果不确切，成功率受多种因素制约，可能延长住院时间。

平时需怎么警惕异位妊娠

停经、腹痛、阴道流血是异位妊娠的三大症状，病情较危急的时候腹痛最为明显，患者会主动求医，医院诊断异位妊娠并不难，可以得到及时的治疗。需警惕的是较隐匿的异位妊娠。有性生活的育龄期妇女，即使有做过避孕措施，在月经推迟超过 1 周的时候也必须到医院检查是否怀孕。如果没有明显停经史，月经的异常（包括月经量减少、时间延长、颜色不正常）也需要尽早到医院检查。

随着医疗水平的进步和人们警惕性的提高，异位妊娠的诊断并不难。出现危急重症的宫外孕破裂通常都是自认为不可能怀孕的患者，像小石这样上环避孕且自认为有月经来潮的，更需要提高警惕。如果发现月经周期改变，经量、经色跟以往比有所不同，伴有不明原因的下腹坠胀疼痛等，都需要来医院就诊。

不良习惯让男人难成"爸业"？男性不育的那些事儿

从事服装工作的珊珊和建筑工程师小赵 2017 年冬天喜结良缘，因两人都是大龄青年，婚后不久，"造人"计划就提上日程。然而，婚后 1 年多，珊珊的肚子一点动静都没有，看了好几家三甲医院，检查结果都是正常的。姗姗建议老公也去做一下检查，谁知竟惹得小赵勃然大怒，认为伤了他的自尊。后来，在双方父母的劝解下，小赵才不情愿地去做了相关检查，结果问题还真出在小赵身上：小赵的精子活力明显降低，且精子畸形率也明显异常，同时患有左侧精索静脉曲张。

随着三孩政策的开放实施，人们的生育意愿增强，但作为"爸业"杀手的男性不育是困扰很多家庭的一大"男"题。根据世界卫生组织对男性不育症的定义，夫妇未采取任何避孕措施，正常性生活 1 年以上未孕，并且不孕原因是由男方因素造成的，称为男性不育症。

据世界卫生组织调查，按全球人口推算，不孕不育夫妇高达 8000 万对左右，并以每年约 200 万对的速度递增。资料显示，我国育龄夫妇不孕不育的发生率约为 13%，且呈不断递增趋势。在不孕不育原因中，男、女方原因各占 1/3，另 1/3 则是男女双方均存在原因。

男性不育症的病因归纳起来主要为精子异常和精子传送障碍。精子异常包括精子质量和数量异常，其原因在于睾丸精子生成障碍和各种不利因素造成的精子质量和数量的异常，如弱精子症、少精子症、畸形精子症和无精子症（图 1）。精子传送障碍则是由于严重的男性性功能障碍，如射精困难、早泄、勃起功能障碍等，使精子不能进入到女性的生殖道内。

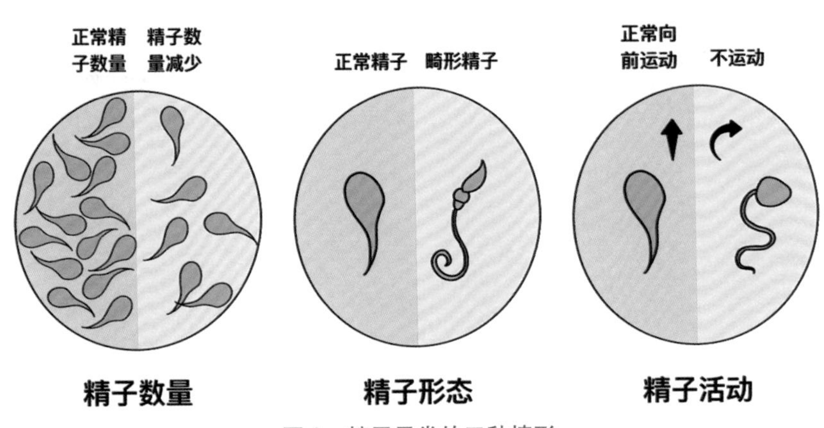

图 1　精子异常的三种情形

导致男性不育的因素

（1）遗传因素。在男性不育的遗传因素中，染色体出现异常和 Y 染色体异常变异及微缺失是最常见现象。研究报道，国外学者对 200 多例男性不育患者的染色体进行分析后发现，其染色体异常率为 12%，该数据明显高于正常的男性。另有研究表明，男性出现不育的情况与 ESR_1 Pvu Ⅱ 基因和 ESR_2 Rsa Ⅰ 基因多态性有关，但不同种族之间存在着差异。

（2）病理因素。生殖系统疾病如精索静脉曲张引起血流淤滞，影响睾丸血液循环，造成睾丸缺乏营养供应和缺氧，最终影响精子的产生。附睾炎可切断精子的给养，降低精子的活力，堵塞精子的行走通道。精囊炎可导致精液的数量减少，质量改变。大量精液从阴道流出，降低受孕概率。严重勃起功能障碍，阴茎无法进入阴道，更说不上生育。不射精、逆行射精、严重早泄均可导致不育。下丘脑－垂体－睾丸轴组成的内分泌调节机制若发生障碍，则会引起内分泌性不育。流行性腮腺炎病毒达到小儿睾丸，破坏睾丸的精原细胞，也可导致生精障碍，进而引发不育。

（3）职业因素。精子的发育以及输送过程中，需要适宜的内外环境。如果男性所从事的职业会影响内环境时，那么也会对男性生殖健康造成影响。如果阴囊长时间处于高于体温的环境中时，就会使得睾丸氧代谢、酶活性和内微环境发生改变，可导致生精功能下降而引起男性不育。长期在高温环境下从事职业的男性，由于外环境的温度过高而使阴囊内温度升高导致生精障碍。如司机、厨师、电焊工等，都是导致阴囊温度升高的职业，最终影响精液质量，进而导致男性不育。

（4）生活习惯。不良的生活习惯也会导致男性不育。随着人们物质生活水平提高，有些男性抽烟、喝酒、不健康饮食、通宵熬夜等习惯会对生育健康有着潜在的危害。

值得庆幸的是，通过改善生活方式，结合药物、手术、辅助生殖技术等，大多数不育的男性最终都可成就“爸业”。如果您已患上男性不育症，请及时就医！

第十一章

承载所有的“血”

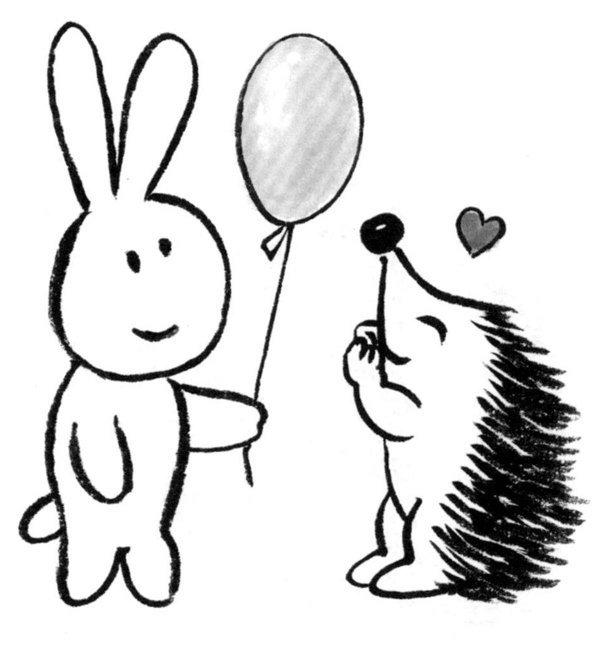

爱是想触碰
却又收回手

血液被誉为“生命之河”，人们一刻也离不开它。血液由血浆、红细胞、白细胞、血小板组成。血液在血管中流淌并运送人体所需的物质。任何部分成分、质量、数量以及运输过程等出问题，就会引发全身性的疾病。本章科普的是常见的血管病、血液病以及高尿酸血症、高胆固醇血症等疾病。

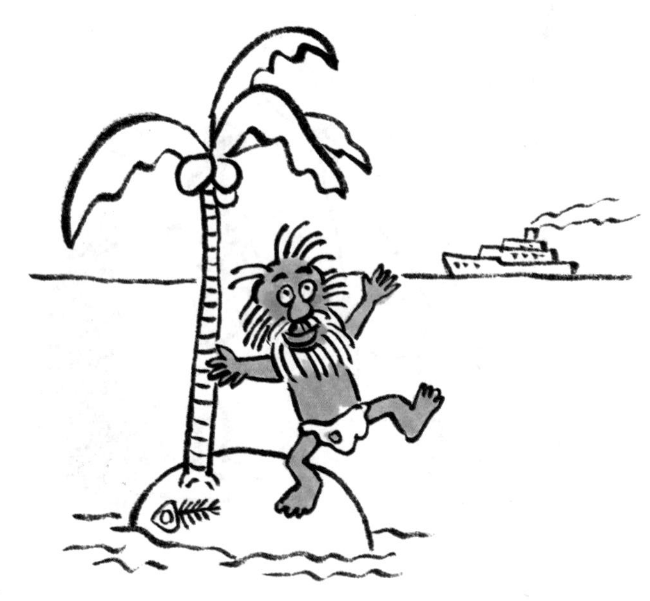

总之岁月漫长
然而值得等待

我要"满血"，不要贫血

林小姐是一位干练的职场精英，平时工作忙，吃饭都经常随便吃两口，而且每个月的"大姨妈"来临都是量很多。半年下来，有位朋友突然说："你怎么面无血色呀，赶紧去医院看看吧。"林小姐到医院检查才发现自己血色素只有86 g/L，被确诊为"缺铁性贫血"。经过血液科医生及妇科医生的治疗，林小姐终于"满血"了。那什么是缺铁性贫血呢？

什么是贫血和缺铁性贫血

贫血是指人体外周血红细胞容量减少，低于正常范围下限的一种常见的临床疾病。由于红细胞容量测定较复杂，临床上常以血红蛋白（Hb）浓度来代替。世界卫生组织制订的诊断标准认为，在海平面地区 Hb 符合下述情况即可诊断为贫血：6 个月～6 岁儿童低于 110 g/L，6～14 岁儿童低于 120 g/L，成年男性低于 130 g/L，成年女性低于 120 g/L，孕妇低于 110 g/L。

而缺铁性贫血是最常见的贫血类型，是体内铁的储存不能满足正常红细胞生成的需要而发生的贫血，形态学表现为小细胞低色素性贫血。

缺铁性贫血有什么表现

缺铁性贫血并没有很特别的表现，早期或者轻度贫血时并没有明显不适，因此很容易被忽略。临床表现一般有疲乏、烦躁、心悸、气短、头晕、头疼、面色苍白等，儿童表现生长发育迟缓、注意力不集中。部分患者有厌食、胃灼热、胀气、恶心及便秘等胃肠道症状。还有部分患者有皮肤干燥皱缩，毛发干枯易脱落，指甲薄平、不光滑、易碎裂，甚至呈匙状甲。

缺铁性贫血是怎么引起的

常见的原因有以下几点：

（1）铁不足：在某些特殊的阶段，如婴幼儿、妊娠与哺乳期妇女，铁的生理需求量增加但摄入不足会造成缺铁。某些疾病如胃肠手术后、胃肠道疾病、幽门螺旋杆菌感染等，可以造成铁吸收不良引起缺铁。

（2）铁丢失：慢性失血是导致缺铁性贫血的最重要的原因，如胃肠道出血（胃溃疡、痔疮等）、月经失血等。

缺铁性贫血怎么治疗

缺铁性贫血的治疗并不复杂。首先是明确诊断及病因。如婴幼儿、青少年和妊娠妇女营养不足引起，应改善饮食；胃肠道出血者要治疗胃肠道原发病；月经过多者应调理月经；寄生虫感染者应驱虫治疗。

其次，根据情况补充铁剂。可以选择口服铁剂，如琥珀酸亚铁，多糖铁复合物等。口服铁剂的胃肠道反应小且易耐受，同时配合合理膳食，如鱼、肉、维生素 C 均可加强铁剂的吸收。如不能口服药物治疗或口服药物治疗无效的患者可给予注射铁剂治疗。

生活上应该如何调理

轻度的缺铁性贫血可以通过饮食调整，千万不能挑食、偏食、节食、减肥等，饮食上需要多进食富含铁的食物，如动物肝脏、红肉、蛋黄、乳制品、血制品（鸭血、猪血）、海带、黑木耳、黑豆、蘑菇、西红柿、油菜、芹菜、菠菜、红枣、樱桃等。食用富含维生素 C 的橙子、柠檬等促进吸收。要避免喝浓茶，因为浓茶会影响铁的吸收。要注意休息，避免劳累、熬夜。

至于中重度的缺铁性贫血，除了按照上述的方法调理外，还应立刻找医生就诊并定期复诊，积极处理病因，以及根据血常规情况调整药物方案，千万不能自行停止铁剂，避免前功尽弃。

缺铁性贫血是一个可防可治的疾病，治疗病因、补充铁剂、饮食调护是三大治疗大法，共同进行才可以让贫血变"满血"。

没有贫血，却被告知是地中海贫血

小王和小陈是一对恩爱的新婚夫妇，小两口欢欢喜喜领了证就去做了个婚检，谁知却收到一个意想不到的消息：夫妻俩都是地中海贫血基因携带者，以后怀孕的时候要去做羊水穿刺，这可吓坏了年轻的小夫妻，便立马来医院咨询。"医生，我们平时没什么不舒服，能跑能跳的，怎么就突然说有这个病了？这是什么病啊？"先别紧张，本文就讲述一下究竟什么是地中海贫血。

什么是地中海贫血

地中海贫血简称"地贫"，是在广东地区一种比较常见的遗传病。因最早被发现分布在地中海国家及东南亚地区而得名，我国的广西、广东、云南、四川等省份是地贫的高发地区。简单地说，它是由于基因缺失或突变引起的溶血性贫血，可以分为 α 型和 β 型。

地中海贫血的分型和症状

根据基因缺失或突变情况，地中海贫血可以分为静止型携带者、轻型、中间型、重型（见表 1）。

表 1　地中海贫血的分型和症状

类型	临床表现
静止型 α－地贫基因携带者	无症状
轻型 α－地贫	无症状或有轻度贫血症状，无肝脾大
中间型 α－地贫（血红蛋白 H 病）	轻至中度的慢性贫血，2/3 以上患者肝脾肿大，轻度至中度黄疸；部分患者因长期贫血可出现明显的地中海贫血外貌、骨骼病变，生长发育迟缓
重型 α－地贫（Hb Bart's 胎儿水肿综合征）	胎儿往往在妊娠 34～40 周成为死胎，流产或早产后胎儿绝大部分在数小时内死亡，流产及早产胎儿小，皮肤苍白，可有黄疸及皮肤出血点，全身水肿、体腔积液；肝脾大明显，心脏明显肥大，巨大胎盘，易碎裂，脐带常有水肿，孕妇可有妊娠高血压综合征

续表1

类型	临床表现
静止型β－地贫基因携带者	无症状
轻型β－地贫	多数患者无症状或有轻度贫血症状，少数有轻度贫血，面色较差，常感疲乏无力，但生长发育正常，骨骼无畸形，偶见轻度脾大。贫血可因感染、妊娠等情况加重，也可并发缺铁性贫血
中间型β－地贫	出生时无症状，多在2岁后开始发病，随着年龄增长逐渐出现典型的临床特征，主要表现为轻至中度慢性贫血，患者Hb大多在60～100 gL，在合并感染、妊娠或服氧化剂类药物时贫血可因溶血而明显加重，大部分患者有肝脾大。大部分患者无典型的地中海贫血面容，生长发育正常或稍迟缓，可长期存活；部分患者可存在继发性铁过载、高凝状态，易合并血栓、肺动脉高压等并发症；少部分患者可出现脚部溃疡、严重髓外造血致组织器官压迫等罕见并发症
重型β－地贫	出生后3～6个月开始发病，呈慢性进行性贫血，面色苍白，肝脾大，发育不良，常有轻度黄疸，症状随年龄增长而加重。长期重度贫血使骨髓代偿性增生导致骨骼变大、髓腔增宽；1岁后骨骼变形明显，表现为头颅增大，额部、顶部、枕部隆起，颧骨增高，鼻梁塌陷，两眼距增宽，上颌及牙齿前突，呈现特殊的地贫面容。反复输血及长期贫血导致肠道铁吸收过多可并发继发性铁过载，过多的铁沉积于心脏和其他部位如肝、胰腺、脑垂体等而引起脏器功能损害的相应症状，最严重的是心力衰竭，是患者死亡的主要原因之一

（1）静止型携带者：如果血红蛋白是正常的，也就没有贫血；如果是血红蛋白偏低的轻度贫血，也是没有明显头晕、乏力、面色苍白等贫血的症状，所以对日常生活基本没有影响，很难发现有什么异样。

（2）轻型地贫：大部分患者没有症状，或仅仅为轻度贫血，无须治疗。

（3）中间型：此类型具有个体差异，轻症不依赖血液制品，如严重者就需要治疗或输注血制品。

（4）重症地贫：具有明显的贫血症状，需要依赖血制品及长期治疗。

地中海贫血是怎么发现的

由于大部分基因携带者都没有症状，这类人群都跟小王和小陈一样，是在体检时才发现血常规、血红蛋白电泳、地贫筛查等检查中有些小异常。例如血常规会提示 MCV、MCH 指标偏低，但血红蛋白正常（图 1）。这时候都需要进一步依靠地中海贫血的基因检测（图 2、图 3）进行确诊。

广东省第二人民医院检验报告单

项目：体检血常规
科室：体检中心　　样本号：111　　仪器：血常规BC6900

姓名：　　性别：女　年龄：26岁　病床：　样本类型：全血　体 检 号：
条码：　　申请医生：　　诊断：

	项	目	提示	结果	单 位	参考值范围
1	WBC	白细胞(WBC)		6.52	10^9/L	3.5~9.5
2	LY#	淋巴细胞绝对值(LY#)		2.69	10^9/L	1.1~3.2
3	LY	淋巴细胞比率(LY)		0.413		0.2~0.5
4	NE#	中性粒细胞绝对值(NE#)		3.34	10^9/L	1.8~6.3
5	NE	中性粒细胞比率(NE)		0.512		0.4~0.75
6	MONO#	单核细胞绝对值(MONO#)		0.37	10^9/L	0.1~0.6
7	MONO	单核细胞比率(MONO)		0.057		0.03~0.10
8	EO#	嗜酸性粒细胞绝对值(EO#)		0.10	10^9/L	0.02~0.52
9	EO	嗜酸性粒细胞比率(EO)		0.015		0.004~0.080
10	BASO#	嗜碱性粒细胞绝对值(BASO#)		0.02	10^9/L	0.00~0.06
11	BASO	嗜碱性粒细胞比率(BASO)		0.003		0.00~0.01
12	RBC	红细胞(RBC)	↑	5.95	10^12/L	3.8~5.1
13	HGB	血红蛋白(HGB)		118	g/L	115~150
14	HCT	红细胞压积(HCT)		0.361		0.35~0.45
15	MCV	红细胞平均体积(MCV)	↓	60.6	fL	82.0~100.0
16	MCH	平均红细胞血红蛋白(MCH)	↓	19.9	pg	27~34
17	MCHC	平均血红蛋白浓度(MCHC)		328	g/L	316~354
18	RDW-CV	红细胞体积分布宽度(RDW-CV)	↑	14.1	%	12.0~13.6
19	RDW-SD	红细胞体积分布宽度(RDW-SD)	↓	30.8	fL	37.1~45.7
20	NRBC%	有核红细胞百分比(NRBC%)		0.00	%	
21	NRBC#	有核红细胞绝对值(NRBC#)		0.00	10^9/L	
22	PLT	血小板(PLT)		306	10^9/L	125~350
23	MPV	平均血小板体积(MPV)		9.9	fL	6~11.5
24	PCT	血小板压积(PCT)		0.303	%	0.16~0.40

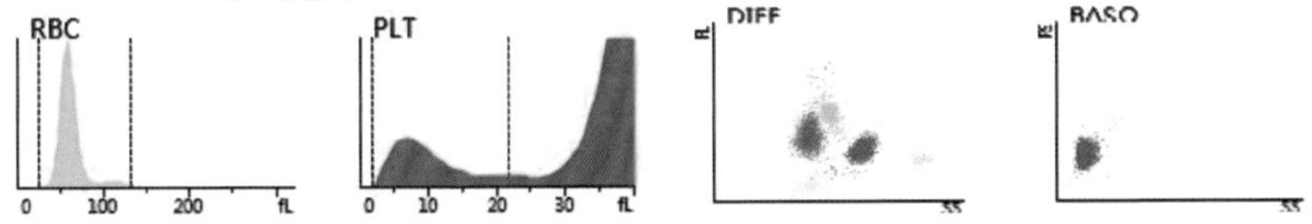

RBC　0　100　200　fL
PLT　0　10　20　30　fL
DIFF
BASO

图 1　血液检查报告单

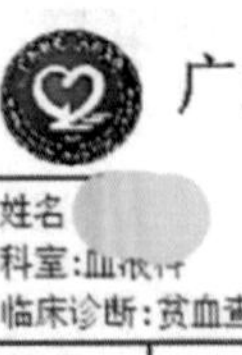

广东省第二人民医院地中海贫血基因检验报告单

姓名 　　性别:男　　年龄:81岁　　病床号:26

科室:血液科　　住院号:　　样本类型:全血

临床诊断:贫血查因

检测项目	α-地中海贫血基因
检测方法	α-地中海贫血缺失型基因检测采用Gap-PCR法/非缺失型基因检测采用PCR-反向点杂交法

α-珠蛋白	结果	α-珠蛋白	结果
--SEA缺失(--sea)	阳性	αQS(CD125)突变(CTG→CCG)	未检出
α3.7缺失(-α3.7)	未检出	αWS(CD122)突变(CAC→CAG)	未检出
α4.2缺失(-α4.2)	未检出	αCS(CD142)突变(TAA→CAA)	未检出

结果提示及解释	1. 检测到α珠蛋白基因--(SEA)杂合缺失。 2. 未检测到上述3种α2珠蛋白基因非缺失突变。

图2　地中海贫血基因检验报告单（1）

广东省第二人民医院地中海贫血基因检验报告单

姓名　　性别:女　　年龄:27岁　　病床号:

科室　　样本类型:全血

临床诊断

检测项目	β-地中海贫血基因
检测方法	β-地中海贫血基因检测采用PCR-反向点杂交法

β-珠蛋白	结果	β-珠蛋白	结果
-28突变(A-G)	未检出	CD43突变(G-T)	未检出
CD41-42突变(-TTCT)	未检出	-32突变(C-A)	未检出
IVS-II-654突变(C-T)	阳性	-29突变(A-G)	未检出
CD27/28突变(+C)	未检出	-30突变(T-C)	未检出
CD71-72突变(+A)	未检出	CD14-15突变(+G)	未检出
CD17突变(A-T)	未检出	CAMP突变(A-C/-AAAC)	未检出
CD31突变(-C)	未检出	IntM突变(ATG-AGG)	未检出
βE突变(GAG-AAG)	未检出	IVS-I-5突变(G-C)	未检出
IVS-I-1突变(G-T/A)	未检出		

结果提示及解释	检测到β珠蛋白基因IVS-II-654杂合突变。

图3　地中海贫血基因检验报告单（2）

得了地中海贫血怎么办

有严重贫血症状的地中海贫血患者即重症地贫者，需要终身治疗，因此，对个人、家庭是一种比较严重的负担。但对于基因携带者或者轻度地贫的朋友，暂时不需要过于担心，只是在孕育下一代的时候需要完善地中海贫血的筛查，以减少重症地贫儿的出生。如果夫妻一方有“地贫”基因，那下一代有50%的概率是正常的，50%的概率是携带者（包括静止型、轻型和中间型），怀孕时不强求做羊水穿刺。如果双方都是“地贫”基因携带者，以后生小孩的时候，小孩有25%的概率是正常的，50%的概率是携带者（包括静止型、轻型和中间型），25%的概率是重型（图4）。也就是说75%的概率可以把小孩生下来的，要求怀孕时做羊水穿刺予以明确。如果不幸发现宝宝是重型地贫，建议及时终止妊娠。

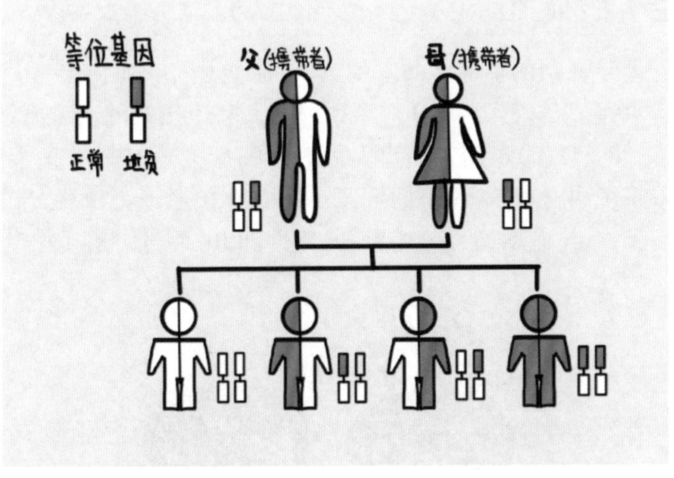

图4　父母双方均为“地贫”基因携带者的遗传规律

地中海贫血是常见的遗传性疾病，只要不是重型地贫都不需要过于担心。“地贫”基因携带者不会变成重型地贫。中间型地贫虽然在感染、手术、妊娠、生长发育等特殊情况下，会导致贫血加重，但只要日常调护合理即可。

对于地中海贫血，主要是以预防为主，因此要重视婚前检查，重视产前基因诊断，尤其是夫妻双方都是地贫基因携带者时，更需重视。

我不是国宝却流着“熊猫血”

2013 年 8 月的一个中午，16 岁的“熊猫血”少年小张不慎被机器绞压右上肢，伤情严重，大量失血，几经周转送至医院。医者仁心，在创伤外科精湛的医疗技术和输血科积极寻找血源之下，少年成功保住了右手。出院后的他仍记得“熊猫血”的来之不易，也感恩曾经帮助过自己的人，在医院的回访中，他强烈地表达了想献血助人的心愿，最终献血成功。

近年来，类似的“熊猫血”新闻层出不穷。“熊猫血”到底是什么意思？会对我们造成什么影响？接下来让我们一起深入了解一下。

什么是“熊猫血”

人类有着十分复杂的血型系统，截至目前经国际输血协会（ISBT）确认的血型系统已达 40 余个。其中 ABO 血型系统是大家最熟知的血型系统，包括大家耳熟能详的 A、B、O、AB 四种血型。同时，临床上还有另一种十分重要的 Rh 血型系统，该系统内含有 54 种不同抗原，其中 D 抗原最为重要，根据 D 抗原在红细胞上的有无，Rh 血型又可分类为 Rh 阳性和 Rh 阴性（图 1）。

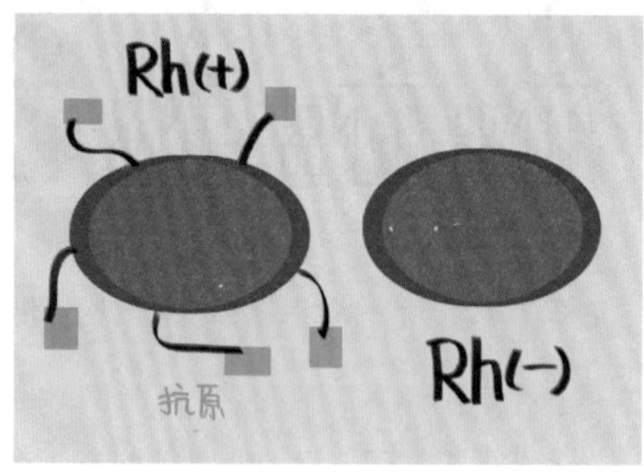

图 1　Rh 血型分类

ABO 血型、Rh 血型和其他血型是并存于人体的，通常在医院做的血型检测会报告 ABO 血型和 Rh 血型，例如 O 型阳性，O 是 ABO 血型结果，阳性是 Rh 血型结果。在我国汉族人群中，绝大部分人为 Rh 阳性血型，仅有少部分人为 Rh 阴性，相对稀有如同“国宝”，因此也有人戏称 Rh 阴性血为“熊猫血”。Rh 阴性血的人比例仅占到 0.4%，累积 ABO 血型的差异性后其对应比例会更低，例如 AB 型 Rh 阴性血的人比例就仅为万分之三。

Rh 阴性血稀少，需要输血怎么办

由于 Rh 阴性血人群本身稀少，血站 Rh 阴性血库存时常不能满足临床的需要，在此我们呼吁更多的 Rh 阴性健康人能够参与到无偿献血队伍中挽救他人生命。说来您可能不知道，在广州有一个稀有血型志愿协会（又称"熊猫会"），2017 年 9 月在广州市民政局注册，会员们通过互帮互助保障各自需要时的用血，同时可以帮到更多有需要的 Rh 阴性血人。

Rh 阴性血的输血原则

在临床血液输注中，我们一般要求同型输注、相容性输注。Rh 阴性患者除紧急特殊情况外不输 Rh 阳性红细胞，因为 Rh 阴性个体通过输血或者怀孕接触到 D 抗原后，约三分之二的概率会产生抗 D 抗体，此抗体往往可以在人体持续多年，甚至终生存在，对有生育需求的 Rh 阴性育龄妇女尤其要避免。这里我们不得不提到和 Rh 血型抗体密切相关的胎儿和新生儿溶血病，一般表现为孕妇为 Rh 阴性，丈夫和胎儿为 Rh 阳性。孕妇在妊娠或分娩 Rh 阳性胎儿期间，Rh 阳性红细胞进入母体，刺激母体产生 D 抗体。一般来说，第一胎产生的 D 抗体效价较低，对胎儿无明显影响，不会发病（若孕妇有 RhD 抗原不合输血史则第一胎也会发病）；再次妊娠阳性胎儿时，D 抗体效价快速升高，抗体通过胎盘进入胎儿体内，与胎儿红细胞结合导致红细胞被破坏，进而引起水肿、贫血、黄疸等症状。

需要注意的是，血小板表面是没有 Rh 抗原的，故而 Rh 阴性患者可以输注 Rh 阳性机采血小板；另外，Rh 阴性患者可以输注 Rh 阳性血浆，Rh 阳性患者也可以输注不含 D 抗体的 Rh 阴性血浆。

说了这么多，您对 Rh 阴性血的认识是不是又加深了一些呢？如果您还有疑惑，您可以来正规医院咨询医生，专业的事情交给专业的人，让医务人员为您的健康保驾护航。

"扎手指血"背后的科学

遇到幼龄生病的宝宝，医生往往会常规性地开个"扎手指"检查单。"扎手指"采末梢血，作为家长早已习惯这项检查的步骤，但是不免有疑问："为什么采末梢血都是扎左手无名指呢?"我们有10个手指，为啥每次都要扎这个呢？扎其他手指，"雨露均沾"岂不是更好？原来，扎这个手指是科学判断后做出的选择。

因为扎这个位置痛感最轻

手指部位神经末梢分布丰富，不同手指所受神经的支配不同，其疼痛阈值也不尽一致。小指的掌心面由尺神经支配，拇指、食指和中指的掌心面由正中神经支配，无名指的尺侧由尺神经支配，桡侧则由正中神经支配。所以扎左手无名指指尖的尺侧，只会牵涉尺神经末梢，痛感也会相对低一点。

降低发生感染后果的严重性

我们每个手指的屈指肌腱都有滑膜囊包裹，以起到润滑、抗震的作用。每个手指滑膜囊的大小、深浅及解剖结构也不相同，例如拇指和小指的滑膜囊就比较深，直接连接到掌心位置，一旦发生较严重的感染，涉及的范围就会比较广，甚至影响到其他手指。无名指就不同，无名指的滑膜囊相对独立而且比较浅，即使发生感染，影响的范围相对比较小。这是从感染的角度来考虑这个选择的。

对日常生活的影响比较小

像我们日常写字、吃饭、打字、工作等等，我们用到无名指的次数会相对性少一点，在保证日常工作的前提下，扎无名指便是最好的选择。

是不是一定只能扎无名指呢

这个要求也不是绝对的，如遇到婴幼儿太小以至于无法扎左手无名指指尖尺侧的时候，也可以选择足部拇趾或足跟部采血，部分烧伤病人也可以选择完整皮肤处采血。

正所谓十指连心，虽然采血时还是会有痛感，但正是因为我们手指尖部具有丰富的毛细血管网而且没有大的动脉和静脉，采末梢血才会既保证我们不会大量出血，也可以满足临床上的检验要求。临床实践表明，在左手无名指指尖处采末梢血是最安全方便的。

深埋体内的"不定时炸弹"——腹主动脉瘤

70 多岁的吴伯伯像往常一样起床吃早餐，却突然感到腹部剧烈疼痛，伴随出现头晕、全身乏力、大汗淋漓。家人发现不对劲后立马拨打 120 送医。到医院后开始出现血压迅速下降、昏迷，CT 检查确诊为腹主动脉瘤破裂出血。经过急诊介入手术植入覆膜支架，动脉瘤大出血被止住，吴伯伯得以在"鬼门关"前捡回一条命。

腹主动脉瘤及其危害

腹主动脉瘤常被称为"体内隐藏的炸弹"。人体内动脉壁具有一定的弹性，因此在具有一定压力的搏动血流冲击下，可逐渐扩张，像吹气球一样膨胀起来，腹主动脉瘤指的就是扩张增宽的腹主动脉（图 1）。据统计，50 岁以上人群更容易患有腹主动脉瘤，而且年龄越大，发病率越高。80 岁以上男性发病率高达 5.9%。

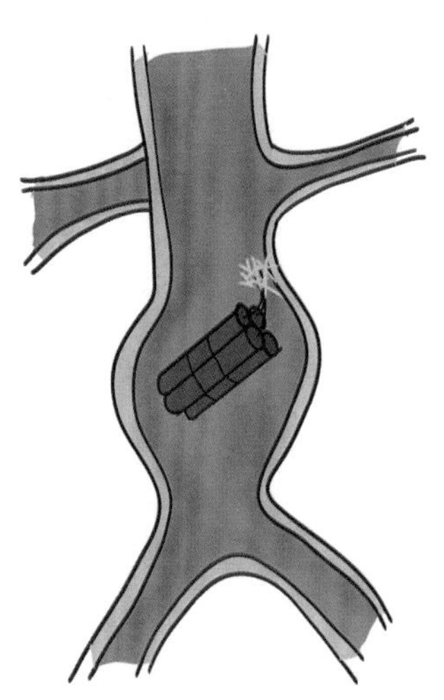

图 1　腹主动脉瘤

腹主动脉瘤最可怕的并发症是破裂出血，越大的动脉瘤越容易破裂，动脉瘤一旦破裂，患者常常会因大出血而猝死。仅 40% 的动脉瘤破裂患者可存活至就诊，如果对这些患者进行急诊手术，仅有约 50% 的患者可存活。如果提前检查出腹主动脉瘤，在动脉瘤未破裂之前进行有准备的介入治疗，可大大降低死亡率。然而，由于发病比较隐匿，很多患者都是因为动脉瘤破裂或者接近破裂，出现腹痛症状才急诊入院，失去了最好的治疗时机。上面提到的吴伯伯就是一个典型的例子，幸好送医及时才救回一命。

腹主动脉瘤的症状

大部分腹主动脉瘤患者没有明显症状。如果瘤体压迫肠道、输尿管等邻近器官，可引起食量减低、恶心呕吐、腰痛等症状。部分患者可能有腹部搏动性肿块或腹部不明原因的剧痛。

如何才能早期发现腹主动脉瘤

目前常采用腹部血管超声检查作为腹主动脉瘤筛查的方法。超声在腹主动脉瘤的诊断和随访中既简单快捷，敏感性和特异性又高。因此，建议吸烟、肥胖，患有高血压、高血脂或糖尿病的 60 岁以上中老年人定期检查腹主动脉彩超排查腹主动脉瘤，及早发现，及时处理。

发现腹主动脉瘤后怎么办

当确诊患有腹主动脉瘤后，如果腹主动脉瘤直径小于 4 cm 且没有明显症状，可以先进行药物治疗控制血压、血脂，保持排便通畅，避免剧烈运动，防止腹部受到撞击，定期复查监测动脉瘤大小变化。如果腹主动脉瘤直径大于 5 cm、短期内瘤体增大或出现剧烈腹痛，应及早进行手术治疗，以防出现严重后果。

怎样预防腹主动脉瘤

建立健康的生活方式，不抽烟，不酗酒，规律作息，清淡饮食、保持正常体重。对于高血压、糖尿病、高血脂或动脉粥样硬化患者，需要坚持规律用药，控制基础疾病。

静脉血栓栓塞症知多少

最近发生了一件让人心痛的事情：小丽今年20岁，因为骑自行车扭伤了脚，觉得自己不能活动，就在床上躺了半个月。后来小丽觉得呼吸困难、胸闷，也不以为然，拖到无法忍受了，才选择拨打120，最后因为静脉血栓栓塞引发肺栓塞导致心脏、呼吸骤停，直接进了ICU，用上了"救命神器"ECMO才得以维持生命。

小丽的事情实在有些可惜，仅仅是因为扭伤了脚，却付出如此大的代价。不仅家人无法接受，我们作为医护人员也同样感到遗憾。没有什么比年轻的生命戛然而止来得更让人心痛！

可是没有无缘无故的因，也没有无缘无故的果。一切看似偶然，实则有迹可循。小丽不懂得自己受伤后该注意什么，更不懂血栓的相关知识。脚受伤后，为了静养就在床上躺着不动，慢慢地，受伤的腿就有了血栓。血栓脱落，堵塞了肺动脉，这让小丽无法呼吸。人在没有呼吸的情况下，很快会失去意识，心脏骤停。

这里向大家介绍一些关于血栓的知识，因为它离我们并不遥远。

什么是静脉血栓栓塞症

静脉血栓栓塞症（VTE）是一种由于静脉内血栓形成引起静脉阻塞性回流障碍的临床常见病，是继缺血性心脏病和卒中后名列第三的心血管疾病。

在疾病发展过程中，静脉血栓栓塞症会经历两个阶段。一是深静脉血栓形成（DVT）：血液在深静脉内不正常的凝结，最后在凝结部位形成血栓。二是肺血栓栓塞症（PTE）：身体某个部位凝结的血栓脱落，脱落后堵塞了肺部血管，导致呼吸困难。比如小丽下肢的血块堵塞了肺动脉，引起了肺栓塞，是非常可怕的疾病。

静脉血栓栓塞症的易患人群

（1）长时间站立或坐姿不动，长期卧床的病人，有10%～20%的发病率，如坐长途汽车、飞机，长时间打麻将等。

（2）手术病人，尤其是胫骨骨折、髋部或膝盖手术或神经外科手术、腹部手术者。

（3）有严重创伤、休克、脊髓损伤的病史者，需要长期卧床减少活动者。

（4）妊娠、肿瘤、凝血功能异常或长期服用避孕剂等。

以上就是静脉血栓栓塞的危险因素及易患人群，一旦出现下面的表现就需要引起重视：①呼吸困难、胸闷、气促、咳嗽、咯血、胸部疼痛，吸气时加重；②肢体发红发热，肢体肿胀疼痛；③头晕头痛、眩晕，甚至晕厥；④心动过速，面色苍白；⑤肾区疼痛，血尿等。

怎样预防形成静脉血栓

（1）建议改善生活方式，如戒烟、戒酒、控制血糖、血脂；适量运动，促进血液循环。

（2）踝部屈伸、旋转运动：取平卧位，缓慢最大限度屈跖（向下绷住脚尖，向下压动作），保持 5 ～ 10 秒；缓慢最大限度背伸（脚尖朝向自己，向上勾），保持 5 ～ 10 秒；缓慢最大限度内翻、外翻（环转）运动。以上 4 个动作为一组。每次锻炼 20 ～ 30 组，每天 3 ～ 5 次，或每次做 5 分钟，每天做 5 ～ 8 次。

（3）膝关节伸屈运动：45°屈膝，大腿与身体亦成 45°，之后腿伸直，50 次/组，3 组/天。

（4）股四头肌运动：坐位或卧位伸直膝关节，绷直大腿肌肉，维持 5 ～ 10 秒和放松 2 秒为一次，或绷直 10 秒和放松 10 秒为一次。

从现在开始加强锻炼，促进血液循环，避免长时间久坐。尤其是长途坐车，宜间断离座、活动。日常生活中做到适量运动，认识到预防的重要性。

孕产妇和服用避孕药物的人群、外伤或手术的人群、长期卧床的人群、偏瘫的人群尤其要注意，在下地活动不便时，可以卧床做肢体的锻炼活动。此类人群血栓形成的风险相对较高，不宜忽视或懈怠！若肢体已有不适（排除外伤或其他疾病原因），怀疑血栓形成时应严禁运动，防止血栓脱落，宜及时就医！

腿上长了"蚯蚓"？切勿拖延成顽疾

李先生是一名建筑工人，长期的体力活动使得他每天下班后都觉得小腿发沉，皮肤有紧束感。5 年前小腿开始出现迂曲的"青筋"，李先生以为只是影响美观而已，就一直穿长裤遮挡而未治疗。随后曲张静脉越来越粗，范围扩张到膝盖以上，每天外出工作回来后都感觉下肢酸胀明显，同时伴有小腿沉重乏力、水肿。家人和工友都建议他到医院治疗，李先生觉得休息一下就好，不需要治疗。谁知近几个月来他小腿的皮肤开始变硬而且越来越黑，甚至开始出现皮肤溃烂。（图 1）李先生不明白，不就是"青筋"吗，为啥会变成现在这样。

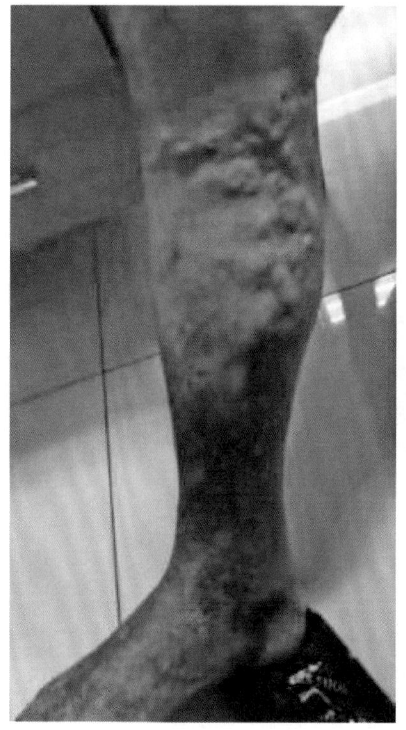
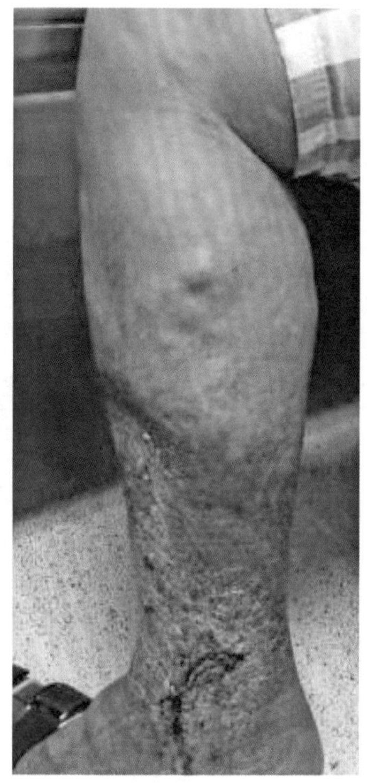

图 1　下肢静脉曲张、色素沉着伴皮肤溃烂

什么是下肢静脉曲张

李先生所谓的"青筋"，其实就是下肢静脉曲张。人在站立的情况下，下肢静脉血液主要依靠小腿肌肉的挤压来提供动力、克服重力返回到心脏，长期站

立、久坐、妊娠或肥胖等因素会导致静脉回流压力增高，血液淤积在下肢静脉管腔内，久而久之，静脉会逐渐扩张、变形，形成所谓的静脉曲张。

静脉曲张的危害

静脉曲张患者早期可能仅表现为下肢酸胀、发沉、乏力，随后可出现浅表静脉呈"蜘蛛网"状或"蚯蚓"状迂曲扩张。静脉曲张刚开始出现时发展比较缓慢，很多病人仅表现为曲张静脉增多、增粗，但静脉曲张发展到一定程度后就会加快进展，出现皮肤变硬、皮炎、变黑，最后皮肤溃烂。所以静脉曲张要尽早治疗，越早治疗效果越好。

怎样治疗下肢静脉曲张

目前静脉曲张的治疗方法包括外科手术、微创介入和非手术治疗等。外科手术治疗包括大隐静脉结扎、曲张静脉剥除手术等，微创介入治疗方法包括曲张静脉腔内消融、泡沫硬化治疗等。非手术治疗包括加压治疗、药物治疗、运动疗法等。其中微创介入治疗创伤小，无须开刀、住院时间短或无须住院，相较于非手术治疗成功率更高、复发率低，因此越来越多地被应用于静脉曲张的治疗。

静脉曲张应该怎么预防

久站、久坐都是静脉曲张的诱因。只要平时在生活、工作中改变习惯，就可以预防静脉曲张。建议日常工作生活中每隔 30 分钟变换一下坐姿体位，久坐之后站起来走一走；久站的人也可以坐下来，让双腿休息一会儿。如果发现腿上已经有了静脉曲张的症状，可以穿静脉曲张弹力袜，帮助下肢静脉血液回流。

不痛不痒的高尿酸血症，需要重视吗

大学生小智最近去医院复查，说学校体检发现自己的尿酸升高了，数值是505 μmol/L。但小智不痛不痒没有任何不舒服，若不是学校要求复查，小智根本不想管它。究竟尿酸是什么？高尿酸有什么危害？不痛不痒的时候需要处理吗？

什么是高尿酸血症

尿酸由饮食摄入和自身体内分解产生，大部分尿酸通过肾脏排泄，小部分由肠道、胆道等肾外途径排泄。正常情况下，体内尿酸产生和排泄保持平衡。导致血尿酸水平升高的因素有很多，如富含嘌呤的饮食、饮酒、肥胖、运动等导致尿酸生成过多，肾功能不全、糖尿病、高血压、酸中毒等导致排泄减少，均可导致高尿酸血症。

如血尿酸水平高于420 μmol/L（7 mg/dL，不分性别）就可以定义为高尿酸血症。如果尿酸高于这个数值，但本身没有任何不舒服，我们称为无症状高尿酸血症。我国高尿酸血症的患病人群逐年增多，且有年轻化态势。高尿酸血症与痛风、尿酸性肾病、肾结石、糖尿病、冠心病等疾病的发生发展相关。

什么情况需要吃药治疗

像小智这种无症状高尿酸血症的人群，是否需要吃药呢？在2016年中国痛风诊疗指南和2017年我国发布的《中国高尿酸血症相关疾病诊疗多学科专家共识》中，主张对无症状高尿酸血症进行分层治疗。也就是说，无症状高尿酸血症患者出现下列情况时开始降尿酸药物治疗：①血尿酸水平≥540 μmol/L；②血尿酸水平≥480 μmol/L，且有下列合并症之一：高血压、脂代谢异常、糖尿病、肥胖、脑卒中、冠心病、心功能不全、尿酸性肾石病、肾功能损害（CKD2期及以上）。除以上两种情况，都建议先采用饮食控制、生活调节进行尿酸的控制，并且定期复查，如有持续性上升的趋势，则需要考虑药物治疗。

高尿酸血症的饮食及生活防治

小智的血尿酸低于540 μmol/L，且经过医生评估并没有肥胖、糖尿病等危险因素，因此建议小智先进行饮食与生活习惯的调整。具体要怎么做呢？

（1）科学摄入每日总能量，均衡搭配饮食，掌握饮食中嘌呤摄入量。

高尿酸血症患者要将体重控制在正常范围（BMI 18.5～23.9 kg/m^2），肥胖人群减轻体重可有利于降低血尿酸水平。每100 g食物中嘌呤含量在150～1000 mg

的食物有：动物肝脏、肾脏、心、脑等；鱼虾类有沙丁鱼、凤尾鱼、鳃鱼、鲭鱼、鱼子、小虾等；禽类有鹅等；肉类有肉馅、肉汁、肉汤等。烹调肉类时，焯水去汤，能去掉部分肉中的嘌呤含量。高尿酸血症患者建议严格限制含嘌呤高的食物摄入量。可自由选择各种蛋类，各类低脂、脱脂奶，低热量酸奶。豆类及豆制品与高尿酸血症及痛风发作无明显相关性，可适量食用豆类及豆制品（肾功能不全者须在专科医生指导下食用）。

（2）避免果糖饮料。果糖代谢产物参与尿酸生成，引起体内尿酸浓度升高。避免饮用可乐、橙汁、苹果汁等含果糖饮料或含糖软饮料。咖啡（无糖）与高尿酸血症的关系尚无定论。

（3）鼓励患者多食用新鲜蔬菜。大部分蔬菜水果属于碱性食物，食入后能碱化血液、尿液，促进体内组织过多尿酸盐的溶解和排泄。水果提供丰富的钾和维生素 C，可降低痛风发作风险。高尿酸血症患者可食用含果糖较少的水果，如樱桃、草莓、菠萝、西瓜、桃子等。

（4）多饮水有利于组织中的尿酸盐溶解并排出。心肾功能正常者需维持适当的体内水分，维持每日饮水量 2000 ～ 3000 mL。

（5）禁酒。酒精可使体内乳酸堆积，抑制尿酸的排出。高尿酸血症患者应当限制酒精摄入，禁饮黄酒、啤酒和白酒。红酒是否增加血尿酸水平存在争议。

（6）控制食物中脂肪的摄入量，每日脂肪摄入量可在 50 g 左右，利于尿酸的排泄。采用清蒸、白煮、汆、炖等烹调方法，减少油的摄入。

以下高危人群也要注意饮食管理，并且定期复查尿酸

高嘌呤、高脂饮食等不良饮食习惯者，肥胖患者，糖代谢异常、血脂代谢紊乱、非酒精性脂肪肝等代谢性疾病患者，高血压、冠心病、心力衰竭、卒中等心脑血管疾病患者，慢性肾脏病患者等，此类高危人群都是高尿酸血症的高发人群，所以需定期检查血尿酸水平，去医院咨询专科医生。

高尿酸血症不仅是痛风的前奏，还可引起肾脏、心血管和内分泌系统疾病，它属于代谢性疾病之一。千万别因为暂时没有症状而忽视。若等到发作痛风或者合并其他慢性疾病后才开始重视，则为时晚矣。

您了解胆固醇吗

21 岁的小张去做体检，报告上写着“胆固醇升高”，下方还有“胆固醇与冠心病相关”等类似的说明，这可吓坏了年轻的小张。其实这不是个例。随着生活条件转好，很多人都会胆固醇偏高，甚至包括了小张这样的年轻人。有确切研究表明，高胆固醇是动脉粥样硬化的独立危险因素，因此不少人都谈胆固醇色变，生怕自己摄入过多导致疾病的发生。比如，一直以来广为流传的“鸡蛋黄不能多吃”“少吃肥肉、动物内脏”，等等。其实并不是所有的胆固醇都是“魔鬼”，今天就让我们来认识胆固醇到底是什么。

胆固醇是什么

胆固醇是一种环戊烷多氢菲的衍生物。1816 年，化学家本歇尔将这种具脂类性质的物质命名为胆固醇。胆固醇广泛存在于动物体内，尤以脑及神经组织中最为丰富，在肾、脾、皮肤、肝和胆汁中也有较高含量。

胆固醇有什么用

胆固醇是动物组织细胞所不可缺少的重要物质。首先，胆固醇能够形成胆酸。胆酸是胆汁的成分之一，能够把食物中大颗粒的脂肪变成小颗粒，使其易于与小肠中的酶作用。由于小肠只能吸收大约 85% 左右的胆汁以及其中的胆酸，剩下的部分会从粪便中排出，因此，为了保证正常消化功能，身体需要源源不断地制造新的胆酸，这时候就需要胆固醇的参与。其次，胆固醇是构成细胞膜的主要成分，缺乏胆固醇的饮食会导致细胞脆性增加，细胞容易破碎。不仅如此，胆固醇还是身体内许多激素的原材料，比如皮质醇、醛固酮、睾丸酮、雌二醇以及维生素 D 都属于类固醇激素，其前体物质就是胆固醇。由此可见，胆固醇在维持我们身体正常运作中发挥了重要作用。

为什么要控制胆固醇

既然胆固醇有这么多作用，那怎么还要去控制饮食呢？很简单，什么好东西过量了都会变成坏的。人体内的胆固醇可以分成低密度脂蛋白胆固醇（LDL－C），高密度脂蛋白胆固醇（HDL－C），以及极低密度脂蛋白胆固醇（VLDL－C）。低密度脂蛋白能够将肝内胆固醇转运至外周组织细胞，这部分胆固醇叫低密度脂蛋白胆固醇，被认为是“坏”胆固醇。而高密度脂蛋白功能相反，能将胆固醇从周围组织细胞转运到肝脏，代谢及排泄过多的胆固醇，以维持血浆正常胆固醇水平，被认为是“好”胆固醇。因此低密度脂蛋白胆固醇通常也作为动脉硬化的风险度的指标，是冠心病、动脉硬化发生的有害因素。另外，低密度脂蛋白升高可引起高密度脂蛋白下降，反之高密度脂蛋白升高则可使低密度脂蛋白降低。所以，当我们体检时发现胆固醇超过上限，且 LDL－C 较高，HDL－C 较低，就要引起注意，可以通过控制饮食、加强运动等方法降低胆固醇。

胆固醇是越低越好吗

高浓度胆固醇虽然会导致疾病，但是胆固醇浓度并不是越低越好。由于胆固醇是细胞膜的主要成分，且是体内大量激素的原材料，因此一味地降低胆固醇浓度只会适得其反。当我们体检时若发现本身总胆固醇水平已经偏低，且低密度脂蛋白胆固醇水平也正常，不建议采取节食等方法再去刻意降低胆固醇水平。

应该如何减少胆固醇的摄入

如果把我们身体内比喻成一个水池，那么想减少池子里胆固醇的量，首先要选择关小龙头，也就是从来源上控制。具体应该怎么做呢？

（1）减少饱和脂肪酸食物。摄入太多饱和脂肪酸会导致冠状动脉粥样硬化，形成血栓等。一般动物油脂中含有饱和脂肪酸，植物油脂含不饱和脂肪酸。因此，应以植物油如菜籽油、花生油以及大豆油等替代动物油。

（2）少吃高胆固醇食物。胆固醇高的患者需严格控制高胆固醇食物摄入，每天摄入量不能超过 200 mg。一般在动物内脏、蛋黄鱼籽、肥肉以及蟹黄中含有大量胆固醇，尽量少吃或不吃。

（3）避免过量摄入糖和热量。热量摄入低能防止肥胖，降低胆固醇合成速度；反之，热量摄入高则容易肥胖。尤其是中老年人、长时间久坐的人群，活动量都很低，因此这类人群不能吃得太多和太饱，不然会让身体肥胖。另外，要限制糖摄入，糖会使得脂肪在肝脏周围堆积，形成脂肪肝，影响肝脏的正常功能，影响胆固醇的代谢。

（4）水产不能多吃。现在很多“减脂餐”是以虾作为主材料的，那水产适不适合多吃呢？我们可以留意到“减脂餐”中的虾都是水煮虾肉或者低油烹煮，这是有益处的。但是虾头、虾卵、虾膏的胆固醇就很高了，不建议食用。三文鱼、金枪鱼等富含不饱和脂肪酸，对于“坏胆固醇”的代谢是有好处的，但是如银鱼、河鳗、泥鳅、蟹黄、贝壳类等水产的胆固醇含量就较高，不建议多吃。另外，烹煮的方式也很重要，很多人吃水产类产品会放很多调料，采用煎炸等方式，这都是不健康的。并且也要在医生的指导下吃鱼油类产品或鱼肝油等保健品。

一般 100 g 食物中胆固醇含量低于 100 mg，即为低胆固醇食物，例如瘦牛肉、鸡胸肉等；高于200 mg的就是高胆固醇食物，例如鸡蛋、内脏。在100 mg与200 mg之间的就是中胆固醇食物，例如猪肚、青虾等。因此，对于低胆固醇食物我们可以多吃，对于高胆固醇食物我们可以少吃。拿鸡蛋举例子，全鸡蛋的胆固醇含量约450 mg/100 g，鸡蛋黄的胆固醇含量约1800 mg/100 g，一个鸡蛋大概是50 g，蛋黄是15 g。对于胆固醇轻度升高的人群，一天1个鸡蛋的负担是不算很高，但不建议多吃或者仅食用蛋黄；对于胆固醇严重升高，有肥胖、糖尿病、冠心病、中风后遗症等人群，则应减少蛋黄的食用。

如何促进胆固醇的代谢

除控制好“水龙头”的摄入外，另一方面就是把出水口调大，也就是增加胆固醇的代谢，这样也可以达到降低胆固醇的效果。

（1）摄入足量的维生素C食物。当体内缺乏维生素C时会升高血液和肝脏中胆固醇含量，降低胆固醇转化成胆汁酸的速度，从而导致胆固醇积聚，增加患上动脉粥样硬化风险。因为身体不能自行合成维生素C，只能从食物中获取，因此每天需保证足够的蔬菜和水果，为身体提供维生素C。

（2）摄入足够的膳食纤维食物。保证足够膳食纤维摄入可以让血液中胆固醇维持平衡。纤维素在大肠中能结合胆固醇代谢产物，然后跟随粪便排出体外，这样能降低血脂水平。膳食纤维能避免血液中胆固醇升高。因此要保证有足够膳食纤维摄入，如蔬菜水果和粗粮等，能降低胆固醇。

（3）适量运动。运动能有效地降低胆固醇的含量，其原理是因为运动时会消耗脂肪，作为能量供给来源，此时，肌肉内的脂肪酶活性大大提高，从而使血清中的胆固醇水平先上升，以促进胆固醇氧化产能供给肌肉需求；随着能量被肌肉利用、消耗，血液中的胆固醇水平会开始降低，同时还降低了甘油三酯的水平，减少了胆固醇在血管中的堆积以及血管壁的沉着，对防治动脉粥样硬化有一定的作用。由于机体能量供给首先消耗利用的是葡萄糖，一旦糖类消耗殆尽，脂肪才会成为主要的能量供给来源，因此要记住活动不是运动，家务活或者工作时候的走路步数、数分钟的踢踢腿蹦跶一下并不是有效运动。有效的运动建议是做30～45分钟的有氧运动，包括慢跑、游泳、快走、自行车等。对于老年人，可以根据身体状况降低强度，选择太极、瑜伽、广场舞等安全的方式，年轻人还可以适当增加力量训练，以更快地达到降低胆固醇的目的。

胆固醇并不是坏东西，但是过多的胆固醇一定是不好的。“管住嘴、迈开腿”是最经济最有效的治疗方案。

第十二章

以貌取人"肤"浅吗

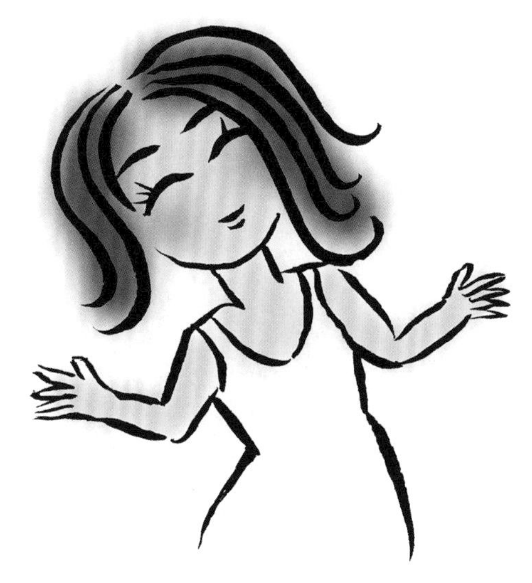

不快乐也别皱眉
总有人会爱上你的笑容

皮肤是人体中最大的器官，看似不重要，但是它有保护、排泄、调节体温和感受外界刺激等作用，它的好坏、美丑可以直接反映人体是否健康。保护好皮肤至关重要。本章重点告诉您如何预防及治疗常见的皮肤相关性疾病。

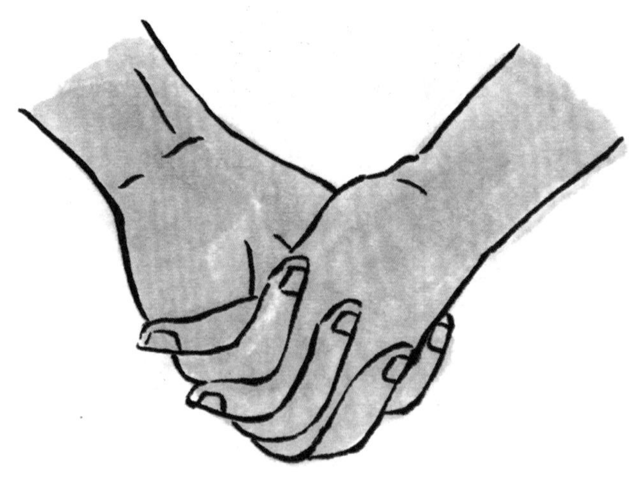

牵手时
生命线会交错

为什么长了"痘痘"，医生竟然开了避孕药

"医生，我还没有男朋友，你给我开避孕药，是开错了吗？"在皮肤科门诊，小姑娘面露尴尬地拿着处方回来找医生。常被"痘痘"困扰的姑娘们，应该很熟悉异维A酸这个"特效药"，它能把重度痤疮搞得服服帖帖。但是避孕药也是可以治疗痘痘的。怎样的避孕药能治疗痘痘？什么样的情况下可以吃避孕药治痘痘？今天和大家一起分享一下。

痤疮的病因

痤疮，俗称痘痘。说到治疗痤疮，就不得不提一下痤疮的病因。引起痤疮的五大罪魁祸首：内分泌、微生物、毛囊皮脂腺导管、炎症和遗传。首当其冲的内分泌，其实就是雄性激素，男性患者分泌自然较多，这也很好解释男性的痤疮患者比较多的问题。但一个姑娘家，也是有雄性激素的。

雄性激素本身在男生和女生内分泌中都有，男生多一些，女生少一些，但是女生的雄激素一旦增多了，那可能就有问题了。平时医生会建议怀疑有雄激素升高的女生抽血化验性激素6项，主要看睾酮这一项。抽血时间要选择在月经期的第2天。

一个姑娘家，为何雄性激素会增高

睾酮升高的原因可能有几种，常见的例如多囊卵巢综合征、高雄激素血症。判断是否需要做雄激素检测，我们可以考虑几个因素：①月经周期不规律；②例假来前"痘痘"变严重，例假结束"痘痘"好转；③多毛，也就是手、脚、唇周的毛发生长很旺盛；④皮脂溢出较多，可能还有雄激素性脱发。

如果有上述因素，我们体内雄激素可能会比较高，就需要去妇科排除多囊卵巢综合征或高雄激素血症。

找到原因，我们就要来解决。如果我们长"痘痘"，并且雄激素偏高，那么医生就可能给我们开避孕药进行激素治疗了。

此"激素"非彼"激素"

我们这里说的激素，并不是用了会伤胃，使抵抗力变差的糖皮质激素，而是雌激素、孕激素等。常见的有达英-35、优思悦、优思明。常见到什么程度呢？就是很多人长期吃的避孕药。

拿我们最常见的达英-35为例。达英-35学名叫复方醋酸环丙孕酮片（含

有醋酸环丙孕酮 2 mg + 炔雌醇 35 μg），在月经周期的第 1 天开始服用 1 片，连续 21 天，停药 7 天，下次月经后重复用药 21 天，连用 2 ～ 3 个月有效，疗程一般为 3 ～ 4 个月。

说回刚才的副作用，这个药虽然很常见，很多人也在吃，但是有少数人可能会出现一些不良反应，例如可能会导致少量子宫出血，乳房胀痛，上腹部不适，及面部皮肤发红、体重增加、深静脉血栓、黄褐斑等。如果出现了不良反应，立刻停药，找到医生，采用其他的治疗方案。

有没有副作用小一些的替代药

如果不吃避孕药，也有其他的抗雄性激素类药物，比如安体舒通，甲氰咪胍等，都有弱的抗雄性激素，抑制皮脂的分泌，但是不影响雄激素水平。不过须在医生指导下使用。

最后在文末想跟大家说，对医生开的药有疑问，一定要找回医生，很多不信任的开始，就是沟通不足。沟通让我们彼此信任，一起让我们的皮肤变得更好！

一招养护春季敏感性皮肤

春天来了，可林小姐的烦恼也来了。她属于敏感性皮肤，平常保养得很是细心，春天一到，她本来白净的脸上就长小疙瘩，干痒干痒的，可谓是“春风吹又生”。这种皮肤状态究竟是怎么回事呢?

什么是敏感性皮肤

敏感性皮肤是一种皮肤亚健康状态，虽不是一种疾病，但据调查，这部分群体占全部人群的30%～40%，在受到内外刺激时，这种皮肤容易出现红斑、丘疹，特别是毛细血管扩张等表现，同时可出现瘙痒、刺痛、灼热感，这种情况称之为敏感性皮肤。

敏感性皮肤的发生机理极为复杂，目前研究认为是累积皮肤屏障神经血管免疫炎性过程。

内在和外在因素相互作用下可以引起感觉神经传导信号的增加，导致皮肤对外界刺激的反应性增高，引起免疫炎症的反应。

因此，敏感性皮肤者在同样的环境中，在同样刺激因素作用下会比正常皮肤更容易出现敏感状态，甚至对普通化妆品、护肤品都可能感觉到刺激反应。

敏感性皮肤的成因

从医学角度，敏感性皮肤分为两大类型：原发性和继发性。原发性例如遗传因素，常见表皮较薄的女性，也可能有家族遗传史。敏感性皮肤也可以继发于某些皮肤病，像特应性皮炎、玫瑰痤疮等患者。季节的交替、环境温度、湿度的变化均可以引起皮肤的敏感性增强。

春季气温逐渐回暖，但是在早春也会有倒春寒的时候，寒冷的时间可能会延续到清明时节。而且早晚温差大，晚上的温度可能在几度，中午可能回暖到十几度，南方则可能直接升温到二十几度的微热状态。春节也是万物复苏、百花盛开的季节，一些花粉、沙尘、虫豸等可能成为皮肤的过敏原，而敏感性皮肤对这些外界的过敏原可能反应性更高。所以在这样一个冷热温差大，万籁苏醒的季节里，敏感性皮肤对内外的刺激将会更加敏感，也更容易出现过敏反应，表现为干燥、脱屑、瘙痒、刺痛，甚至有发红、炎性丘疹、毛细血管扩张的表现，所以在春季敏感性皮肤更应该注意科学的皮肤护理与修复。

春季敏感性皮肤日常如何养护

(1) 注重保湿滋润：对于敏感性皮肤的呵护，一般不要使用抗过敏药物，历经了寒冷干燥的冬季，初春的皮肤相对比较干燥粗糙，还是以加强皮肤屏障修复、保湿滋润为主，可以用含玻尿酸、表皮生长因子、甘油、角鲨烷、神经酰胺、维生素 B_5 等成分的医用护肤品外用，进行保湿、修复，降低皮肤的敏感性。如果出现明显的过敏反应，比如出现瘙痒、灼热等不适，不要抓抠，可使用抗组胺药、他克莫司、甘草酸苷等药物治疗及缓解。

(2) 避免过度清洁：早春时节，皮肤的油脂分泌不够旺盛，皮肤油脂膜也较薄。故此时皮肤不宜过度清洁，过度清洁容易破坏皮脂膜，加重皮肤屏障损伤。

一般早晚用温水洗脸沐浴，不要用太热的水，轻轻擦拭即可，不可使劲揉搓。尽量使用温和的洁面洁肤产品，不要用磨砂型去角质的洁面剂，不然更容易损伤皮肤屏障。清洁后要即刻使用保湿滋润的护肤品，保持皮肤的湿润和皮肤水油平衡。

(3) 选择物理防晒：阳光明媚的春季，草木萌绿，杨柳舒展，人们喜爱出门踏青，当然也要注意皮肤的防晒，因为在春季紫外线对皮肤的影响也是存在的。

日光的暴晒或外界冷热温差变化的刺激会使皮肤更加敏感。戴口罩戴帽，使用物理防晒霜等物理防晒方法，减少化学防晒霜对皮肤屏障的刺激影响。

(4) 改善生活方式：注意保暖，慢减衣物，适应昼夜温差的变化。注意饮食和营养均衡，忌烟酒，少吃辛辣刺激的食物。多吃富含维生素 B、维生素 C 的蔬菜水果。促进皮肤合成、代谢、抗氧化，使皮肤屏障结构逐渐恢复健康状态，增强对外界环境的适应能力。

春季日夜消长，也逐渐更替为昼长夜短。改善生活方式，劳逸结合，早睡早起，保证充足睡眠、良好的心情和精神状态，可改善皮肤症状，降低皮肤敏感性。另外，冬春季节交替之际，敏感性皮肤处于高敏状态，容易产生过敏反应，所以更要注意加强对皮肤的防护和皮肤屏障的修复。

春捂秋冻，加强锻炼，既是增强体质，也是增强皮肤防御力的重要环节。但愿春归人健好，皮肤也焕发新春的润泽。健康好状态，面若桃花，笑靥如春。

想要变美，做光子嫩肤有用吗

光子嫩肤凭借无创、无误工期、多功能等特点在医美届成为非常大众的项目。“医生，请问我可以做光子嫩肤吗？”常常听到有患者朋友这么问。那么光子嫩肤是什么东西？哪些人适合做，哪些人不适合做？

什么是光子嫩肤

光子嫩肤技术实际上就是利用脉冲强光对皮肤进行一种带有美容性质的治疗。强脉冲光和传统激光的单色光不同，它采用全光谱光线，等于是各种激光的组合，可以同时解决脸上的多种问题，弥补了激光治疗的不足。

光子嫩肤可以改善什么样的皮肤问题呢

强脉冲光的作用有很多，不同光谱重点针对的问题不一样，总的来说，可以针对以下问题：

（1）色斑：减淡、消除皮肤各种色素斑。

（2）肤质：增强皮肤弹性、改善皮肤粗糙。

（3）肤色：改善暗黄的肤色。

（4）毛孔：改善面部毛孔粗大。

（5）细纹：淡化细小皱纹。

（6）祛红：改善面部毛细血管扩张、去痘印。

光子嫩肤的原理

强脉冲光通过和我们的皮肤作用，被皮肤组织中的血红蛋白、黑色素和水选择性吸收，从而有改善色素、血管和肤质的效果。

（1）光刺激作用。强脉冲光作用于皮肤后被真皮胶原和弹力纤维等组织吸收，能量在皮肤中相互转化，进而发生一系列的改变：皮肤细胞内酶的活性增强；糖原、蛋白质合成增强；微循环状态改善；胶原纤维和弹力纤维再生、恢复弹性，最终导致皮肤真皮组织增厚，皮肤保水性增强，纹理改善、皱纹减轻。

（2）光热作用。强脉冲光的能量可以被色素与血红蛋白吸收，在正常皮肤安全升温的前提下，皮肤中的色素基团在吸收光之后，出现凝固坏死，然后在免疫系统的作用下，达到色素基团清除、病理性血管消除、但是又不损伤正常皮肤的治疗效果。

（3）光子嫩肤的安全性和副作用：光子嫩肤属于激光美容的范畴。从 20 世纪末发展到现在，激光技术已经进入精准医疗的范畴，注重最大化地减轻不良反应，所以在正规的医疗机构，在有激光美容资质的皮肤科医生的治疗下，安全性可以得到最大的保证。如果去没有资质的医美机构，找没有资质的技术人员来操作，那么就要承担较大的风险。

大家口中常说的副作用，也就是临床医生常说的“不良反应”。最常见的就是红肿、灼热感。然而在正规的术后修复下，红肿、灼热感通常会在半小时至24 小时消失。

如果是在不正规的机构找不具备资质的人进行光子嫩肤，有可能产生水疱、脱皮、烫伤、色素沉着。届时一定要及时和医院联系，让医生帮助您去处理，因为不当处理会增加产生瘢痕的风险。

光子的优势就在于无创，所以，对于害怕面部有什么损伤又想变美的朋友们，光子嫩肤无疑是一个相对来说安全、有效，可以重点考虑的美容项目。

哪些人不适合做光子嫩肤

（1）1 个月以内接受过阳光暴晒或将要接受阳光暴晒的人群。比如说去了海边晒了几天，或者即将去紫外线比较强烈的地方度假的朋友。记住，以 1 个月为限期。

暴晒之后，需要让皮肤修复 1 个月再进行光子嫩肤治疗。毕竟，皮肤遭受光损伤之后，更加敏感，修复能力更差，色素沉着的风险也大，所以看着自己黑了一圈，千万别着急过来美白嫩肤，先在家做好舒缓、镇静、保湿、晒后修复等，等皮肤达到一个好的状态，再进行光子嫩肤。

如果是要准备去旅游度假、放飞自我的朋友，也请你们耐心一些，因为做完光子嫩肤，做好后续的防晒工作，才能事半功倍。不然的话，太阳一晒，紫外线一照，光子嫩肤的效果也就大打折扣了，而且，皮肤还没有修复好就去晒太阳，光敏感、紫外线损伤可能会更容易出现。

（2）光敏性皮肤及正在使用光敏性药物的人群。光子嫩肤毕竟采用的是强脉冲光，所以患有日光性皮炎、多形性日光疹这一类的患者朋友，不建议做该美容项目。

如果最近在口服一些光敏性药物或者光敏性食物的朋友，也要注意，在停药之后，停止食用这些食物之后，再做光子嫩肤，才不会容易出现强烈的不良反应。

（3）口服异维 A 酸者。其实这是痤疮患者最常遇到的问题，正在口服异维 A 酸，又想要祛除痘印，是需要先停药，完成整个治疗之后，再进行光子嫩肤的。同理，在外用维 A 酸类药膏的时候，在 1 个月以内进行果酸换肤治疗后，都要注意避免进行光子嫩肤治疗。

(4) 妊娠期妇女。由于目前还没有临床试验证明怀孕的准妈妈们光子嫩肤是安全的（因为医学伦理不允许对孕妇进行临床试验），所以也不建议正在怀孕的准妈妈们进行光子嫩肤治疗。

(5) 糖尿病患者。

(6) 瘢痕体质者。

(7) 怀疑有皮肤癌患者。

(8) 有过高期望者。

光子嫩肤的效果因人而异，有些人做 5 次才能达到有些人做 2 次的效果，所以，光子嫩肤之前我们都会向求美者解释，我们的祛斑、祛痘印、缩毛孔、对抗光老化，需要的是和自己对比，做之后会比做之前要更好。不能拿自己和别人对比，毕竟年龄、性别、皮肤基本情况、基因等都是不一样的。有合理的心理预期，再接受光子嫩肤，这样才会更有幸福感和更高的满意度。

全身瘙痒要谨防这7种疾病

瘙痒是皮肤科非常常见的症状，也是非常容易误诊的疾病。当我们就诊的时候，医生常常会让我们拉开衣服，检查我们的皮肤。如果我们身上并没有发现有异常的皮肤损害，那么，这种情况下通常会被诊断为“瘙痒症”。

常见的引起瘙痒症的原因

第一，季节性瘙痒症。与季节关系明显的瘙痒症，常常被我们称作“季节性瘙痒症”。

例如冬季瘙痒症，天气寒冷的时候多见，每当气温变化剧烈，冷空气来临，或者夜间脱衣服睡觉的时候，就会发生明显的瘙痒。这种情况下，我们能做的就是开上暖气，做好保暖，做好皮肤的保湿护理。

又比如夏季瘙痒症，常常发生在天气温热的时候，很多汗液刺激到了皮肤，诱发了瘙痒。这种情况下，我们能做的就是多通风，少出汗，适当地增加洗浴次数，将汗液冲洗干净，或者在出汗之后，尽快更换干燥的衣物，也可以防止“汗斑”的形成。

第二，老年瘙痒症。老人在冬季是最容易发生瘙痒症的人群，除了气候干燥以外，老年人的皮脂腺功能减退，也就是分泌皮脂减少，保护皮肤的成分减少，皮肤萎缩、干燥。再加上在冬季，洗澡的水温都容易调到很高的温度，皮脂膜破坏更加严重，最后发展到全身瘙痒。

有此困扰的老人家，建议减少洗浴次数，每次洗澡的时候水温不能过高，尽量不要使用沐浴露，清水冲凉即可，洗浴时间缩短到5分钟以内，洗浴的频率保持在每周2～3次为宜。如果有湿疹或者特应性皮炎等皮肤干燥症状的皮肤病的老年患者，建议每周洗澡1～2次。

第三，其他疾病。此外，有一些疾病的产生也会引起全身的瘙痒。因此，在临床上医生常常建议找不到瘙痒病因的患者进行相关检查，排除一下有没有其他的疾病。

（1）肝脏问题：在肝脏疾病、胆汁淤积的患者中，瘙痒非常常见。此类疾病包括原发性胆汁性肝硬化、乙肝、丙肝、原发性硬化性胆管炎、胆管癌、酒精性肝硬化、自身敏感性肝炎等。除了上述疾病，有些药物，比如睾酮、氯丙嗪、避孕药、红霉素、别嘌醇片、利福平也可能引起这种胆汁淤积性瘙痒。我们可以通过肝功能检查、肝胆B超检查排除这一类的疾病。

（2）肾脏问题：部分肾功能不全的患者也可能会出现全身性瘙痒，叫作尿毒症瘙痒。部分透析的患者甚至还会出现这种瘙痒加重的情况，而且这种瘙痒的原因还不太明确。平素没有常规体检的朋友可以通过肾功能检查去排除这一类疾病。

（3）血液问题：血液疾病中出现瘙痒的情况常见于真性红细胞增多症瘙痒。这是一种骨髓增生性疾病。该类患者 70% 以上可能出现接触温水数分钟之后，面部、手、足开始瘙痒（水源性或者沐浴痒）的特点。通过血常规检查我们发现这一类人群的红细胞和全血容量增多，血液黏度增高，因此我们可以通过血常规检查排除这一类疾病。

（4）血糖问题：糖尿病患者大概有 7% 左右可能会出现糖尿病性瘙痒，往往也是以全身泛发为特点。我们可以通过检测血糖排除是否和血糖升高有一定关系。

（5）甲状腺问题：甲亢患者和甲状旁腺功能低下的患者，也有可能出现甲状旁腺功能异常性瘙痒，而原因也不太明确。这个疾病也可以通过血液检查甲状腺功能以及甲状腺 B 超检查来排除，特别是对于有甲状腺功能疾病家族史的人，更要定期去筛查这一类疾病。

如果出现全身瘙痒，皮肤却没有任何典型变化、损害，那么就要考虑找找原因了。如果本身是有基础病的朋友，看看是不是有以上的问题，引起瘙痒。而平时身体康健的朋友，则建议到皮肤科门诊进行血液检查（包括血常规、肝功能、肾功能、血糖、甲状腺功能等），排除一些重要的疾病，以便对因治疗。

除了药物治疗，还能怎样改善瘙痒症状

（1）遵医嘱服药，配合医生做好定期的复诊，根据病情调整药物。

（2）减少洗浴频率，减少与洗涤剂（例如沐浴露和香皂）的接触，沐浴之后做好保暖、保湿（室内可以开加湿器以及全身涂抹身体乳）工作。

（3）瘙痒的时候尽量不要用热水去烫洗，以免破坏皮肤屏障，导致恶性循环。

（4）保持心情愉快，焦虑的情绪非常容易让病情加重。

皮疹"四世同堂"与战水痘

18 岁的小徐近日劳累后出现发烧、长皮疹。皮疹最初见于躯干部，后逐渐发展至脸上、四肢。小徐以为是食物过敏，吃了抗过敏药物后不仅没好，皮疹还越来越多、越来越痒，并且从原先的斑疹、丘疹发展到了疱液清亮透明的疱疹，部分还有结痂。小徐想到邻居家小孩最近得了水痘，想着自己会不会也"中招"了，于是就去找了医生。医生知道前因后果后，戏称"皮疹四世同堂啦，是水痘无疑了"。

什么是水痘

水痘是由水痘－带状疱疹病毒引起的急性传染病，人类普遍易感，多见于儿童，极易在幼托机构和学校内引起聚集发病，可以通过呼吸道飞沫、直接接触、水痘疱疹液等传播（图 1）。临床特征是同时出现的全身性斑疹、丘疹、水疱及结痂，因此被戏称为"四世同堂"。本病主要通过呼吸道飞沫和直接接触传播，患者是唯一的传染源。一年四季均可发病，高峰期为冬、春季。

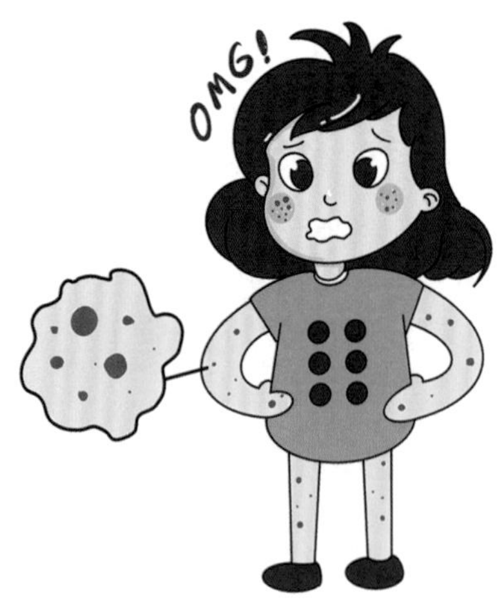

图 1　水痘

水痘的主要症状

潜伏期为 10 ～ 21 天，以 14 ～ 16 天为多见。典型水痘可分为两期，即前驱期和出疹期。少数患者可发展为出血型水痘。

水痘的主要临床表现有低热、头痛、咽痛、咳嗽、恶心、食欲减退、全身不适等症状，持续 1 ～2 天后才出现皮疹，水痘皮疹呈向心性分布，首先见于头面部、躯干及四肢，手掌、足底较少。如有以上症状，应尽快到正规医院就诊，并采取呼吸道隔离及接触隔离，卧床休息，抗病毒、对症支持治疗，避免病情进一步加重。重症病例则要做到早期识别和及时救治。

如何预防水痘

(1) 接种水痘疫苗是预防水痘发生的最经济、有效的手段。

(2) 室内要经常通风换气，保持良好的卫生习惯和健康方式等。

(3) 保证充足的睡眠，避免过度疲劳，补充营养，加强锻炼，增强自身免疫力。

(4) 对病人的污染物、用具进行煮沸或日晒等。

(5) 流行高峰期应避免去人群密集场所，如出现相关症状，应及时就医，并减少接触他人。

水痘是由水痘 - 带状疱疹病毒所引起的急性传染病，是一种自限性疾病，10 天左右可自愈，一般不留瘢痕，愈后可获得终身免疫。及时得到治疗与护理，预后都很好，所以不需要过于担心。但是对于水痘，预防的重要性大于治疗，所以应重视预防接种工作。

麻疹前期似感冒，可别傻傻分不清

小李最近因为感冒发热自己吃了感冒药，结果高烧一直没好，反而胸腹部、面部及四肢出现大片斑丘疹。小李以为自己吃药过敏了，马上去了看医生，医生帮小李做了详细检查，发现小李右眼结膜有片状出血点，颌下淋巴结肿大，扁桃体Ⅰ度肿大，口腔黏膜出血；询问病史发现小李几天前与麻疹患儿有接触史，完善各项检查后提示小李白细胞减少，淋巴细胞比例相对增多，血清麻疹 IgM、IgG 抗体阳性，结合小李的症状及检验结果，最终确诊了麻疹。

什么是麻疹

麻疹是由麻疹病毒引起的急性呼吸道传染病（图 1）。麻疹患者是唯一的传染源，主要经空气飞沫传播，患者打喷嚏、咳嗽等方式将病毒播散到空气中，易感者吸入病毒后可感染，儿童是易感人群，以冬春季节为高峰。

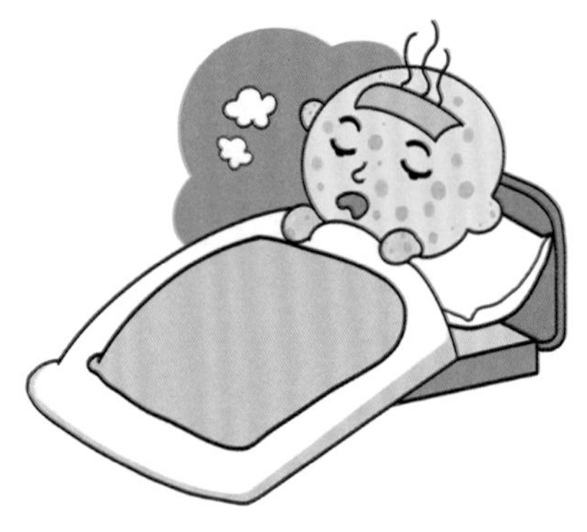

图 1　麻疹

麻疹的症状

潜伏期为 6～21 天，平均 10 天。典型麻疹临床病程分为三期，即前驱期、出疹期、恢复期。由于患者年龄和机体免疫状态不同等因素，临床可出现非典型麻疹，即轻型麻疹、重型麻疹、异型麻疹，其中异性多为自限性，无传染性。

麻疹主要临床表现是发热、咳嗽、流涕、眼结膜充血等上呼吸道感染的症状，因此在早期很容易与感冒混淆；而口腔麻疹黏膜斑及皮肤斑丘疹是麻疹比较典型的症状。如有以上情况，应尽快到正规医院就诊，并采取隔离措施，避免病情进一步扩散及加重。麻疹的并发症有：肺炎、喉炎、心肌炎、脑炎、亚急性硬化性全脑炎。目前麻疹治疗方面主要采取退热补液对症支持治疗，主要原则是早发现、早诊断、早隔离、早治疗。

如何预防麻疹

（1）控制传染源：加强对患者管理，做到早发现、早诊断、早隔离、早治疗。麻疹患者隔离至出疹后 5 日，有并发症者延长至出疹后 10 日。易感者接触麻疹患者隔离 3 周。

（2）切断传播途径：开窗通风 1 小时，患者衣物暴晒或用肥皂水清洗，做好个人防护，如戴口罩、勤洗手。

（3）增强人群免疫力：①主动免疫：接种麻疹减毒活疫苗是预防麻疹的主要措施。②被动免疫：接触病人后 5 日内注射丙种球蛋白，可预防麻疹。

儿童在幼托机构、学校的防护措施

（1）学校和幼儿园是人口高度密集的场所，为减少麻疹发生与流行，做好入托、入学查验工作，未完成麻疹疫苗规定接种的儿童，及时配合做好接种。

（2）发现疑似麻疹应及时报告，对疑似和确诊者做好居家隔离并就医。

（3）教室、宿舍等场所常通风，必要时进行空气消毒。

麻疹是由麻疹病毒引起的急性呼吸道传染病。口腔麻疹黏膜斑又称柯氏斑，是麻疹早期诊断的标志，及时治疗预后相对良好。做好自我管理，避免与患病者接触是最直接、有效的预防措施。

手足口病如何防？宝爸宝妈看过来

幼儿园樱花班的小红，6 月 1 日参加幼儿园举办的儿童节活动，2 天后出现低热、乏力、食欲减退的情况。家长以为是参加活动后太累了，在家休养几天就能好。但小红哭闹说喉咙痛得很厉害，尤其是在吞咽或者喝水的时候。爸爸妈妈检查小红口腔黏膜发现散在小水疱，而且手脚以及屁股皮肤上都出现了红色的小斑丘疹或者疱疹。爸爸妈妈马上把小红带去了医院，经医生检查，发现肠道病毒特异性核酸检查阳性，血清相关病毒 IgM 抗体阳性。最终小红确诊为手足口病。

什么是手足口病

手足口病是由肠道病毒感染引起的一种儿童常见传染病，本病一年四季均可发生，但以夏秋季节为多见，发病以 4 ～9 月为主。任何年龄均可发病，尤以 3 岁以下年龄组发病率最高。手足口病主要经粪—口途径传播，可以经呼吸道飞沫接触和密切接触传播。本病传染性强，患者和病毒携带者的粪便、呼吸道分泌物，以及患者的黏膜疱疹液中含有大量病毒，接触受污染的手、日常用具、衣物，以及医疗器具等均可感染，其中受污染的手是传播中的关键媒介。临床以手足肌肤、口咽部发生疱疹为特征。(图 1)

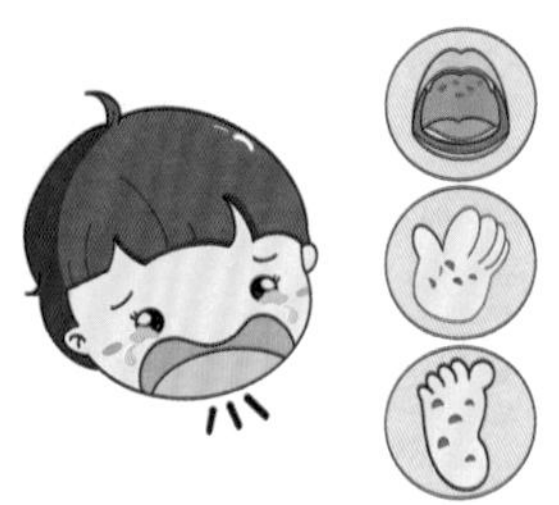

图 1　手足口病

手足口病的症状

手足口病的症状以手足肌肤、口咽部发生疱疹为特征。主要表现为发热，手、足、口、臀等部位出疹，可伴有咳嗽、流涕、食欲不振等症状。典型皮疹表现为斑丘疹、丘疹、疱疹。皮疹周围有炎性红晕，疱疹内液体较少，不疼不痒，皮疹恢复时不结痂、不留疤。不典型皮疹通常小、厚、硬、少，有时可见瘀点、瘀斑。此期属于手足口病普通型，绝大多数在此期痊愈。少数病例可出现中枢神经系统损害，表现为精神差、嗜睡、吸吮无力、易惊、头痛、呕吐、烦躁、肢体抖动、肌无力、颈项强直等。此期属于手足口病的重型。

少数患儿发病后迅速累及神经系统，表现为脑干脑炎、脑脊髓炎、脑脊髓膜炎等，发展为循环衰竭、神经源性肺水肿的患儿病死率高。在发生脑炎、脑膜炎、循环衰竭、神经源性肺水肿的时候，要及时到医院就诊。手足口病的治疗主要是对症支持治疗为主，对普通病毒感染引起的手足口病，主要以隔离为主。手足口病的预后一般良好，只要患儿精神状态好，吃奶、玩耍正常，可以居家观察。一般可在儿科就诊，但因为手足口病有一定传染性，故也可到感染病科就诊。

预防手足口病要点

一般预防措施：保持良好的个人卫生习惯是预防手足口病的关键。勤洗手，不要让儿童喝生水、吃生冷食物，房间勤通风。儿童玩具和常接触到的物品应定期清洁消毒。尽量避免与已经发生手足口病的患儿接触，避免接触其所用物品。

接种疫苗：EV－A71 型灭活疫苗可用于 6 月龄～5 岁儿童预防 EV－A71 感染所致的手足口病，基础免疫程序为 2 剂次，间隔 1 个月，鼓励在 12 月龄前完成接种。

手足口病的治疗

手足口病的治疗主要以对症支持治疗为主，在病情严重如合并脑炎、神经源性肺水肿、循环衰竭等情况下，则需要在医生指导下住院处理。

（1）注意隔离，避免交叉感染。

（2）清淡饮食，做好口腔和皮肤护理。

（3）积极控制高热，体温超过 38.5℃者采用物理降温，如温水擦浴、使用退热贴等，或应用退热药物治疗，常用药物有布洛芬、对乙酰氨基酚，两次用药的最短间隔时间为 6 小时。

（4）保持患儿安静，惊厥病例需及时止惊。需严密监测生命体征，做好呼吸支持准备。可使用水合氯醛灌肠，抗惊厥。保持呼吸道通畅，必要时吸氧。

（5）注意营养支持，维持水、电解质平衡。必要时可以在医生指导下使用干扰素或者利巴韦林等药物治疗。

小红经过治疗后，精神状态良好，皮疹逐渐消退，医师嘱咐要隔离 7～10 日，以免传染其他孩子。10 天后，小红欢天喜地去上幼儿园了。手足口病最常见的是柯萨奇病毒 A16 型及肠道病毒 71 型，密切接触和呼吸道飞沫接触是手足口病重要的传播方式。因此，要重视手卫生，外出佩戴口罩，能切断大部分的传播途径。若已感染病毒，应及时就诊，遵医嘱用药，在家自我隔离，切断传播途径，保护他人。

"香妃"是例外，体臭才常见

清朝，乾隆皇帝有位传说中的妃子家喻户晓，就是美丽的维吾尔族女子容妃，也被世人称为"香妃"。她之所以受宠，不是因为长相美，而且相传她身上总有一股奇芳异馥，令人"玉容未近，芳香袭人，沁人心脾"。有些史学家说，所谓香味是她的腋臭。很不幸，很多人的腋臭并没有芳香袭人、沁人心脾，而是熏人欲吐，影响社交。更令人沮丧的是，连工作也受影响，例如令人向往的空中乘务员，因为在密闭的机舱内工作，如有腋臭，不治好是不能被聘用的。

什么是臭汗症

臭汗症是汗腺分泌液具有特殊臭味或汗液被分解而释放出臭味，可分为足部臭汗症和腋部臭汗症两类，其中腋部臭汗症又称为腋臭、狐臭。

臭汗症是如何产生的

当人们进行体育运动时，总是大汗淋漓，见到的汗珠是身体的小汗腺分泌出来的，小汗腺分泌的汗液一般没有臭味。产生体臭的一般是难得一见的腋窝、腹股沟、外阴、会阴部位。大汗腺分泌的分泌物本身并没有异味，但是这些地方皮肤表面是有细菌定植的，如果细菌分解了大汗腺的产物，就会产生一些不饱和脂肪酸和氨味，产生一种刺鼻的味道。最为大家熟悉的是腋臭，也称为狐臭。还有一个部位，就是小汗腺丰富的足底，细菌分解腺的产物，脱下鞋子，那味道真是可以绕梁三日。

那些年曾用来去除体臭的方法

为了去除体臭，人们想尽办法。如勤洗澡，不吃辛辣刺激的东西，尤其是大蒜等有怪味的东西，外用药品、止汗剂等以香遮臭，但这些只能缓解症状，减轻体味，过后又会体味依旧。还有些人试图用香水喷洒，混合的味道更令人难忘。

如何选择有效的治疗方法

把汗腺完全去除无疑最有效果，早期是把汗腺连同皮肤全部去除，但产生的巨大疤痕，使人难以接受。整形科医生想尽方法，采用不到2厘米的切口，慢慢在皮下又剪又搔刮，把汗腺一点点去除，达到了微创，效果良好，深受体臭困扰的人士欢迎。也有用二氧化碳脉冲激光脱毛，亦可使臭味明显减轻，达到效果。对不愿意手术或者激光治疗的病人，采用注射肉毒素抑制及萎缩汗腺的方法，也可取得不错效果，只是隔 4 ～6 月要打 1 次才能维持疗效。

腋臭这类臭汗症虽不引起缩短寿命、大器官功能衰竭等严重后果，但是对患者的社交、心理会产生很大负面作用。预防这种情况要穿宽松透气、凉爽的衣服，出汗后及时擦干，并外用爽身粉保持干燥；每天用肥皂水清洗几次，破坏细菌生长环境，保持局部皮肤清洁；要保持心情开朗，避免过度紧张，不宜做剧烈活动；剧烈活动后要及时擦干汗液。

头发掉了一大块，遭遇"鬼剃头"该怎么办？

2021 年，电影《你好，李焕英》大热，让人印象深刻的除了浓浓的亲情，还有一觉醒来惨遭"鬼剃头"的王梅。那么这个让王梅不敢上场的"鬼剃头"究竟是何方神圣呢？

什么是"鬼剃头"

"鬼剃头"其实是民间的说法，其医学专业名称叫作斑秃。斑秃是一种常见的炎症性非瘢痕性脱发。本病临床表现为头皮突然发生的边界清晰的圆形斑状脱发，轻症患者大部分可自愈，约半数患者反复发作，可迁延数年或数十年。少数患者病情严重，脱发可累及整个头皮，甚至全身的被毛。（图 1）

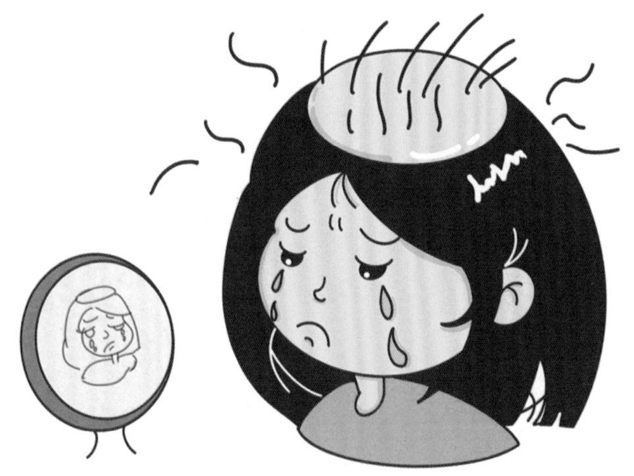

图 1 "鬼剃头"

斑秃发生的概率

斑秃的患病率估计为 1 例/1000 人，终生患病风险约 2%。大部分患者在 30 岁前发病，但任何年龄段的人群都可出现。发病情况没有性别差异（男生、女生都有可能发病）。

斑秃的病因

斑秃的确切病因尚不完全清楚，目前认为斑秃是由遗传因素与环境因素共同作用所致的毛囊特异性自身免疫性疾病。遗传因素在本病发病中具有重要作用，约1/3的斑秃患者有阳性家族史，同卵双生子共同患病率约55%。部分斑秃患者可并发自身免疫性疾病，如自身免疫性甲状腺疾病及红斑狼疮等。

斑秃还可并发特应性皮炎和过敏性鼻炎等过敏（炎症）性疾病，有学者认为特应性素质可能与斑秃的发生和预后相关。此外，精神应激也可能与斑秃发病有关。

发生斑秃后如何治疗

（1）外用糖皮质激素。外用糖皮质激素是轻中度斑秃的主要外用药物。常用药物包括卤米松、糠酸莫米松及丙酸氯倍他索等强效或超强效外用糖皮质激素，剂型以搽剂较好，乳膏、凝胶及泡沫剂也可选用，用于脱发部位及活动性区域，每日1～2次。对于面积较大的重度斑秃患者可使用强效糖皮质激素乳膏封包治疗。

（2）皮损内注射糖皮质激素。脱发面积较小的稳定期成人患者，如轻度或中度的单发型和多发型斑秃，可选皮损内注射糖皮质激素。常用的药物有复方倍他米松注射液和曲安奈德注射液。局部皮损内注射糖皮质激素的不良反应主要为局部皮肤萎缩、毛囊炎及色素减退等，大部分可自行缓解。

（3）外用米诺地尔酊。适用于稳定期及脱发面积较小的斑秃患者，常需与其他治疗联合应用，避免单用于进展期斑秃。外用米诺地尔酊浓度一般为2%和5%，5%的米诺地尔酊治疗效果可能更好，但不良反应相对更多见。不良反应主要是局部刺激和多毛，停药后可自行恢复。

（4）口服糖皮质激素。对于急性进展期和脱发面积较大的中、重度成人患者，可酌情系统使用糖皮质激素。口服一般为中小剂量，如泼尼松≤0.5 mg/(kg·d)，通常1～2个月起效，毛发长出后按初始剂量维持2～4周后逐渐减量。

（5）新药及老药新用。近年来，国内外有研究报道一些新的药物或治疗方式对斑秃有一定疗效，如口服JAK抑制剂、抗组胺药物（如依巴斯汀和非索非那定等）和复方甘草酸苷，外用前列腺素类似物，以及应用补骨脂素、长波紫外线（PUVA）、窄谱中波紫外线（UVB）、308 nm准分子激光、低能量激光及局部冷冻治疗等，但这些治疗的疗效及安全性还有待进一步评估。

"头油""脱发""瘙痒"，当心脂溢性皮炎

经常有朋友问：一天不洗头头发就很油，头皮"白雪飘飘"，甚至有瘙痒、脱发，该怎么办？出现上述症状，当心是头皮脂溢性皮炎！

什么是头皮脂溢性皮炎

头皮脂溢性皮炎，简单来说是指发生在头皮上的脂溢性皮炎。脂溢性皮炎是一种发生在皮脂溢出较多部位上的慢性炎症性皮肤病。

临床表现为黄红色斑、斑片或斑丘疹，表面覆油腻性鳞屑，有时还会引起瘙痒、脱发；常累及头皮、眉部、眼睑、鼻周等皮脂腺分布丰富的区域，头皮是常见发病部位之一。头皮屑是一种轻型脂溢性皮炎。该病往往在寒冷且干燥的冬季加重，并可在夏季好转。

头皮脂溢性皮炎常见表现

（1）头皮潮红，其实是炎症的表现。

（2）油腻性鳞屑性斑片，表现为头发油腻。

（3）头皮屑，最常见的症状是"头发白雪飘飘"。

（4）轻度瘙痒，甚至有的患者瘙痒剧烈难忍。

（5）脱发。

（6）伴发毛囊炎，头皮上长红色颗粒大小的丘疹，甚至有炎性丘疹。

（7）睫毛上有结痂的黄色物质，眼睑发炎。

（8）耳后区域出现皲裂、渗出和结痂。

头皮脂溢性皮炎的病因

病因尚未完全阐明，目前认为本病是在皮脂溢出基础上，皮肤表面正常菌群失调，糠秕马拉色菌生长增多所致，也与精神因素、饮食习惯、维生素 B 缺乏、嗜酒等有关，而且压力可加重脂溢性皮炎。

头皮脂溢性皮炎相关检查

皮肤镜可以通过放大 20 倍、50 倍甚至更大倍数，清楚地看到头皮的状态和毛囊的生长情况。一般皮肤镜下表现为红色或淡红色背景下灶性分布的非典型血管，毛囊周围淡黄色晕，呈油滴样外观，黄色鳞屑。简单说，就是头皮潮红、油腻，头皮屑增多。

有脂溢性皮炎困扰的患者建议到皮肤科做皮肤镜检查，医生会根据你的皮肤镜检查结果，告诉你如何治疗及护理。

当然，大部分头皮脂溢性皮炎通过体格检查及问诊，皮肤科医生一般能判断是否患有此病。因此，强烈建议怀疑自己患有脂溢性皮炎的患者及时就诊！

头皮脂溢性皮炎的治疗

第一，外用药物治疗。主要是去脂、杀菌、消炎、止痒、去屑及控制脱发。

（1）硫化硒洗发剂或 2% 酮康唑洗剂等抗真菌制剂，有助于抑制真菌的繁殖，控制和缓解头皮症状。

（2）糖皮质激素制剂：皮疹炎症重、瘙痒明显时可酌情加用，如地奈德乳膏、1% 氢化可的松乳膏、糠酸莫米松、曲安奈德益康唑乳膏等。

（3）脱发严重的患者，可适当喷 2% 或 5% 米诺地尔酊治疗。

第二，全身治疗。

（1）适当补充维生素 B 族，包括复合维生素 B、维生素 B_2 或维生素 B_6。

（2）口服抗组胺类药物，可选择 1 ～2 种达到止痒目的。

（3）抗生素类药物。伴发毛囊炎、头皮压痛或明显渗出时，可以遵医嘱服用米诺环素或大环内酯类抗真菌剂。

（4）糖皮质激素，炎症明显或皮疹广泛而其他治疗不能控制时短期使用。

第三，物理治疗。窄普中波紫外线（311 nm）照射治疗脂溢性皮炎有效。

单纯的脂溢性皮炎兴不起什么风浪，但还是要及时治疗，以免影响生活及形象。

如何预防脂溢性皮炎

（1）生活规律，睡眠充足，忌饮酒、忌辛辣刺激性食物。

（2）保持愉快的心情。情绪紧张、焦虑不安可能引起脂溢性皮炎加重或者复发。

（3）避免过度清洁和搔抓。

（4）正确使用 2% 酮康唑洗剂。先每日使用直到发现头皮屑减少，此后隔日使用 1 次或每周使用 2 次。每次使用时让洗发水在头发上停留 5 ～10 分钟，然后冲洗头发，确保将所有洗发水冲干净。如果头皮屑在 4 ～6 周后未见好转，可尝试另一种抗头皮屑洗发水。如果症状加重，及时到皮肤科就诊。

研究表明，使用 2% 酮康唑洗剂每周 1 次可有效预防头皮脂溢性皮炎复发。但当使用酮康唑洗剂不再有效时，需要数周至数月换用一种不同分子的药用洗发水。

脖子上的“小疙瘩”到底是什么

你是否有这样的经历：洗澡的时候偶然发现，最近脖子上的皮肤怎么感觉粗糙了呀？或者摸起来手感怪怪的？对着镜子一看，怎么脖子上密密麻麻的长了许多“小疙瘩”？一看，觉得要是长在其他稍微隐蔽的地方还好，怎么长在脖子上呢，多影响美观呀！夏天怎么穿漂漂亮亮的小吊带小背心呢？于是慌慌张张去医院看医生，医生都会说：“这是皮赘啦，你要不要治疗呀……”迷迷茫茫中就在想：皮赘？是什么呀？

到底皮赘是什么

皮赘，医学上又称为软纤维瘤、软垂疣、纤维上皮性息肉、软瘊等，是正常皮肤形成的小增生组织，常常通过一个短蒂连于皮肤，往往形成于皮肤相互摩擦的部位，如颈部、腋窝、乳房下或腹股沟。多见于中老年人的颈部，尤其是围绝经期后女性较多见，也可见于妊娠期女性。

那么你可能就会问，医生，为什么我会长这个“小疙瘩”？是不是我的保养没做好呢？其实，皮赘的具体病因还不是十分明确，可能和以下因素相关：

（1）皮肤老化。皮赘无害，许多人都有，发生概率随年龄而增加。我们在平时的生活中要尽量预防皮肤老化，保持皮肤的年轻化，延缓皮肤衰老。

（2）遗传因素。研究发现，皮赘似乎还在部分家族中遗传，如果发现妈妈脖子上有“小疙瘩”，就要仔细观察，看看自己有没有长。

（3）其他。检讨一下，自己的体重有没有超标，最近的体检结果怎么样，因为研究发现，体重过重和高血脂的人群更容易长皮赘。

鉴别相关疾病

有些时候，脖子上的“小疙瘩”不仅仅是皮赘，还有可能是另外一种疾病——丝状疣。

皮赘和丝状疣是有明显区别的。皮赘主要表现为单个的柔软突起，有的突起可能会有蒂和皮肤联结，具体发病原因不太明确。丝状疣是由一种很常见的病毒——人类乳头瘤病毒 HPV 感染所引起，丝状疣常常可在眼睑、颈部等部位看到，也是单个孤立的柔软的突起，但其呈丝状，另外，突起的表面增厚粗糙。

那么就会有这样的问题：医生，听你这样一说，好像这个疾病并不影响身体健康，那我是否要去医院看看？我们建议有以下情况应到医院及时就诊：①不确定是否为皮赘；②皮赘有刺激感和疼痛；③影响美观。

治疗方法

在祛除的手段上，不管是皮赘还是丝状疣，都可以选择使用激光、电离子等办法，俗话就是“烧掉”；另外，丝状疣还可以使用“冻掉”（液氮冷冻）等物理方法。祛除后，丝状疣患者最好再配合重组人干扰素凝胶外涂，避免复发。

生活中如何护理

祛除脖子上的“小疙瘩”后，还需注意以下几个方面：

（1）术后伤口要避免碰水，防止感染。

（2）复发，再次出现皮赘的情况不少见，请及时就诊。

（3）一旦发现自己的身上起了莫名的小疙瘩，千万不要耽误病情，最好及时就医，这样就能够避免进一步的传染。

（4）另外，在还没有确诊的情况下，不要盲目用药，涂抹一些乱七八糟的药膏。

（5）最重要的，在平时的生活中，我们要保持身体的清洁，勤洗澡、勤换衣。所以无论是皮赘还是丝状疣，我们都要正确地对待它们，早诊断、早治疗。

原来这不是"鸡眼"

医生，我这个是"鸡眼"吗，怎么越长越多，越长越大？表面还这么粗糙？医生，为什么用了鸡眼贴也治不好？——或许这根本不是"鸡眼"，而是往往容易被大多数人误认的一种皮疹——跖疣（或寻常疣）。

什么是跖疣

跖疣（或寻常疣），又称为"瘊子""刺猴"，中医也称"千日疮"，是由人类乳头瘤病毒（HPV）感染皮肤所致，其中跖疣由 HPV-1 型感染足底所致。（图 1）

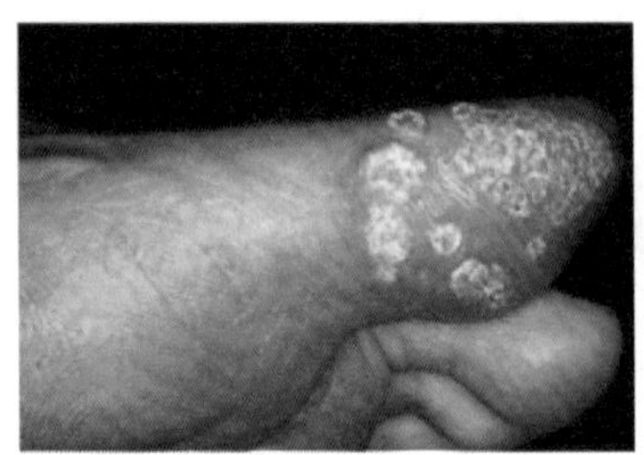
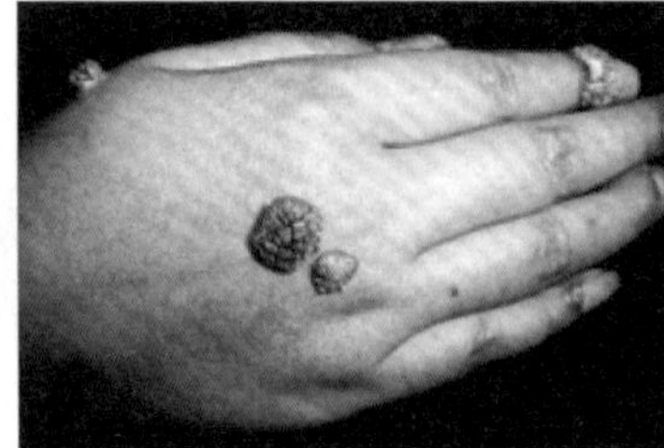
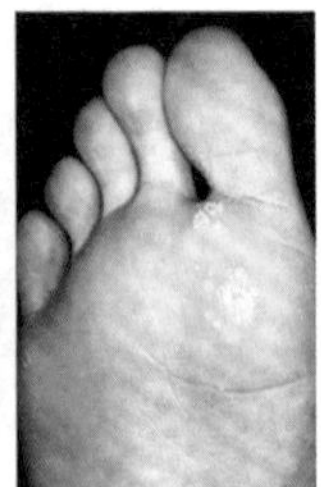

图 1　跖疣

跖疣的表现

皮损常表现为角化性丘疹或斑块，表面粗糙，触之硬固，一般削去表面角化过渡层后可见暗红或黑色的小圆点；皮损可以为单发、多发或融合性斑块，颜色可为皮色、灰黄、污黄色或暗褐色。有时可见较大的、周围散在分布的、针尖至粟粒大小的疣体。有些人可能会出现异物感、压迫性疼痛、感染或局部疣体出血；少数巨大疣顽固难治且长期不消退，有一定癌变的风险。

跖疣的危险因素

主要危险因素有皮肤外伤、受压、摩擦、多汗、浸渍等。

易感人群

（1）儿童和青少年人群。

（2）免疫力低下的人群，如长期使用免疫抑制剂的患者、器官移植的患者和长期使用皮质类固醇激素的患者等。

（3）多汗、皮肤外伤或患有皮炎湿疹的人群。

（4）在湿热环境工作或生活的人群，如游泳池工作人员、运动员等。

（5）与患此病的人群有直接或间接的皮肤接触，卫生条件不良地区的人群，以及不注意个人卫生的人群。

目前有什么治疗方法

第一，药物治疗。

（1）全身治疗：干扰素治疗（全身或局部）、免疫调节治疗（H_2受体拮抗剂西咪替丁）、中医医药（“消疣汤”“平肝活血汤”）等。

（2）局部外用：涂抹或贴敷具有剥脱腐蚀作用的溶液或软膏，如10%的水杨酸，0.5%的氟尿嘧啶、维A酸等药物。这里建议使用牙签或棉签将药物点涂于皮损处（对疣体先进行削刮，效果会更佳），使用的次数及间隔时长应严格遵循医嘱。

第二，物理治疗，包括电灼、液氮冷冻、激光治疗，怀疑恶变，必要时可选择手术治疗。

第三，其他疗法，如光动力治疗、干扰素局部注射等。

跖疣的日常防护

（1）平常注意个人卫生，尽量避免公用拖鞋，减少接触感染的机会。

（2）发现局部有寻常疣（或跖疣），主动全身皮肤自查，尤其是手足、头面部、颈部等常见受累部位，一般建议同时治疗。

（3）避免搔抓、刺激、烫洗等不良行为。

（4）跖疣患者建议选择舒适透气的鞋子，鞋袜进行高温消毒和烫洗。

（5）出现疼痛不适或红肿、快速增多或增大、疣体巨大顽固难治且长期不消退等情况，建议及时至皮肤科就诊。

您会修剪指（趾）甲吗？方式不当，警惕甲沟炎

日常生活中，您是如何修剪指（趾）甲的？快按下面示例图对号入座吧！

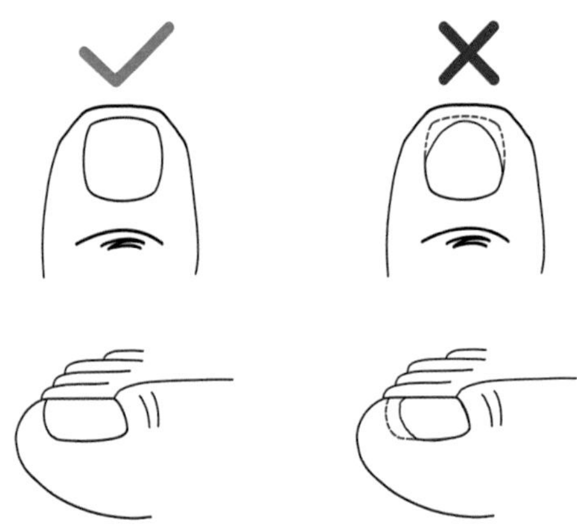

看完上图，您修剪指（趾）甲方式对了吗？经常在皮肤门诊见到因修剪趾甲不当导致脚趾头红肿疼痛过来就诊的患者，一碰到红肿部位就疼得哇哇叫，这时就要警惕甲沟炎啦！

什么是甲沟炎

甲沟炎是一种发生在指甲或趾甲周围的皮肤感染。可能是急性的（持续时间少于6周），也可能是慢性的（持续时间为6周或更长）。

甲沟炎是什么引起的

最常见的病因是轻微的机械性或化学性损伤破坏了甲襞屏障，导致皮肤菌群中的病原体侵入，引起感染。若有以下情况，更容易发生这种感染：修剪指（趾）甲底部的皮肤、咬指（趾）甲、吮吸足趾或手指、拔倒刺、嵌甲等。

注意！工作生活中需要经常将手部浸于水中的人群也更容易患甲沟炎。当然，门诊工作中最常见的是嵌甲，尤其见于拇趾（拇趾甲的侧边或拐角长入其周围肉里）。就是上图修剪指（趾）甲方式不当引起的。

甲沟炎有什么症状

指（趾）甲周围区域发红、疼痛、肿胀，或者指（趾）甲附近出现充满脓

液的水疱。

有什么检查方法诊断甲沟炎

没有特异性检查，依据局部轻微创伤史以及临床症状，皮肤科医生可以诊断是否患有甲沟炎。

目前有研究提出进行指（趾）压迫试验，作为确定是否有甲沟炎的脓肿以及其范围的简单方法。对患指指尖掌侧施加轻微压力后，在甲周表皮上有褪色表现，表明存在脓肿。

得了甲沟炎该如何治疗

急性甲沟炎的治疗包括局部皮肤护理措施、外用或口服抗生素，以及外科手术措施。这取决于炎症的严重程度以及是否有脓肿或伴发嵌甲。慢性甲沟炎治疗的重要环节是避免环境诱发因素。

（1）无脓肿的甲沟炎：将受累手指或足趾浸于温水（或者抗菌剂）中，一次 20 分钟，一日 3 次。浸泡后用抗生素软膏涂抹感染区域。

（2）伴脓肿的甲沟炎：建议及时到皮肤科就诊。因为伴脓肿形成的急性甲沟炎一般需要行切开引流治疗，伴嵌甲的甲沟炎或者脓肿延伸到甲床的甲沟炎，可能需要行部分或全部甲板切除。

（3）趾甲的甲沟炎：早期可在在趾甲下方垫一小块棉球或一些牙线以解除足趾所受压力。如果出现发红和肿胀加重或出现脓液，请到皮肤科就诊。

（4）慢性甲沟炎：对于慢性甲沟炎患者（持续时间≥6 周），可以进行过敏源检测等，排除类似疾病，确诊后在医生的指导下治疗。外用皮质类固醇激素是慢性甲沟炎一线治疗，一日 1～2 次，持续 2～4 周或直到出现改善。

生活中如何预防甲沟炎

（1）下推甲上皮时动作轻柔，不要修剪和削割，避免其创伤或损伤。

（2）正确修剪指（趾）甲，横向修剪，以免剪得过短。每次修剪时，留下足够指（趾）甲盖住皮肤。

（3）指（趾）甲周围有倒刺时，用指甲剪齐根剪掉，不要用手撕拉。

（4）应尽量保持手脚干燥，不要在没有充分保护的情况下长时间浸泡在肥皂水中。如果需要手浸水，建议戴上橡胶手套。

（5）尽量不做美甲，美甲过程中需要整理甲上皮等操作，易引起甲上皮损伤。

（6）鞋子不宜过紧，避免压迫。

第十三章

防大于治，将“癌”拒之门外

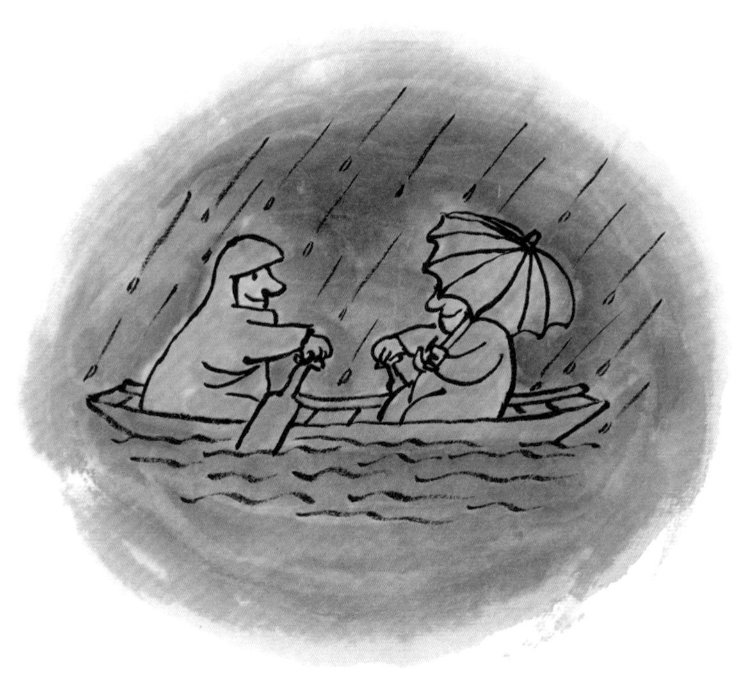

吾乃世间远行客
幸得风雨同舟人

恶性肿瘤就是人们所说的癌症，它是 100 多种相关疾病的统称。癌症是我们健康的大杀手，对于癌症，预防大于治疗。定期进行体检、日常重视防治，不要等问题发生是把癌症拒之门外的好方法。本章就以几个常见的癌为例子，为大家讲述如何科学防癌。

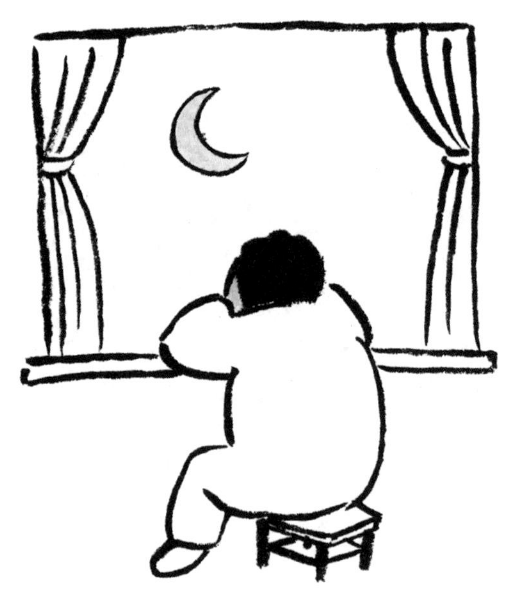

这是你家门前的月
它一直挂在我梦中

年轻人患癌率逐年上升，这些风险您知道吗

癌症无处不在，甚至离我们每个人都很近。据中华医学会第十四次全国放射肿瘤学学术年会公布，无论是发病率还是死亡率，肺癌成为排名第一的癌症，其次是胃癌、食管癌、肝癌、结直肠癌。在中国，每分钟，就有 7.5 个人成为癌症患者。每天，有平均超过 1 万人被确诊为癌症；每年，恶性肿瘤新发病例数约 380 万。而更为惊人的是，癌症患病人群年轻化的趋势已经成为现实。我们经常在微博上看到一些网络红人、网络作家、短视频博主突然罹患重病去世，大家往往感到很愕然。实际上，癌症发病率逐年提高，我们每个人，一生中患癌的可能性是 30% 以上。

小林 28 岁，广东人。一次参加大学同学婚礼，席间肚子剧烈疼痛，随后被同学送往医院。到医院时，小林精神状态已经恍惚了，需要大声问话他才有点微弱的回应。后来急诊科的医生迅速给他开启了急诊绿色通道，检查后发现是右肝后端有一个直径 10 厘米左右的形状不规则肿瘤，肿瘤周围还有积液与血凝块分布，基本能判断是巨大肝肿瘤破裂出血。各科医生迅速确定治疗方案后，第一时间为小林准备手术。小林还算幸运，他的肿瘤是孤立的，可以在术中完全切除，出血也能得到控制。但绝大多数晚期肝癌患者没有那么幸运，会出现瘤体破裂出血。即便是急诊手术，由于肿瘤巨大无法切除，止血也是姑息性、暂时性的，术后往往会再次发生出血和肝功能衰竭导致死亡。

那么，为什么小林年纪这么轻，就患上了肝癌呢？患者在术前接受四项常规检查时被发现是乙肝病携带者。但他并不知道自己的这一情况，只知道自己母亲也是肝癌患者，在 10 多年前去世了。小林很有可能是母婴传播导致的乙肝病毒感染，最终进展为肝癌了。

癌症并非一朝一夕养成，它有一个漫长的潜伏期。癌症的本质是人类免疫系统的异常，原本应该具有功能性的人体细胞恶性增殖，成为低分化的没有生理功能的破坏性的肿瘤细胞，这些细胞不仅没有正常的生理功能，而且还可能占据了人体正常的组织、器官的功能和位置。

很多不幸被命运抽中的人会无数次质问：为什么是我？实际上，各种癌症的发病都包括了内因和外因。内因主要有家族遗传史、不良饮食习惯、熬夜、吸烟、肥胖、过度劳累以及压力等等；外因主要有理化因素的损伤、空气污染、致癌性的感染等。比如，肺癌在吸烟的人群中普遍高发，近几年由于空气污染的发生，肺结节的检出率也在不断增高，有一部分肺结节会转变为恶性，也就是肺癌。又比如，致死率、恶性程度较高的肝癌就和大量饮酒以及乙肝感染密切相

关。哪些人群好发癌症呢？

（1）有头疼、恶心、呕吐等症状。头疼多位于前额及颞部，为持续性头疼阵发性加剧，常在早晨更重。

（2）有头晕、复视、猝倒、意识模糊、视力减退、精神不安或淡漠甚至昏迷等现象。

（3）有排便性状的改变，或是腹泻便秘交替发作。

（4）反复发作3个月以上且持续性加重的疼痛，比如腹痛、肝区疼痛、胃脘部疼痛等。

（5）存在幽门螺旋杆菌、EB病毒感染病史，且具有反复发作的胃溃疡、胃炎、回吸涕带血。

（6）有肿瘤性疾病家族史，有糖尿病、高血压、高血脂、冠心病等基础疾病的人群。

（7）长期不规律作息、熬夜、不洁饮食甚至暴饮暴食、吸烟、饮酒、压力大、节奏快的人群。

其实，抗癌并不是癌症发生了以后才做的事情，预防癌症远比抗癌来得重要。这里呼吁大家认识到运动和良好日常生活习惯的重要性。

（1）年轻不是消耗的资本，千万不要仗着所谓的“资本”熬夜、吸烟、酗酒、暴饮暴食。

（2）面对压力要善于寻求排解，不要隐忍，把自己的生命推向了癌症的大门。

（3）要定期体检，按照医生的体检标准，最好每半年体检1次。特别要排查一些与年龄相关的疾病，例如胃、肠道肿瘤。有些人一辈子没做过肠镜，一出现不适前去检查就是癌症晚期，这是非常可惜的，部分胃肠道的肿瘤是可以早期处理的。例如，个别人经检查后出现胃肠道腺瘤或者息肉，这些属于潜在癌变部位，都可以通过手术进行切除处理。如果某些家族有遗传性的腺瘤问题，个人要特别注意定期检查。如果条件合适，有家族性疾病的个人可以带上子女去做基因筛查，利用新型科技预防未来的疾病。如果个人已经有了胃肠道息肉或腺瘤病史，那么，不管年龄多大都必须每年做1次胃肠镜检查，发现新生病灶就要及时切除，以防癌变。

癌症不只是老年人需要警惕，年轻人也有患癌的可能性。为了我们仅有一次的生命，多了解健康相关知识，定期体检，规律生活，才能不辜负生命的精彩。

一年多没体检，一查竟是晚期肺癌

牛年春晚小品《一波三折》中有句台词，"小病不用治、大病治不了，所以体检没用"，这种说法对吗？

56 岁的陈伯 1 年多前开始出现咳嗽、咳痰，不以为然，毕竟刚做完体检都没有问题，就断断续续地进行治疗。1 周前陈伯咳嗽咳痰加重，出现了呼吸困难、咯血、声音嘶哑、消瘦等情况，在家人陪同下做了胸部 CT、气管镜等检查，发现右主支气管巨大肿物堵塞气道、出血。经检查，发现是晚期肺癌，已经失去了手术的机会。如果能做到早发现、早诊断、早治疗，肺癌的 5 年生存率可达 60%～90%，预后相对良好。陈伯纳闷，只不过 1 年多没有体检，一查居然就是晚期肺癌了？

什么是肺癌

原发性支气管肺癌简称肺癌，为起源于支气管黏膜或腺体的恶性肿瘤。（图 1）

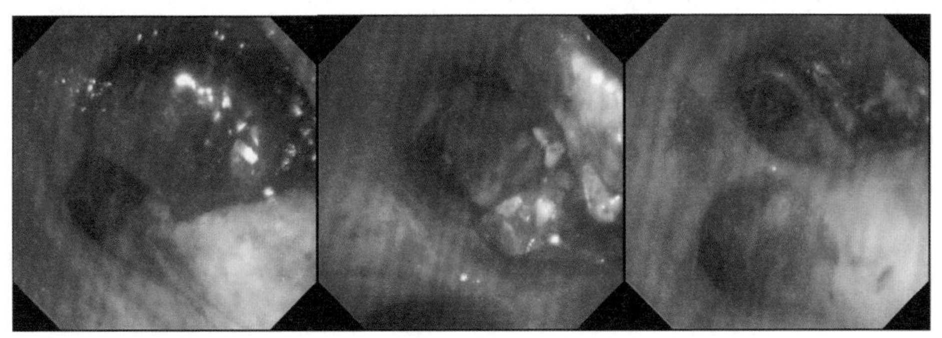

图 1　肺癌

肺癌有哪些临床表现

肺癌最常见的症状有刺激性干咳、咯血、气短和喘鸣、发热、体重下降等。如肺癌转移、扩散了，则可引起胸痛、声音嘶哑、吞咽困难、胸腔积液、心包积液、腹痛、淋巴结肿大等。

为什么会得肺癌呢，哪些人容易得肺癌

肺癌的病因至今尚不完全明确，但与以下因素息息相关。

（1）吸烟与二手烟。据统计，70%～80% 的肺癌是由于长期吸烟引起的，

吸烟时间越长，吸烟的支数越多，开始吸烟的年龄越小，患肺癌的机会越大；暴露在二手烟的人群也更容易罹患肺癌。

（2）职业因素。从事与石棉、砷、铬、镍、煤、焦油等元素相关职业的人士容易罹患肺癌。

（3）大气污染及厨房油烟。工业和交通发达地区，石油、煤等化学原料的废物排放，有害有毒物质的粉尘等都会污染大气，长期接触厨房油烟，均使得肺癌发病率升高。

（4）肺部慢性疾病。如肺结核、尘肺等均是诱发肺癌的高危因素。

（5）人体内在因素。如家族遗传以及免疫机能降低、食物中长期缺乏维生素 A、胡萝卜素和微量元素锌、硒等。

为什么肺癌一发现就是晚期了

在肿瘤早期，机体处于代偿阶段，病人可能没有症状，尤其是周围型肺癌。病人出现反复的咳嗽、咳痰，往往会被误诊为“慢性支气管炎”“支气管哮喘”“咽喉炎”等，因此需要专科就诊，规范就医。

晚期肺癌是否就意味着没得治了

肿瘤的预后与病理、分子病理、分期、全身情况、是否规范治疗等相关。近几年来，关于肺癌的治疗技术不断取得进展，特别是药物治疗方面，延长了生存期，生活质量也有明显提高，很多病人可以长期带瘤生存，甚至可以一边工作一边治疗。结合患者肿瘤类型、分期、既往病史、全身状况等给予个体化治疗方案，包括全身药物治疗、局部治疗的策略。全身治疗指的是化疗、靶向治疗、抗血管生成药物治疗、免疫治疗等治疗，局部治疗指的是对于肿瘤导致的气道堵塞狭窄、胸腔积液等局部症状突出者，采取支气管镜或内科胸腔镜下的介入治疗、放疗、手术等治疗手段。

肺癌如何早期筛查

早期发现肺癌的一个重要途径就是肺癌筛查。胸部 CT 检查影像重叠少，密度分辨率高，其敏感性、特异性及准确性均高于胸片，对于直径小于 1 cm 的小肺癌及磨玻璃病灶较易检出，早期肺癌检出率高达 80% 以上。综合各方面因素，胸部 CT 扫描是早期肺癌筛查的最佳检查方法。年龄大于 40 岁的，且具有以下任一危险因素的人，每年至少做 1 次低剂量螺旋 CT 检查：

（1）每年吸烟大于 400 支或 20 包，或曾经每年吸烟大于 400 支或 20 包，但戒烟时间不足 15 年者。

（2）被动吸烟者。

（3）有环境或高危职业暴露史。如石棉接触者，或者长期接触厨房油烟、粉尘、燃气及其他有挥发性物质的人群。

（4）合并慢性阻塞性肺病（COPD）、弥漫性肺纤维化或既往有肺结核病史者。

（5）既往罹患恶性肿瘤或有肺癌家族史者，尤其是一级亲属家族史。

肺癌是发病率和死亡率增长最快、对人群健康和生命威胁最大的恶性肿瘤之一。近50年来，许多国家都报道肺癌的发病率和死亡率均明显增高，因此肺癌的早发现早诊断显得尤为重要，定期体检必不可少，尤其是高危人群要定期做相关体检。不要讳疾忌医，有不适尽早就医，方可得健康生活。

为什么肝癌一经发现往往就是晚期

家住惠州的樊阿姨因反复右上腹隐痛 1 周到当地县医院检查。医生告知樊阿姨的女儿陈女士说，患者晚期肝癌，已无多大治疗价值，时日无多，建议放弃治疗。陈女士听后犹如晴天霹雳，妈妈才刚过 60 岁，劳累一生，现在家里生活刚好转，就发现晚期肝癌。陈女士不甘心，送妈妈来到某三甲医院。经过评估，医生决定对樊阿姨先进行转化治疗，将肿瘤变小后再进行手术切除。现在术后已经 1 年多了，经过康复，樊阿姨依然健康，未见复发等情况。

中国是肝癌高发病率的国家，全世界超过 50% 的肝癌在我国。每年有超过 50 万新发肝癌病例，列所有恶性肿瘤的第四位，而每年肝癌死亡超过 40 万，列所有恶性肿瘤第三位。肝癌的 5 年总体生存率不超过 20% 。肝癌的防治形势不容乐观。

为什么肝癌一旦发现就是晚期呢

（1）肝脏的功能太强大了。功能好和疾病发现迟有什么关系呢？人体只要 30% 左右的肝脏可以工作，就能维持身体正常运转。当肝脏受到癌细胞伤害时，只要有超过 30% 的肝脏在正常工作，身体就不会有明显症状。而一旦剩下的肝脏已经受到影响或发生病变了，此时肝脏病变已到了中晚期。

（2）肝脏没有痛觉。说肝脏没有痛觉，那么为什么肝癌病人会痛得死去活来呢？其实肝脏的细胞里是没有痛觉神经的，即使发生病变，只要肝脏正常工作，就不会让身体察觉。但是，肝脏外层的薄膜中神经丰富，只有肝脏病变到影响薄膜了，如脂肪肝、肿瘤、腹水、肝硬化等等，将肝薄膜撑大，才会出现痛觉。此时被发现的肝病已经属于中晚期，治疗很难奏效！因为肿瘤生长十分迅速，所以肝病晚期患者会越来越痛苦。

（3）防治意识太薄弱。其实肝炎病毒是肝癌发生的主要原因，其中以乙型肝炎为主。但是，因为肝脏的功能太强大了，肝癌早期几乎没有症状，所以，很少人主动去医院就诊、筛查，这也导致了肝癌发现比较迟。

什么人容易得肝癌，如何预防

（1）肝炎患者。患有肝炎（主要是乙肝病毒型肝炎）的人是最容易出现肝脏恶性肿瘤的一类人群，应该重点预防。在病毒的影响下，肝脏功能降低，如果乙肝出现没有积极应对，不断发展引发了肝硬化，肝脏已经明显功能下降，继续发展而导致肝癌产生，这就是所谓的“乙肝—肝硬化—肝癌”三部曲。针对这类患者，需要采取积极治疗措施，同时定期检查肝脏功能。

（2）大量喝酒的人。那些长时间大量喝酒的人，会成为肝癌的易患人群。酒精在大量进入人体之后需要肝脏进行代谢，肝脏细胞容易变性、坏死，久而久之就容易进展为肝癌。有这种行为的人应该改掉坏习惯，同时通过定期身体检查来了解肝脏的健康情况。肝炎患者更应该做到滴酒不沾，否则更加容易引发肝癌。

（3）有肝癌家族遗传史的人。家族中有多人都出现了肝癌，那么其他有血缘关系的人应该重点预防，通过定期检查可以直观了解肝脏健康情况。有家族遗传风险的人会在易感基因或者基因突变的影响下肝脏功能降低，遗传因素以及环境的共同作用使癌变风险大。所以，应积极检查身体，保持良好的生活习惯，使肝脏保持功能正常。

（4）胡乱饮食的人。经常饮食不讲究的人应该重点预防肝癌，因为肝脏功能的下降和饮食不正确有密切联系。在饮食过程中要挑选适合的食物来提供营养，才能让其功能提高，那些容易损伤肝脏的食物少吃为好。很多人不注意合理的饮食，大量摄入高脂肪食物、腌制食物、霉变食物，而这些食物吃太多都存在健康隐患，也容易出现肝脏疾病，使肝癌的患病率增加。

肝癌的治疗

随着医学技术的进步，近年来，肝癌有了很多治疗方法，即使如樊阿姨那样的晚期肝癌患者，仍然有较多的办法进行治疗。目前，肝癌的治疗主要包括肝癌切除、肝移植、介入治疗、肿瘤射频消融治疗、化疗、靶向药物、免疫治疗、中医中药治疗等。医生会根据患者的情况，制定出几种方法联合治疗的模式，使患者病情得到最大化控制。

总之，肝脏是“沉默”的器官，高危人群应注意复查肝脏功能，及时处理肝脏早期疾病。但，即使发现肝癌中晚期了，也不要放弃治疗，先进的医疗技术使得肝癌不再是不治之症。

走出胃癌认识的误区

胃癌是源自胃黏膜上皮的恶性肿瘤，主要是胃腺癌（图1）。胃癌是全世界范围内发病率最高的癌症之一，胃癌也是我国常见的恶性肿瘤之一，5年相对生存期只有20%左右，主要原因是大家对胃癌的错误认识和错误的观念，错过最佳治疗时机！

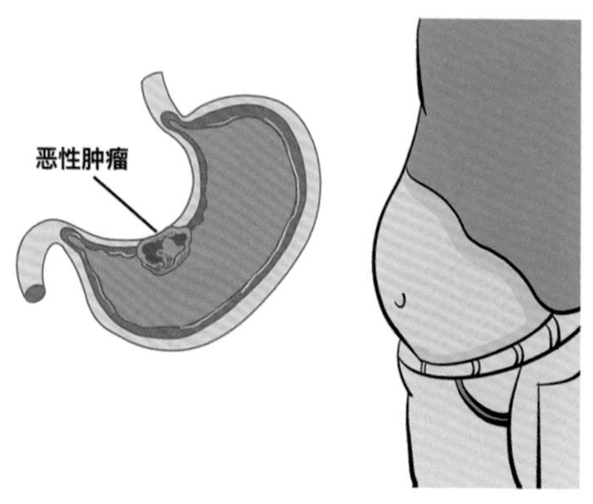

图1 胃癌

胃癌是突然发生的吗

不是。胃癌的出现一般需要经历漫长的过程，要在一定的因素长期作用下才可能有癌变。在慢性胃炎等各种胃部疾病，或幽门螺旋杆菌（*Hp*）感染，以及不良饮食习惯、环境和遗传等多种因素的长期的作用下，新生不成熟的原始细胞不能分化成具有正常功能的胃黏膜上皮细胞，而是变成各种分化程度不良且生长失控的非正常细胞。若免疫功能长期低下，则异常细胞最终发展成机体无法控制其生长的胃癌细胞，完成癌变过程。癌变常为慢性浅表性胃炎—萎缩性胃炎—肠上皮化生—异型增生（不典型增生）—胃癌这样一个缓慢过程，根据患者不同的年龄及生长代谢速度，这个过程可能需要半年到10年。因此消除致癌因素可以预防或延缓胃癌的发生。

幽门螺旋杆菌感染就会得胃癌吗

不一定。胃癌的发生和发展是由多种因素共同决定的，包括遗传因素、感染因素、环境因素等，大家最关心的幽门螺旋杆菌感染与胃癌有相关性，但不是决定性的因素，也就是说，仅仅幽门螺旋杆菌感染不足以引起胃癌。

胃癌能早发现吗

可以。胃癌同其他肿瘤一样，发现越早预后越好。在临床上，早期的胃癌没有特异性，一般会出现恶心、呕吐、疼痛与体重减轻这四个问题，也可能是其中一到三个症状，一旦出现，特别是对于一些高危人群，如具有慢性萎缩性胃炎、腺瘤性息肉的患者，应立即到医院积极检查，便于早期发现。

发现晚了，胃癌还有治疗的价值吗

有。很多胃癌发现已经是中晚期，目前我国胃癌总的手术切除率为 50%～77%，但仍有相当部分病例发现时已失去手术切除机会。即使早期胃癌，也有 2%～5% 的患者存在淋巴结转移，至于有微小转移者为数更多。胃癌根治术性切除后，仍有不少患者死于局部复发和远处脏器转移。因此，对失去手术切除时机、术后复发转移及发生残胃癌者均需进行化疗。免疫、靶向治疗为近年来新兴的一种抗肿瘤治疗方法，其低毒的特性可与手术、化疗并用，有改善患者免疫功能，延长生存期的作用，近些年也出现突破性进展。

胃癌术后能活多久

胃癌术后的病理分期与其预后密切相关。只累及黏膜层的早期胃癌预后佳，术后 5 年生存率可达 95% 以上；如已累及黏膜下层，预后稍差，5 年生存率约为 80%；中期胃癌如果没有淋巴结转移，术后 5 年生存率仍可达 60%～70%。

胃癌术后复查时间及内容

胃癌手术后，建议 1～2 年每 3 个月复查 1 次，2～5 年每半年复查 1 次，5 年以后每年复查 1 次。复查内容包括：血常规，肝肾功能、电解质，血凝六项，血肿瘤标志物，胸部及上腹部增强 CT，中下腹部平扫 CT。

胃癌术后复发怎么办

对于胃癌局部复发的患者而言，手术治疗是首选的方法，但大多数胃癌复发的患者同时伴有全身多处转移，再次手术根治性切除的概率不大。建议患者行全身化疗。同时，如果患者胃癌相关 Her-2 阳性，建议采用曲妥珠单抗联合化疗的方案治疗。

大便带血一定是痔疮吗？警惕沉默的“杀手”结直肠癌

李先生，男性，65 岁，近几个月出现排便次数增加，每天 2 ～ 3 次，呈黏液便，稀便，黏液血便，有时还有排便不尽感。李先生曾有 10 多年的痔疮病史，自以为老毛病又犯了，去药店买了些治疗痔疮的外用药，自己治疗上了。但是经过一段时间治疗，仍有黏液血便，开始紧张，于是去肛肠科就诊。医生一做肛门指检，发现直肠有个肿块，进一步行肠镜检查，明确诊断“直肠癌”。入院后做了腹腔镜直肠癌根治术，术后 6 天痊愈出院。李先生说有种劫后余生的感觉。

结直肠癌是目前世界常见的恶性肿瘤之一，发病率高，死亡率高。直肠癌在早期往往症状隐匿，病人无明显异常改变。当肿瘤增大，形成溃疡或有坏死合并感染时，便会出现明显的直肠刺激症状，出现排便次数和粪便性状的改变。排便次数增加，每天 2 ～ 3 次，呈黏液便，稀便，黏液血便。常被误诊为“肠炎”“痔疮”等。但是，直肠癌腹泻症状并不像结肠炎那样，来势急，好转快。直肠癌的直肠刺激症状是既缓慢又逐渐进展，在合并感染时刺激症状明显，一经对症处理也可以暂时好转，但是经过较长时间的治疗仍有黏液血便者，应引起足够的重视。

当病人出现下列情况时，应去医院做详细检查：①大便习惯异常，排便次数增加，同时出现少量黏液性便、黏液血便，经治疗不好转者，或经治疗后好转而复发者，应及时确诊治疗。②既往有黏液便、腹泻病史，但症状轻微者突然增重，与原来排便次数、排便的性质发生变化时，也应再次复查确诊。③无明显原因的便秘与腹泻交替出现，经短期治疗无好转者，在胃部经过钡剂透视未发现异常时，应去医院做直肠部位的检查。④排便费力，排出的大便有压迹，呈槽沟状扁条状、细条状等，一定要做直肠指诊。以上四种情况有任何一项都应及时去医院检查。有条件的地方，最好请外科或肛肠科医生检查。⑤有些结肠癌患者以腹部肿块、消瘦、贫血、黑便为主要表现，就医时容易看错科室。⑥晚期肠癌可以出现肠梗阻、剧烈腹痛、呕吐、腹水、腹胀、下肢肿胀、发热等症状，甚至发生远处转移时可出现其他器官和部位的相应症状。⑦既往有结肠息肉、溃疡性结肠炎等肠道疾病的患者。⑧直系亲属有肠癌、家族性息肉病等病史者。

许多肠癌是由肠息肉经过较长时间发展而来（图 1），结肠镜检查是发现并确诊所有肠癌的最直接、最有效的方法之一。肠镜检查可以发现无症状的结肠息肉，早期切除可以阻止息肉增大并变化为肠癌。美国疾病预防控制中心表示：如果每个超过 50 岁的人都做过这项检查，结肠癌的死亡率可下降 60% 以上。

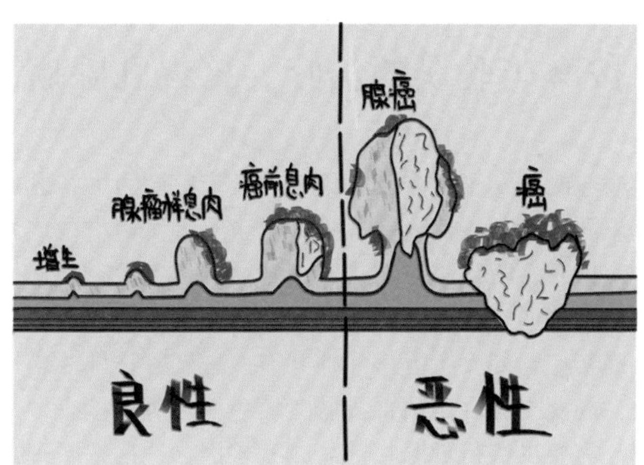

图 1　直肠癌的病变过程

事实上，研究者发现，相对于其他患者而言，曾经接受过结肠镜检查或是乙状结肠镜检查的患者有着明显较低的患直肠癌和结肠癌的概率。不管是痔疮还是直肠癌，患者出现便血时都需要到医院进行检查，诊断后尽快治疗，以免延误病情。

按摩店耽误的治疗，警惕乳腺癌

从事航空运输业的刘女士近半年来因工作及家庭压力大，乳房胀痛明显，自查右侧乳腺外上象限可触及一小结节大小直径约 1.5 cm 左右，因工作太忙白天一直无时间上医院检查。听从闺蜜游说，考虑为“经络”不通引起的乳房胀痛，去某理疗中心做按摩疏通经络。舒适的环境及按摩方法让高强度工作的刘女士得到了身心放松，确实使到刘女士乳房痛症状有所减轻，让她放松了对乳腺肿块的警惕。半年过后，刘女士因乳房局部皮肤变黄色而去医院检查，被诊断得了乳腺癌，分期属晚期，需要尽快行乳腺切除。刘女士因为迷信按摩理疗而耽误了早期治疗，如能早期发现就可以行保乳手术，术后恢复更好。

女性需要定期自检乳房

现代都市年轻女性压力过大、精神持续紧张、长期熬夜，导致女性内分泌紊乱，是诱发乳腺癌的风险因素。不少白领工作遭遇压力时，凡事闷在心里，过于急躁、易怒，内分泌系统更易受到干扰，增加患乳腺癌的概率。现在城市女性的婚育年龄都要比之前晚了好几年，患乳腺癌的概率要比早结婚的女性患病概率增大，这也是女性发生乳腺癌的一大重要原因。医师提醒，怀孕前进行彩超检查，以免怀孕激发乳腺疾病的发展。同时有乳腺病家族史、乳腺癌高风险因素的，要定期检查。30～35 岁妇女，行超声及钼钯检查，有高危因素者钼钯为主。35～45 岁妇女，间隔 1～2 年定期做超声，45 岁以上妇女，每年做 1 次超声。做到早期发现早期治疗，留住美丽与健康。

乳腺癌有哪些表现

乳腺癌早期症状主要是乳腺肿块、乳头溢液、乳头内陷等，一旦有这些症状要及时就医，但是触及肿块已非早期阶段。早期检查需要提高筛查意识；在乳腺癌未触及之前尽早发现，具有非常好的预后效果。筛查手段最常用的是彩超及钼钯检查，两者各有利弊，钼钯和彩超相结合是早期诊断的重要手段。

女性乳房自检的步骤（图1）

视诊：正常乳房是平常的大小、形状和颜色，形状均匀，无明显变形或肿胀。若出现乳房皮肤下陷、皱褶或鼓起；乳头改变位置或内陷；乳房发红、疼痛、出现皮疹或肿胀时，就需要警惕乳房是否出现了问题。

触诊：先用拇指和食指挤压乳头检查是否有从乳头流出液体的迹象。再用右手触摸左乳房，然后用左手触摸右乳房。触摸时几个手指并拢，平整伸直，平稳地触摸乳房，手指慢慢在乳房上转小圈检查。可以从乳头开始，逐渐转圈移动，一直检查到乳房的外缘；也可上下或者左右移动，总之要对整个乳房都进行检查，不能漏掉任何一个地方，检查的范围包括整个前胸及腋窝。如果挤压乳头出现水样液体、乳白色或黄色的液体或血液，感知到乳房和腋窝存在硬块时，及时就医，检查问询。

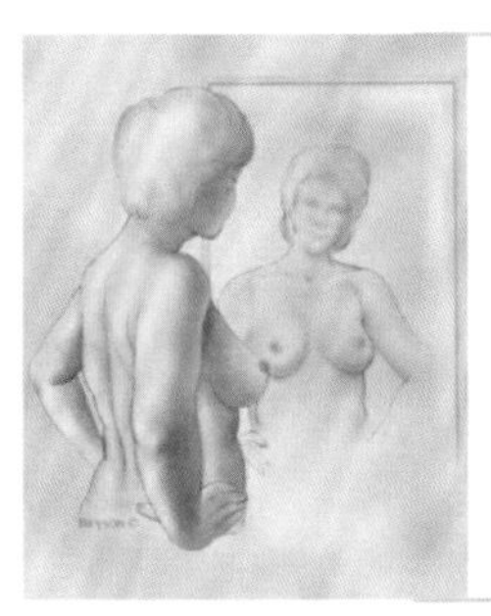

第一步：肩膀挺直，双臂放在臀部，观察镜子中的乳房

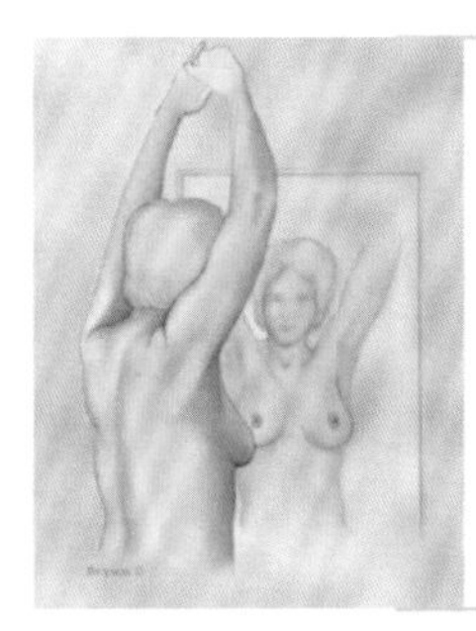

第二、三步：举起手臂，重复第一步的观察

视诊方法

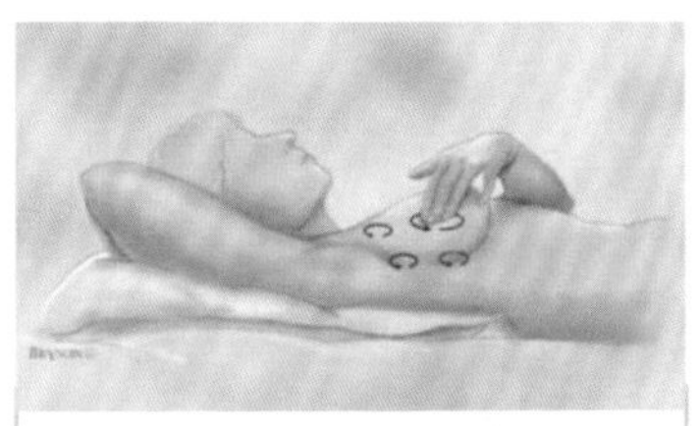

第四步：躺下，触摸乳房，感知有无肿块、疼痛、分泌物等异常

第五步：站立或坐下，使用第四步的方法再次触摸乳房。此外站立时，伸直右手指在左腋下，用指尖检查是否有淋巴结，同样方法检查右腋下·

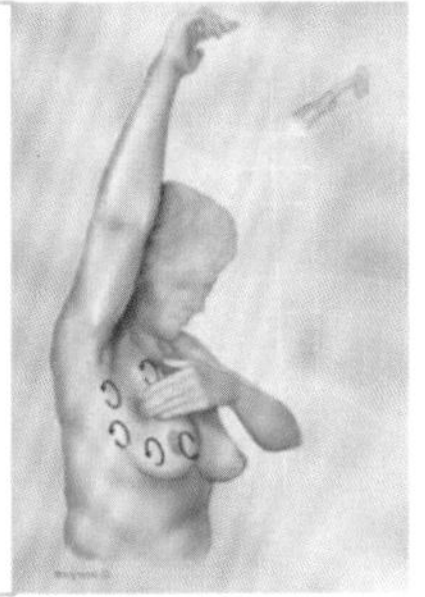

触诊方法

图1　女性乳房自检步骤

乳腺癌的高危因素

乳腺癌的危险因素主要有以下三类。

（1）高危因素：①基因突变。②一侧乳房患过乳腺癌。③直系亲属有乳腺癌或卵巢癌病史。④有过乳腺不典型增生病或乳腺小叶原位癌病史。

（2）中危因素：①行经期≥35 年。②未生育。③超重（BMI）≥24。④更年期体重增加明显（≥10 公斤）。⑤有重大精神创伤史。⑥以前有过胸部放射治疗史。

（3）低危因素：①初潮早（<12 足岁）。②第一胎（通常是指第一个存活胎儿）生育年龄>35 岁。③绝经迟（≥55 岁）。④以往乳腺手术或乳腺做过活检的。⑤激素替代治疗。⑥长期酗酒，每天饮酒含酒精≥10 g。⑦有乳腺良性疾病史的。⑧乳腺组织密度增加。⑨年龄，国内多数乳腺癌好发于 40 ～ 55 岁的女性。

我们目前参照国内一些文献和自身临床实践，对乳腺癌高危人群做出如下评估，如符合以下情形者属于乳腺癌高危对象：①具有高危因素中任何一项。②具有中危因素任何三项。③具有中危因素任何 1 ～ 2 项加低危因素 3 ～ 6 项。④具有低危因素 6 项及以上者。

如何预防乳腺癌

（1）建立良好的生活方式，调整好生活节奏，保持心情舒畅。

（2）坚持体育锻炼，积极参加社交活动，避免和减少精神、心理紧张因素，保持心态平和。

（3）养成良好的饮食习惯。吃一些清淡的食物，如胡萝卜、青菜等富含维生素 C 的食物。

（4）积极治疗乳腺疾病。

（5）不乱用外源性雌激素。

（6）不长期过量饮酒。

怀孕期间更应警惕乳腺癌

在中国，乳腺癌是女性发病率最高的恶性肿瘤，而妊娠期乳腺癌（PABC）的发病率明显高于非妊娠期，但它却常常被人们忽略。现代社会，高龄产妇比率在逐年提高，妊娠期乳腺癌的发病率随之提高，人们都应该对之有一定的了解。因科普信息少之又少，群众对这个病可以说一无所知，在临床上一经发现，晚期及转移的病例是最多的；而患者担心胎儿安全而不接受任何治疗也十分常见，最后丧失治疗机会，病人的生存期很短。全球范围内，对这个疾病研究非常不足，临床诊治上没有相应指南，在肿瘤科及乳腺科，医生的相关知识也十分有限。本文旨在普及妊娠乳腺癌的相关知识，早发现，早诊治，挽救孕妇及胎儿的生命。

发现困难

妊娠期间乳房肿块检查存在诸多局限性，妊娠相关的乳腺生理改变，包括充血、增生及溢液，常常使孕妇察觉不到，使临床医师触摸不清，辅助检查要考虑对胎儿的影响，如钼靶的放射性对胎儿有致畸可能，钼靶片不能用来检查，因此诊断的延误非常普遍。

如何发现和确定乳房有肿瘤

（1）观察并自查乳房：有恶性肿块时，可触到乳房的单个肿块，肿块较大，质地坚硬，无疼痛，活动差，边界不清；肿瘤后期可蔓延至乳房皮肤，牵拉皮肤出现乳头内陷，累及乳腺淋巴管时，可出现橘皮样变，偶可见乳头溢血、溢液；由于妊娠期间乳房生理性改变，如乳房肥大、乳头溢液等，与乳腺癌的表现有些相似，因此，患者第1次到产科就诊时建议仔细行乳房检查，并做详细记录，每次产检都要进行检查及记录；一旦出现硬块，就能及时发现，这时需要找乳腺专科医生或肿瘤科医生加以甄别。

（2）乳腺超声检查：由于超声无电离辐射，可广泛应用，乳腺超声检查是妊娠和哺乳期间的首选检查方式，该检查敏感性及准确性高。因妊娠期双侧乳腺的发病率高达10%，双侧乳腺都应该检查。

（3）肿块活检：为进一步明确肿块的性质，需要用细针在B超引导下进行肿块穿刺，送到有资质医院的病理科，确定肿块的是不是恶性的。如果肿块确定是恶性的，乳腺癌的诊断就确定了。

治疗

治疗必须个性化，强调对母亲的最佳护理，同时遵守胎儿安全性的标准治疗方案。

（1）手术治疗：是最终的治疗方法，手术可在怀孕的任何时期进行；与其他治疗手段相比，对胎儿的风险最小。乳房手术主要有 2 种：根治性改良乳房切除术和保乳手术，以及腋窝淋巴结活检。然而，妊娠前 3 个月手术流产风险增加，因此，如果可能的话，应该将选择性手术推迟到妊娠中期或晚期；可在妊娠晚期进行肿块切除术，并延迟放射治疗到产后期。

（2）化学治疗：研究认为，孕中期和孕晚期患有乳腺癌的孕妇可安全地接受化学治疗，而在妊娠 早期特别是在器官发生期间（第 4 ～12 周）进行化学治疗，胎儿的致畸风险最高，理想情况下，应在妊娠早期后给药。化疗药物包括 5 – 氟尿嘧啶、多柔比星、环磷酰胺等。

（3）放射治疗：目前怀孕期间仍禁忌放射治疗。一些研究使用拟人仿真模型，目的是在估计放疗期间胎儿接受的辐射量及对胎儿的影响，结果是放射治疗在孕早期剂量最低，可能的影响最小，孕中期可能会对智商产生不利影响，而孕晚期可能会出现生长异常。

（4）其他治疗：怀孕期间不建议使用内分泌治疗药物他莫昔芬，有研究报告高达 20% 的胎儿异常，包括颅面畸形和模棱两可的生殖器；抗人表皮生长因子受体 – 2 单克隆抗体在所有妊娠期也都是禁止的。不推荐因患乳腺癌终止妊娠和推迟到产后延迟治疗，因为会使病情恶化，降低治疗疗效，降低生活质量。

大家尤其是孕妇，需要更多地了解妊娠相关乳腺癌的相关知识，提高警惕，定期检查双侧乳房，做到早发现早治疗，才能在保证胎儿健康的同时，得到及时正确的治疗。

感染上 HPV 就会得宫颈癌吗

——HPV 感染的防与治

小英的妈妈已经 60 多岁了，有一天跟小英聊天的时候无意中提起，说自己无缘无故又来例假了，小英的妈妈心想难道自己返老还童了？小英一听觉得不对，立马带着妈妈去妇科检查，结果诊断为宫颈癌。小英和妈妈由此踏上了抗癌之路。在治疗中医生发现小英的妈妈感染了 HPV-16，这个跟小英的妈妈发生宫颈癌有莫大的关系。什么是 HPV 呢？这个可以预防吗？

人乳头瘤病毒是什么

1974 年，德国病毒学家豪森博士提出了宫颈癌的发生与人乳头瘤病毒（HPV）的感染密切相关。HPV 能引起人体皮肤黏膜的鳞状上皮增殖，目前已分离出 130 多种，不同的型别引起不同的临床表现，根据侵犯的组织部位不同，可分为皮肤低危型和皮肤高危型，黏膜低危型和黏膜高危型。①黏膜低危型 HPV 病毒有 HPV-6、11、13、32、34、40、42、43、44、53、54 等，与感染生殖器、肛门、口咽部、食道黏膜有关；②黏膜高危型 HPV 病毒有 HPV-16、18、30、31、33、35、39 等，与宫颈癌、直肠癌、口腔癌、扁桃体癌相关。

人乳头瘤病毒主要通过性接触传播，但也可通过密切接触、间接接触传播，如通过接触感染者的衣物、生活用品、用具等传给健康人群。

人乳头瘤病毒感染的临床表现及预防

感染上 HPV 就会得宫颈癌吗？答案是否定的。如上所说，HPV 有很多种亚型，大多数宫颈鳞癌都是高危型 HPV 的持续性病毒感染导致的，如高危型 HPV-16、18、31、33、35、39、45、51、52、56、58、59 和 68。并且感染了并不代表一定发病，80%～90% 的人凭借强大的机体免疫力在 8～24 个月之内会自动清除病毒，如果被同一种亚型感染超过 2 年才称为持续感染。

高危型 HPV 感染对人类危害大。①皮肤表现：有资料表明皮肤的鲍温病、基底细胞癌、帕哲病、鳞状细胞癌等上皮肿瘤也与此类病毒感染有关。②黏膜表现：可致宫颈癌、肛门肛管癌、扁桃体癌、口腔癌、喉癌、鼻腔内癌、食道癌等。

人乳头瘤病毒的预防

除了日常生活方式的调整，人乳头瘤病毒疫苗俨然已成为未感染者预防宫颈癌的首选。国际上，目前已经有预防性的二价（HPV-16、18）、四价（HPV-6、11、16、18）和九价（HPV-6、11、16、18、31、33、45、52、58 型）疫苗，可以预防这些病毒类型的 HPV 感染（图 1）。大部分宫颈癌的感染类型是 16、18 型，所以注射该疫苗可以减少大部分的宫颈癌，因此 HPV 疫苗也被很多人称为"宫颈癌疫苗"。但要注意的是，对于已经感染的人注射预防疫苗是没有作用的，并且 HPV 疫苗不能 100% 预防宫颈癌的发生，即使接种了疫苗也需要定期做宫颈筛查。

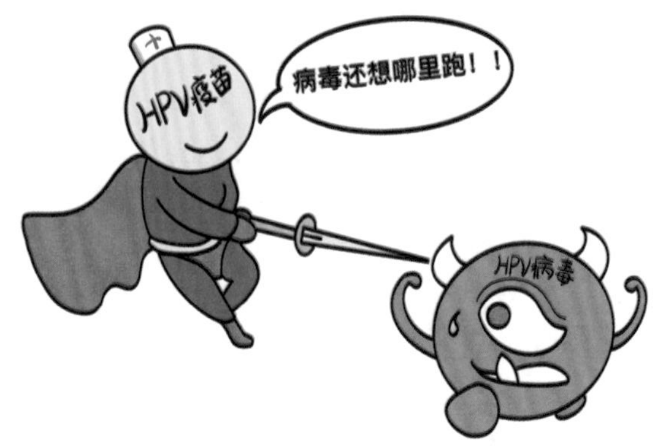

图 1　不同价的疫苗可以抵抗不同亚型的 HPV 病毒

HPV 疫苗有严格的年龄限制，如中国批准上市的九价 HPV 疫苗，其接种适应年龄范围是 16～26 岁女性。而四价 HPV 疫苗适合 20～45 岁女性，二价 HPV 疫苗适合 9～45 岁女性。三种疫苗都需要注射 3 针共 6 个月时间才能完成，且不需要加强接种。

人乳头瘤病毒感染治疗

预防宫颈癌，自然要预防人乳头瘤病毒感染。但是，对于已感染人乳头瘤病毒的女性可就没那么幸运了，"HPV 感染—宫颈病变—宫颈锥切—HPV 再持续感染—二次宫颈锥切或手术切除"，既往的 HPV 治疗之路一路艰辛，让女性备受折磨。但现在 HPV 感染告别了"无药可治"的时代，目前常用的方式有如下三种：①使用干扰素，隔日 1 次，连用 3 月；②红色诺卡氏菌细胞骨架治疗，隔日 1 次，共 10 次；③光动力治疗，每 7～10 天 1 次，共 4～6 次。以上三种治疗均需在治疗后 3 月复查，转阴率在 30%、80% 和 80%～90%。

人乳头瘤病毒广泛存在于我们的生活中，除了日常生活注意清洁以及个人卫生外，注射疫苗是一个不错的选择；但是对于女性来说，宫颈癌的筛查也是日常体检重要的一环，必不可少。

走进淋巴瘤的小世界

随着电影《滚蛋吧！肿瘤君》的热映，淋巴瘤这一疾病引起了大家的重视。漫画家熊顿以幽默诙谐的方式记录了自己在患上淋巴瘤之后的点点滴滴，不幸的是，熊顿因淋巴瘤病情恶化永远离开了人世，年仅 30 岁。被淋巴瘤夺去生命的还有央视著名播音员罗京、香港知名实业家霍英东、香港著名作词人林振强……创新工场董事长兼 CEO 李开复在《向死而生：我修的死亡学分》中描述了被确诊为淋巴瘤后的惊慌和无助。这些名人的案例引发了大家对淋巴瘤的巨大关注。

淋巴瘤是什么

淋巴瘤就是原发于淋巴系统、淋巴细胞的恶性肿瘤。在人体内有一个阻挡外界细菌、病毒侵袭的屏障系统——免疫系统。它不仅时刻保护我们免受外来“入侵者”的危害，同时也能预防体内细胞突变引发癌症。淋巴系统是免疫系统旗下实力最强的“军队”，淋巴细胞则是军队中的“战士”，这些战士们发育成熟后就会离开家庭、走向社会，迁徙到全身的淋巴结和其他淋巴组织，包括脾脏和扁桃体。几乎遍布全身的淋巴结和淋巴组织就是淋巴细胞的战场。一旦有细菌、病毒等“敌人”入侵，淋巴细胞即进入战斗状态，与外来入侵者发生激烈交战。如果有一些战士投敌叛变，倒戈相向，即淋巴细胞发生了恶变，则称为淋巴瘤。

为什么会得淋巴瘤

淋巴瘤作为发病率增长最快的血液系统恶性肿瘤，全球平均约每 9 分钟就新发 1 例，在我国，淋巴瘤的发病率约 3. 5/10 万人，每年新增病例 4. 5 万人左右，在血液系统恶性肿瘤里排名第二。淋巴瘤的发病非常年轻化，呈现“双峰”特征，高发年龄分别为 15 ～20 岁以及 50 岁左右，男性患者多于女性患者。

淋巴瘤的发病原因并不明确，病毒感染、幽门螺旋杆菌感染、免疫缺陷、遗传倾向等都有可能导致淋巴瘤，长期暴露于电脑和手机辐射也可能导致罹患恶性淋巴瘤的概率的上升，而工作、学习压力过大，生活节奏加快，人们长期处于紧张状态也会促使淋巴瘤的发生。

得了淋巴瘤的症状

淋巴结肿大，或者淋巴结局部肿块，是最常见的淋巴瘤症状，而且这种淋巴结的肿大，或者淋巴结局部的肿块，无痛且逐渐增大。淋巴瘤可发生在身体的任何部位，其中淋巴结、扁桃体、脾、骨髓是最容易发生的部位。此外，发生淋巴瘤的组织器官不同，也就是部位不同，受到肿大的淋巴结压迫或者侵犯的范围和程度不同，引起的症状也是不同的。

出现以下异常现象时，应该提高警惕，并及时去医院就诊：

（1）颈部或锁骨上的淋巴结，或腋下的淋巴结逐渐肿大，且不觉得痛（饮酒后淋巴结疼痛除外）。

（2）侵犯鼻咽部：吞咽困难、鼻塞、鼻出血、颌下的淋巴结肿大。

（3）侵犯胸部：咳嗽、胸闷、气促等。

（4）侵犯胃肠道：腹痛、腹泻、感到腹部有肿块。

（5）全身性的症状，主要包括三个方面：① 发烧，38℃以上，连续 3 天以上，且没有发生感染；②盗汗，即入睡后出汗；③消瘦，6 个月内体重减轻 10% 以上。

出现疑似淋巴瘤症状该怎么办

首先检查全身各个部位浅表的淋巴结是否有肿大，评估浅表淋巴结的大小、质地、光滑度、与淋巴结旁边的组织是否有粘连、有没有压痛。必要时选取较大的淋巴结，完整地从体内取出来，做成切片，经过染色后作组织病理学检查。病理学检查是诊断淋巴瘤的金标准。

当怀疑淋巴瘤时，除了病理检查，还要结合血液检查、骨髓检查，以及影像学检查。最常见的影像学检查是 B 超、CT 及 PET/CT（正电子发射计算机体层显像 CT）检查，尤其是 PET/CT 检查，对于淋巴瘤的分期、评估疗效及预后非常重要。

淋巴瘤怎么治疗

淋巴瘤的治疗多以综合治疗为主，其中化疗是淋巴瘤的主要治疗手段之一。医生会按淋巴瘤的细胞起源、分型、分期、恶性程度、治疗靶点的不同，选择化疗、放疗、生物治疗、手术、造血干细胞移植及靶向治疗等多种综合治疗手段。

淋巴瘤能治好吗

只要早期发现，规范治疗，超过半数的淋巴瘤患者能够被治愈。即使是不可治愈的淋巴瘤，在积极有效的治疗下也可以最大限度地延长生命，提高生活质量。所以，淋巴瘤患者一定要有战胜疾病的信心和决心，积极配合医生的治疗。

淋巴瘤患者出院后如何进行自我管理

第一，不得自行停药。淋巴瘤的治疗是长期的，尽管在手术切除和综合治疗后病情极大缓解，但仍不能放松警惕。无论在什么情况下，停用任何药物以前，一定要咨询医生，不得擅自停药！

第二，坚持长期随访。

（1）完成所有治疗后处于完全缓解的患者，第一年每3个月一次；第二年每6个月一次；3年以上每年一次（不同亚型淋巴瘤随访时间可能不同，谨遵医嘱）。

（2）尽量到前期住院的医院或负责的医生处复查；如果医院有专门的淋巴瘤随访门诊，也可以去复查。

（3）复查项目：血常规、肝肾功能、乳酸脱氢酶、铁蛋白、β2－微球蛋白等，影像学检查如心电图、腹部B超、心脏彩超、胸部CT、PET/CT。

第三，保持健康的生活方式及良好的生活习惯。如生活有规律，忌疲劳，不熬夜，不饮酒，不抽烟；合理的饮食，多进食新鲜蔬菜，水果，远离致癌食物；适量的运动，散步、太极、慢跑、游泳；保持乐观的心态，与朋友多沟通交流，积极拥抱健康生活。

急性淋巴细胞白血病能治好吗

每个家长在听到医生说“很遗憾！这个孩子得的是急性淋巴细胞白血病”的时候，都会大惊失色，急于知道：这是什么病？怎么得的，能治好吗？本文就针对家长关心的问题谈谈急性淋巴细胞白血病。

什么是急性淋巴细胞白血病

急性淋巴细胞白血病（ALL）是急性白血病的一种类型，指的就是恶性的白血病，细胞起源于淋巴系统。多见于儿童及青年人。

病因是什么

具体的发病原因目前不是很清楚，可能和以下因素有关。

（1）物理因素。电离辐射能诱导白血病。

（2）化学因素。凡能引起骨髓不良增生的化学物质都有致白血病的可能，尤其是苯及其衍生物对造血组织有抑制作用，可引起白血病。

（3）遗传因素。某些遗传性疾病常伴较高的白血病发病率（多数具有染色体畸变和断裂）。如唐氏综合征易发急性粒细胞白血病和急性淋巴细胞白血病，比正常儿童患病概率高 15 ～ 20 倍。

（4）病毒因素。某些病毒确定与淋巴细胞白血病有关，例如人类嗜 T 细胞病毒（HTLV）和 EB 病毒（EBV）。

如何发现急性淋巴细胞白血病

如果突感畏寒、发热、头痛、乏力、衰竭、食欲不振、恶心、呕吐、腹痛、腹胀，常有皮肤、鼻、口腔、齿龈出血，严重者可有呕血、便血、尿血、眼底及颅内出血等，并出现进行性贫血，发展极为迅速的时候要高度警惕。其特点包括：

（1）一般症状：起病急骤，多数患者以发热、进行性贫血、出血或骨关节疼痛为特点。

（2）发热：主要原因是感染，常见于呼吸道、泌尿系统、肛周等，往往感染灶不明显，严重者可致败血症。

（3）出血：出血部位可遍及全身，以皮下、口腔、鼻腔为最常见。颅内出血、消化系统、呼吸道大出血可致死亡。

（4）贫血：患者在早期即可出现面色苍白、心悸、乏力、呼吸困难等。

急性淋巴细胞白血病如何确诊

出现上述情况，立即到医院就诊！把问题交给专科医生解决。根据病史、临床表现、血象和骨髓象、流式细胞学、染色体和基因等可以明确诊断。

得了急性淋巴细胞白血病怎么办

如果得了急性淋巴细胞白血病，同恶性肿瘤一样，最主要的是给予积极的治疗，包括全身化疗，部分患者需要做造血干细胞移植治疗。

急性淋巴细胞白血病可以治好吗

急性淋巴细胞白血病的来源不同，预后[①]也不同。相对来说，B 细胞的急性淋巴细胞白血病要比 T 细胞急性淋巴细胞白血病预后要好一些，儿童急性淋巴细胞白血病也是预后相对较好的一种急性白血病。有一部分急性淋巴细胞白血病是可以治愈的，患者应积极诊治，不要过分担心。

① 在医学上，"预后"指根据经验预测的疾病发展情况。

第十四章

原来这些也会让人生病

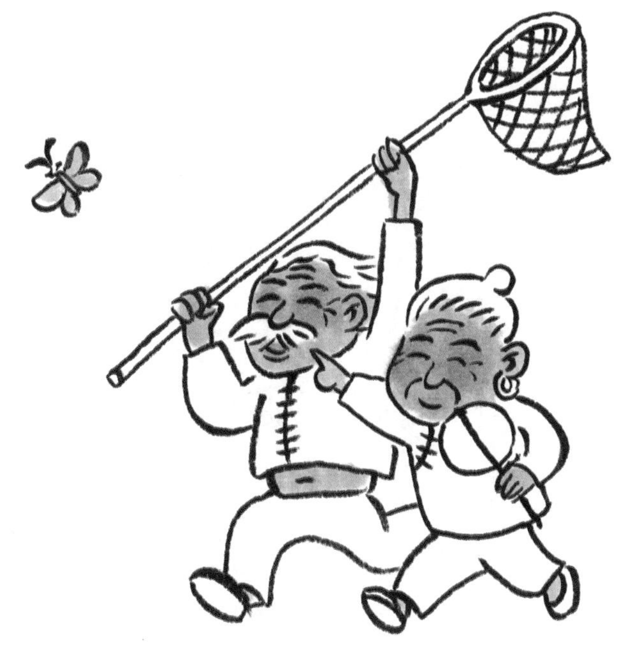

愿有岁月可回首
且以深情共白头

人体健康与大自然、社会是不可分的，除了病毒、细菌等常见的致病原因外，蛇虫鼠蚁、气候，甚至是大家喜欢的假期也可以让我们生病，本章就为大家讲解一下这些特殊的病因引起的疾病。

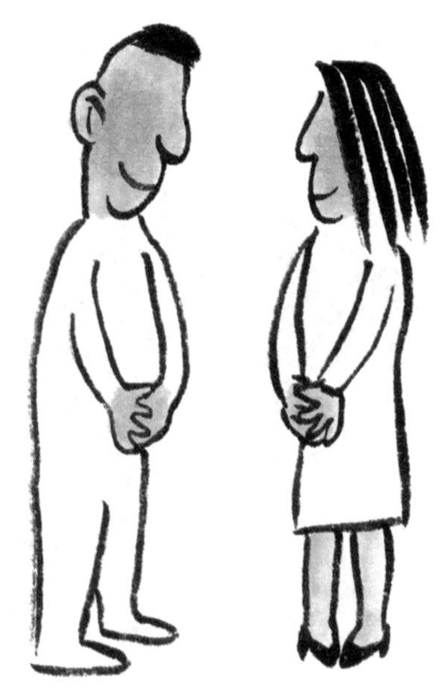

有你在

沉默都是聊得来

登革热，都是蚊子惹的祸

25 岁的小曾近日突然出现发热，最高体温 39℃，伴有咳嗽、乏力和头晕。小曾以为是普通感冒，但吃了感冒药不见好转，乏力日渐加重，体温居高不下，只能去医院就诊。医生详细询问病情，发现他居住在地下室，环境潮湿，家中蚊子较多，近期有蚊虫叮咬史。完善相关检验检查，发现白细胞及血小板减少，登革热抗体 IgM 弱阳性，IgG 阴性，登革热抗原 NG1 阳性，最终被确诊了登革热。原来这都是蚊子惹的祸。

什么是登革热

登革热是由登革病毒引起的急性传染病，是全球传播最广泛的蚊媒传染病之一。本病由伊蚊（俗称“花斑蚊”）媒介传染，由“患者或隐性感染者—伊蚊—健康人”的途径不断传播，但人与人之间不会直接传播。广州的登革热流行季节为 5—11 月，高峰期为 8—9 月。

登革热的症状

登革热是一种全身性疾病，临床表现复杂多样。典型的登革热病程分为 3 期，即发热期、极期和恢复期。根据病情严重程度，登革热分为普通登革热和重症登革热两种临床类型。多数患者表现为普通登革热，可仅有发热期和恢复期，仅少数患者发展为重症登革热。

登革热的主要临床表现有发热，伴有明显疲乏、厌食、恶心等，常伴较剧烈的头痛、眼眶痛、全身肌肉痛、骨关节痛，可伴面部、颈部、胸部潮红及皮疹、出血等。如有以上症状，应尽快到正规医院就诊，并采取防蚊隔离，卧床休息，退热补液等对症支持治疗，避免病情进一步扩散及加重。目前登革热尚无疫苗上市，尚无特效的抗病毒药物，因此登革热的治疗方面主要采取支持及对症治疗措施，主要原则是早发现、早诊断、早治疗、早防蚊隔离。重症病例则要做到早期识别和及时救治。

如何预防登革热

（1）在登革热流行区旅行或居住，尽量穿着长袖衣服及长裤，在外露的皮肤及衣服上涂抹驱蚊水。

（2）家中最好装蚊帐。

（3）搞好居住环境卫生，及时清理室内卫生、花盆、废弃瓶罐的积水，清除伊蚊孳生地。

（4）尽量避免用水种植物，对于花瓶等容器，每3～5天至少清洗、换水一次，避免花盆底留有积水。

如何选择灭蚊产品

（1）敌敌畏：可采用药物稀释喷洒及烟熏，特点是速效，迅速杀死成蚊。对人畜有毒性。使用时须小心，注意安全。

（2）三氯杀虫酯（7504）：对人畜毒性低，可采用药物稀释喷洒及烟熏，特点是见效慢，但保持时间长，7～10天仍有效。可与敌敌畏混合使用，比例为4：1或3：1，其优点是速效且持续时间长。

（3）人工合成除虫菊酯类：其制剂有二氯苯醚菊酯、胺菊酯等，可采用药物稀释喷洒，特点是杀虫效果强，对人畜毒性低。

（4）溴氰菊酯：属于触杀药（即接触中毒），可采用药物稀释喷洒，杀虫作用强，对人畜毒性低。

市面上大部分驱蚊水、蚊香大多选用第3、第4种成分为主，我们购买时要留心，尽量选择对人体危害小的驱蚊成分。

登革热是由登革热病毒引起的急性传染病，及时治疗预后相对良好，因此不需要"谈热色变"。但是，预防登革热是很重要的工作，消灭伊蚊这个切断传播途径的做法是最直接、最经济的预防措施，所以一旦进入登革热流行季节，灭蚊大行动就要动起来了。（图1）

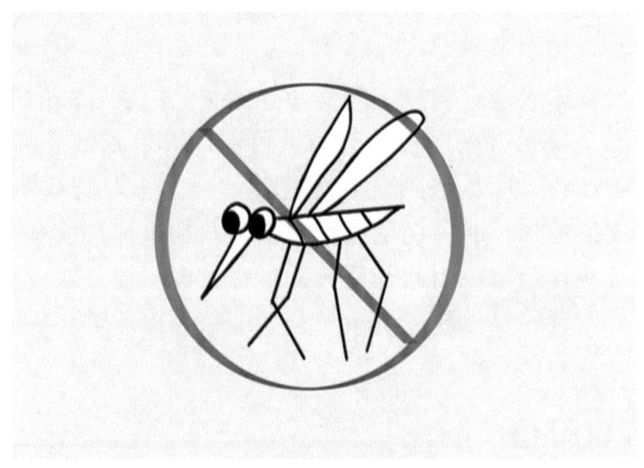

图1　预防登革热

被蛇咬伤，用嘴吸血？且慢！

入夏后，南方就逐渐进入高温模式，蛇出没的事件越来越多（图1），各地蛇咬伤病人事件也层出不穷。被蛇咬伤后怎么办？科学防治蛇咬伤，刻不容缓。

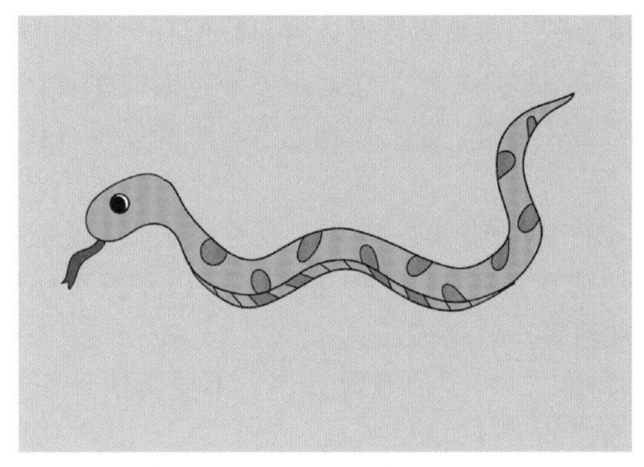

图1 蛇出没

要加强防蛇的意识

蛇是冬眠动物，高温天气是它们活跃的觅食繁殖后代的时间，阴暗潮湿和草木茂盛之地是它们的栖居地，外出一定要穿好长衣长裤长雨靴，带长木棍，打草惊蛇后，方可前行。

遇到了蛇怎么办

蛇会攻击人是因为它感觉不安全，“先下手为强”。蛇是通过感觉气流的变动来感知危险，所以遇到蛇要冷静，不要想着快逃跑，人远远没有蛇速度快，逃跑反而会造成蛇觉得危险而向人进攻。蛇的毒液藏在它的牙中，通过咬伤将毒液注入人的体内。还有部分人想要抓住蛇从而被蛇咬伤，这个千万不要轻易尝试。遇到蛇要冷静，保持安静，惹不起只能躲避，等蛇自行离开。惊慌失措于事无补。

如果不幸被蛇咬伤了，怎么办

首先，赶紧致电120找急救人员。

要详细告知急救人员地址、症状及蛇的情况（颜色、蛇头形状等），以便尽快获得抗蛇毒血清；致电后，冷静、安静地等待救援，减少活动，因为运动会导致心率加快血流加快，毒素也传播得更快；千万不要再自行开车，因为蛇毒会导致视力模糊、呼吸困难、晕厥等，开车会更危险。

其次，处置伤口。

保持伤肢低于心脏位置，伤口可以用肥皂水或清水冲洗，不要划十字。可让伤口流血，此时血液中含有抗血液凝固的酶，除非伤及大动脉大出血才结扎，否则不要用止血带扎，也不要彻底阻断血流，只用干净的布覆盖，等待救援即可。切记不能学习电视情节——用嘴吸毒血。这里我们有个惨痛的教训：一菜农卖包菜，有一妇人来买，嫌水多用手指抠菜，不幸被里面的蛇咬伤，这人立即将手放入嘴里吸吮，嘴唇马上肿起来，然后倒地，喉头水肿导致直接窒息死亡。所以切不可用嘴去吸。

最后，尽快进入最近的蛇伤救治医院，医生会根据病人症状．伤口情况和对蛇的描述有针对性地选择抗蛇毒血清、抗生素，以及抗破伤风和消肿化瘀的药物，还有硫酸镁外敷药等，效果很好。

如果被蛇咬伤（图2）一定要及时就医，不要听信什么"江湖郎中""水师"的土法，耽误治疗的最佳时机。

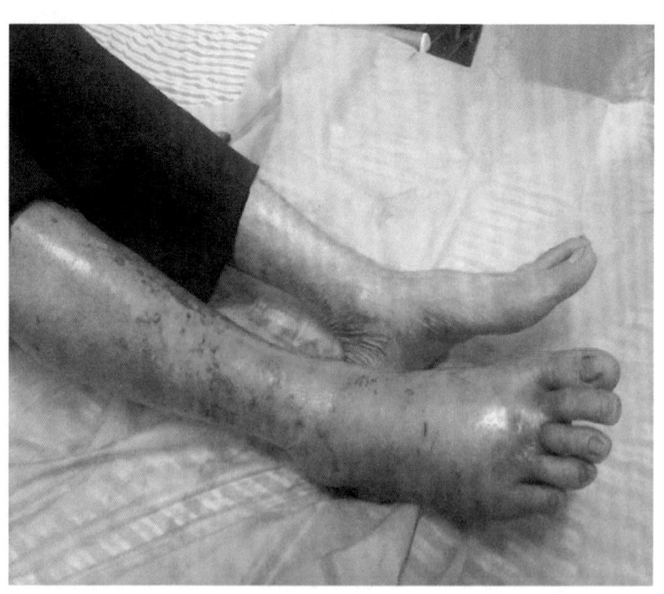

图2　毒蛇咬伤

又是老鼠惹的祸！慎防流行性出血热

“老鼠过街，人人喊打。”为什么大家这么憎恨老鼠呢？老鼠除了会偷粮食，它还会传播疾病。除了大名鼎鼎的黑死病（鼠疫），您还了解由老鼠带来的另一可致命的疾病吗？它就是流行性出血热。

什么是流行性出血热

流行性出血热又称为肾综合征出血热，是由汉坦病毒引起的、以鼠类为主要传染源的一种自然疫源性传染病，发热、充血、出血、休克和急性肾功能衰竭为主要临床表现。潜伏期为 5 ～ 46 天，一般为 1 ～ 2 周，它主要是通过被鼠咬伤或进食被老鼠排泄物（屎、尿）污染的食物等途径而感染。

主要传染源和寄生宿主是小型啮齿类动物，如野栖的黑线姬鼠、大仓鼠和背纹仓鼠，家栖的褐家鼠、小家鼠等。本病男女老幼均可感染，尤以 20 ～ 50 岁青壮年发病居多。该病全年均可发病，有春季和秋冬季两个发病高峰。

流行性出血热的临床表现

出血热发病的早期症状一般出现发烧、全身酸痛、食欲减退等症状，这些表现和感冒很相似，很容易造成误诊。与感冒相比，出血热无打喷嚏、流清鼻涕等症状。典型的出血热症状主要为发热、“三痛”（头痛、腰痛、眼眶痛）、“三红”（面红、颈红、前胸红）、出血、消化道症状（恶心、呕吐、腹泻）和肾脏损害等。可以用四句话来总结：高烧脸红酒醉貌，头痛腰痛像感冒，皮肤黏膜出血点，恶心呕吐蛋白尿。典型的出血热临床表现分五期：发热期、低血压休克期、少尿期、多尿期和恢复期。严重者可并发尿毒症、肾功能衰竭、颅内出血、肺水肿、脑水肿等，可导致死亡。

流行性出血热的传播途径

出血热的传播途径主要有 5 种：

（1）呼吸道传播。含汉坦病毒的鼠排泄物污染尘埃后形成的气溶胶颗粒经呼吸道感染。

（2）消化道传播。进食含汉坦病毒的鼠排泄物污染的食物、水，经口腔黏膜及胃肠黏膜感染。

（3）接触传播。被携带汉坦病毒的鼠咬伤，或鼠类排泄物、分泌物直接与破损的皮肤、黏膜接触。

（4）母婴传播。孕妇患病后可经胎盘感染胎儿。

（5）通过相关媒介传播。

出血热一般是散发发病，很少有聚集发病。在日常生活中，与人群直接接触传播的风险很小，一般是和鼠类直接接触或者误食了被鼠类污染的食物所致。

如何预防流行性出血热

预防出血热最主要的措施是对住家和外环境防鼠、灭鼠，可以使用粘鼠板、鼠夹和鼠药等；不在野外露宿，不在草堆、草丛中躺卧休息，在临时庵棚居住时不要睡地铺，要睡在离地面较高的床上或木板上；避免直接接触老鼠，不食用被老鼠接触过的食物，不使用被老鼠粪尿污染过的用具；搞好家庭卫生，院内少堆放柴草杂物等；养成良好的卫生习惯，喝开水，吃熟食，勤洗浴更衣，勤晒被褥，饭前便后洗手。如果经常暴露在鼠类活动较为频繁的场所，可预防性接种出血热疫苗，并应密切关注身体状况，一旦出现不适，及早就医，并向医生说明有鼠类接触史，以免贻误病情。

流行性出血热属于《中华人民共和国传染病防治法》法定管理的乙类传染病，疏于防范对人体危害大，在流行性出血热流行期应积极开展健康教育活动，做好防护，降低发病机会，做到早发现、早诊断、早治疗。

小蚊虫大麻烦，如何解决叮咬后肿疱

春暖花开，万物复苏，千千万万的昆虫舒展身腰、蠢蠢欲动，在等待一个捕食的最佳目标和时机。相信大多数朋友都有被蚊虫叮咬的经历，瘙痒、刺痛，在凌晨3点打开灯，睁开沉重的眼皮看着已经吸饱血、肚子鼓鼓的蚊子极度愤怒，但是随着第二天或是第三天瘙痒减轻，红肿消退，你也逐渐遗忘，选择原谅。

以上是比较幸运的朋友的经历，那么不太幸运的朋友是怎样呢？

同样的刺痛、瘙痒，甚至灼痛，其皮肤表现可能是绿豆大小至花生大小略带纺锤形的红色风团，可能是水肿性红斑、淤点或淤斑，中央可见咬痕，也可能隆起半球形的紧张性大水疱（图1）。搔抓之后还可能形成皮肤糜烂面，进而继发感染。这种情况一般会持续1～2周，疾病名称叫作“丘疹性荨麻疹”，需要来正规医院的皮肤科诊治。

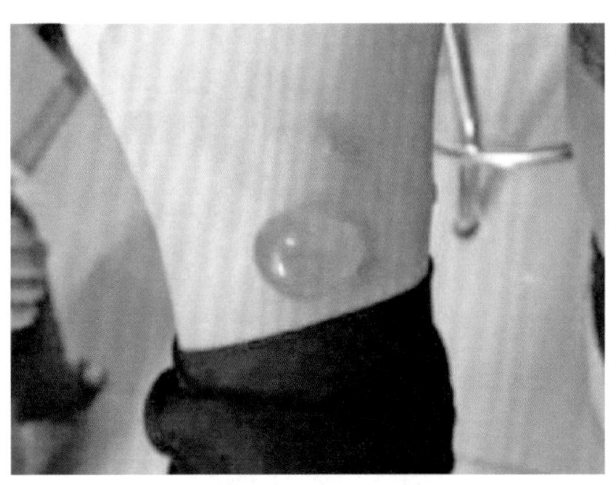

图1　蚊虫叮咬所致水疱

丘疹性荨麻疹是什么

该病主要与虫子叮咬有关，如臭虫、跳蚤、虱、螨（图2）、蚊、狗疥虫、鸡刺皮螨等虫子叮咬后，其唾液蛋白或虫体蛋白进入皮肤，诱发机体产生过敏反应。这是一种迟发型超敏反应，患者在首次接触时致敏，致敏的过程不会有临床症状，整个致敏过程大约需要10天，待再次接触时发病。现有研究表明，反复刺激可产生脱敏反应，故婴幼儿及儿童的发病率远高于成人，也被称为婴儿苔藓。

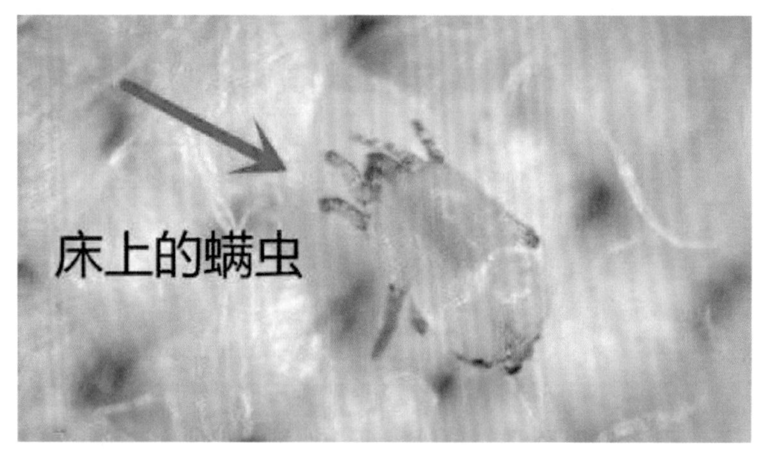

图2　放大后的螨虫

不同的昆虫有自己的脾气，发生的皮损有所区别。比如臭虫叮咬后，典型表现为瘙痒性、红色水肿性丘疹，有时可见中央出血斑，大部分发生在暴露位置，3 个皮损排成一串，称为"早餐、午餐和晚餐征"；跳蚤叮咬表现为强烈瘙痒的丘疱疹，通常位于小腿远端；恙螨叮咬后可引起剧烈的瘙痒，通常可在下肢或松紧带与皮肤接触的地方发现成簇的丘疹、水疱或大疱。

预防和治疗

对于本病来说，最重要的就是预防。

（1）个人卫生。勤换衣物及床上用品，将洗好的衣物置于太阳下暴晒。广东潮湿的"回南天"气候里，使用开水烫洗衣物，条件允许可以进行紫外线照射消毒。

（2）生活环境的卫生。常打扫、开窗通风，不留适宜昆虫生长、繁殖的环境。

（3）发现家里有虫类的生存痕迹，应及时使用杀虫剂等方式消除虫类，从根源上减少跳蚤、臭虫、蚊、螨等昆虫的孳生。

临床上一般是对症治疗，口服抗组胺类药物，外用炉甘石洗剂或糖皮质激素霜剂等，继发皮肤感染时还应予抗感染治疗。但由于该病的临床表现相对多变，且市场上的药物类别丰富，一旦发现有皮肤损害时，要及时前往正规医院的皮肤科就诊。

亲近大自然，别忘了防范昆虫螫伤

适逢春日暖阳好天气，家长和孩子们可以走出家门，去亲近大自然，去感受虫鸣、鸟语、花香。不过踏青时可要小心昆虫螫伤，做好防护才能游玩尽兴哦。

什么是昆虫螫伤过敏反应

许多昆虫可通过口器以及身体后部的“刺”叮咬伤人，部分昆虫还能同时将大量异体蛋白及毒素注射进入人体，严重者可导致机体产生严重过敏反应，甚至致命。

广州常见的可导致最严重反应的昆虫包括蜜蜂、小黄蜂、大黄蜂和其他黄蜂，以及火蚁。

昆虫螫伤后的正常反应

被昆虫螫伤后出现局部组织红肿，伴轻微瘙痒或疼痛，是正常的反应，这些改变通常在1～2小时后消退。部分患者可出现以螫伤点为中心的周围组织肿胀，持续时间可达数小时，称为“大型局部反应”，也是正常反应，但这种情况需注意观察有无其他不适。

昆虫螫伤的过敏反应症状

除正常反应（螫伤周围发红、肿胀和疼痛）外，还有遍及全身的其他症状：

（1）潮红：指大面积皮肤变红并感到皮温升高。

（2）急性荨麻疹：指皮肤上隆起的红色或苍白色风团，常伴瘙痒。

（3）血管性水肿：指面部、眼睑、口唇、舌等疏松组织的肿胀。

以上情况应尽早就医。

以下情况，应呼叫救护车

（1）呼吸困难，声音变得嘶哑或开始喘鸣。

（2）发生腹部痉挛性疼痛，恶心，呕吐或腹泻。

（3）头晕、冒冷汗、肢体发冷或失去意识。

有针对昆虫过敏的检查吗

有。如果昆虫螫伤后出现严重反应，应到皮肤性病专科就诊。需要接受血液检测或斑贴试验。

如何降低被昆虫蜇伤的概率

（1）如果看见螫刺性昆虫，应保持镇静并缓慢退离，不要挥动手臂。

（2）外出时盖好食物和饮料，有任何渗漏时应立即清除。

（3）夏季避免穿凉鞋和露脚趾的鞋子。

（4）避免进行可能惊扰昆虫巢穴的活动，如扩张草坪或破坏树篱。

（5）如果在家中或家附近发现昆虫巢穴，应联系害虫控制服务组织进行安全清除，不要尝试自行清除。

（6）如果在有火蚁的地区居住，外出时应避免踩踏蚁丘，并穿上鞋子和袜子。

中暑了怎么办——防暑急救指南

某日，小周随检查团进行露天安全检查，当天太阳很大，小周由于走得急，忘了带遮阳用具，刚开始小周还感觉良好，但过一段时间后就感到头痛、头晕、眼花、恶心、呕吐，最后竟晕倒在地。小周这是中暑了。出现中暑该怎么办呢?

什么是中暑

中暑指的是在高温、高湿的环境下长时间劳动后出现的机体体温调节功能的紊乱，同时，因为身体里面的水分和电解质大量丢失，出现临床综合征。多发于夏季。

中暑的症状

在长时间暴露于高温环境下后，出现头痛、头晕、口渴、多汗等症状。一开始体温正常或略升高，核心体温持续上升达到 38℃。除上述症状外，还会有面色潮红、大量出汗、皮肤灼热、四肢湿冷等情况。如不及时干预，可逐渐发展为昏迷伴四肢抽搐，严重时可发生多器官功能衰竭。

先兆中暑：暴露于高温环境时，出现大汗、四肢无力、头晕、口渴、头痛、注意力不集中、眼花、耳鸣、动作不协调等伴或不伴体温升高。

轻度中暑：先兆中暑症状继续加重，体温上升到 38℃以上，并且出现皮肤灼热、面色潮红或脱水症状。

重度中暑：包括热痉挛、热衰竭和热射病三种类型。热痉挛表现为在高温环境下，出现短暂性、间歇发作的肌肉抽动，一般持续时间约 3 分钟，多见于健康的青壮年。热衰竭患者出现以血容量不足为特征的一组临床综合征，表现为多汗、疲劳、乏力、眩晕、头痛、判断力下降、恶心和呕吐等，多见于老年人、儿童和慢性病人群。热射病分劳力型热射病和非劳力型热射病。劳力型常见于健康青壮年，是因为长时间暴露于高温、高湿、无风的环境中，出现发热、头痛或忽然晕倒、神志不清。非劳力型常见于老年人、儿童和慢性病人群，刚开始症状不容易被发现，1～2 天后症状加重，出现神志模糊、谵妄、昏迷等。

中暑的急救措施

（1）对于先兆中暑和轻度中暑的患者，要迅速让患者脱离高温、高湿的环境，移到阴凉、干燥、通风的地方，经过救护即可恢复正常。

（2）要让患者快速地除去全身潮湿紧致的衣服。

（3）要快速地给患者进行物理降温，可以用凉水或者用湿毛巾进行全身擦拭。

（4）要监测患者的生命体征。如果患者意识清楚，例如先兆中暑和轻度中暑时，可以饮水，鼓励患者饮用一些冰镇的凉饮料和功能性饮料、富含离子较多的饮料。

夏日如何防暑

要预防中暑的发生，除了尽量避免在日照最强烈的 10 时～14 时外出，还应该采取必要的防护措施：

（1）保持室内通风，降低室温，室内起码要有电扇通风、降温。

（2）高温下工作时间不宜过久，每天尽量不要超过 8 小时。

（3）降低劳动强度，备好防暑饮料，尽量多补充淡盐开水或含盐饮料。

（4）保证充足睡眠，多吃些营养丰富的水果和蔬菜。

（5）尽量穿透气、散热的棉质衣服。

总之，中暑是指在高温和热辐射的长时间作用下，引起机体体温调节障碍，汗腺功能衰竭，水、电解质代谢紊乱，神经系统和循环系统功能损害的一种急性疾病。因此，在高温环境下作业，需做好预防中暑的措施，特别是夏季。常在高温下作业的人群有建筑工人、环卫工人、交警、配送员等。

如何缓解节后综合征

2021 年春节假期，小王响应国家号召“就地过年”，一个人留在广州。不用上班，不用走亲戚，小王毫无压力，彻底解放天性，过上了“一觉睡到自然醒、炸鸡奶茶吃到饱、通宵刷剧忙游戏”的美好日子，别提有多轻松！七天长假一下就过去了，狂欢过后，转眼又到了上班的日子，小王却发现自己开始失眠、焦虑，白天打瞌睡，工作效率下降，频繁出错，还出现拉肚子、全身肌肉酸痛，根本无法上班。小王赶紧到心理精神科寻求帮助。经医生诊治，小王是患上了“节后综合征”。

节后综合征是一种生活和心理节律被打破后的适应失调，多指一些平时高强度工作的人，在长假（例如春节黄金周、国庆黄金周）之后出现的各种生理或心理反应，表现为厌倦工作、疲乏、工作效率降低，甚至出现不明原因的胃肠道反应、焦虑、神经衰弱等（图 1）。节后综合征若不能合理调整，短时间会影响工作、学习效率，时间一长，还会诱发焦虑障碍、抑郁障碍、睡眠障碍等多种心理精神疾病。节后综合征虽困扰人，但可防可治。

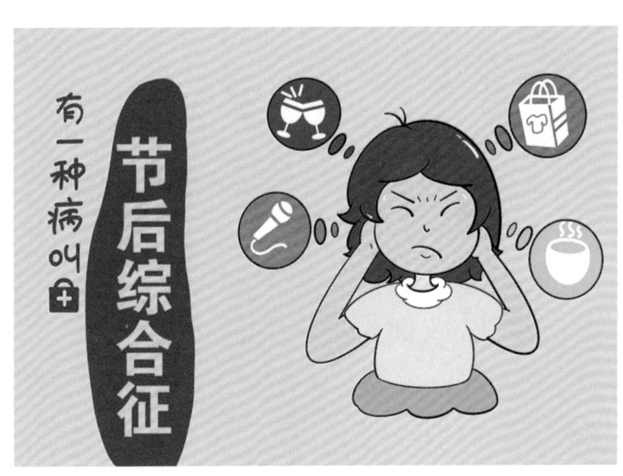

图 1　节后综合征

调整作息，起居有序

工作日时，你可能是个早睡早起的乖孩子。长假一到，喝酒打牌、刷剧、打游戏通通安排，闹钟一关，通宵达旦，想睡就睡、想起就起，不知今夕是何年。原有的生物钟被彻底打乱，植物神经功能紊乱，褪黑素分泌延迟，到了需要恢复早睡早起的上班生活时，身体自然做不到了！

要想避免睡眠紊乱，即使是长假期也不能完全放飞自己，尽可能保持与工作日相差不远的作息习惯。如果实在做不到，也可以选择在假期结束前一两天开始调节作息。晚上尽可能早睡，调节好闹钟，避免习惯性赖床，做到起居有序，保证足够的睡眠时间。晚饭后散步、洗个热水澡，睡前听一段舒缓的音乐，都可以宁心静志，有利于入眠。如果实在难以入睡，也不必紧张担忧。依然保持定时起床，做一些有氧运动，中午适当午休（时间以不超过 1 小时为宜），生物钟可以逐渐恢复规律。

饮食清淡，调整肠胃

春节假期，饭局酒局自然少不了。如果暴饮暴食、重油重盐食物加上烟酒无度，肠胃一时承受不了"重压"就会出现厌食、便秘、腹泻等胃肠道不适。

建议节后要注意调整饮食结构，定时定量饮食，饮食应遵循多样性原则，减少肉类的摄入，多吃水果蔬菜，以素食、清淡为主，少油、少糖、少盐，多喝水，还可适当吃一些消积食品，如山楂片、健胃消食片等，减轻胃肠道负担。

适度运动，缓解压力

假期习惯了光吃不动的"葛优躺"生活，八块腹肌没了，小肚腩出来了。面对体重计上数字，不免会开始恐慌，谴责自己不自律，增加挫败感。不妨从现在开始，下班后适当运动半小时到 1 小时，如慢跑、游泳、瑜伽、打球等。运动可以让身体产生快乐因子——内啡肽，使心情愉悦，增强免疫力，促进身体活力恢复，促进新陈代谢，有效疏解焦虑、抑郁等不良情绪，帮助提高睡眠质量。注意运动强度不宜过大，运动时间不要离睡眠太近，运动后注意补充水分、电解质。

及早"收心"，积极面对

除了注意睡眠、饮食、运动等身体方面的调节，心理上的调适也很重要。连续几天没有压力的假期，忽然开始上班投入紧张的工作，很多上班族都难以适应，容易出现焦虑、郁闷、烦躁等情绪，甚至恐惧上班。我们首先要放平心态，有焦虑情绪不是坏事，相反，适度的焦虑可增强工作动力。

关于如何缓解不良情绪，有几个小贴士：

（1）提前做好工作安排。与其临阵磨枪，不如主动安排。可以提前 1 天静下心来梳理接下来 1 周的工作计划，节后短时间内不宜安排强度过大的工作，给自己一个缓冲调整的时间，循序渐进增加工作量。

（2）合理使用效率工具。可以使用"提醒事项（To do list)"等效率工具将所有事项按照重要和紧急程度的差别划分为四个象限，优先完成重要且紧急的工作。通过有条不紊的事项管理，来增加对自己的掌控感。

（3）专注训练。假期里我们的时间容易被碎片化切割，而上班需要保证一段时间的专注。建议使用番茄时钟法（专心 25 分钟 + 休息 5 分钟的工作法）完成一件件事情，最大限度地保持我们的专注程度，高效完成每一件事情。

（4）适当休息。工作日建议根据个人习惯喝点茶或咖啡提神，也可以在工作间隙进行深而慢的呼吸放松法，吐故纳新，舒缓身心。

（5）寻求专业帮助。如果在自我调整的过程中遇到困难，不妨寻求专业人士，如专业的心理学专家或医生的帮助。

参考文献

ACOG Committee Opinion No. 746：Air travel during pregnancy [R]. Obstet Gynecol，2018：e64－e66.

BRAY F，FERLAY J，SOERJOMATARAM I，et al. Global cancer statistics 2018：Globocan estimates of incidence and mortality worldwide for 36 cancers in 185 countries [J]. CA Cancer J Clin，2018，68 (6)：394－424.

Chinese Rheumatology Association，National Clinical Research Center for Dermatologic and Immunologic Diseases，Chinese Systemic Lupus Erythematosus Treatment and Research Group. 2020 Chinese guidelines for the diagnosis and treatment of systemic lupus erythematosus [J]. Chinese Journal of Internal Medicine，2020，59 (3)：172－185.

CROCKETT S D，WANI S，GARDNER T B，et al. American gastroenterological association institute guideline on initial management of acute pancreatitis [J]. Gastroenterology，2018，154 (4)：1096－1101.

ELKIN J L，EDGAR Z，GALLO R A. Combined anterior cruciate ligament and medial collateral ligament knee injuries：anatomy，diagnosis，management recommendations，and return to sport [J]. Curr Rev Musculoskelet Med，2019，12 (2)：239－244.

HERRING J A. Tachdjian's pediatric orthopaedics [M]. Saunders/Elsevier，2008.

HUANG K，YANG T，XU J，et al. Prevalence，risk factors，and management of asthma in China：a national cross-sectional study [J]. The Lancet，2019，394：407－418.

HUISSTEDE B M A，COERT J H，FRIDÉN J，et al. Consensus on a multidisciplinary treatment guideline for de Quervain disease：results from the European Handguide study [J]. Physical Therapy，2014，94 (8)：1095－1110.

JACOBY R K，NEWELL R L，HICKLING P. Ankylosing spondylitis and trauma：the medicolegal implications. A comparative study of patients with non-specific back pain [J]. Ann Rheum Dis. 1985，44 (5)：307－311.

JOSSO N，BELVILLE C，DI CLEMENTE N，et al. AMH and AMH receptor defects in persistent Müllerian duct syndrome [J]. Hum Reprod Update，2005，11 (4)：351－356.

KANG X, FRANSEN M, ZHANG Y, et al. The high prevalence of knee osteoarthritis in a rural Chinese population: the Wuchuan osteoarthritis study [J]. Arthritis Rheum, 2009, 61 (5): 641 - 647.

KOMATSU I, WANG J H, IWASAKI K, et al. The effect of tendon stem/progenitor cell (TSC) sheet on the early tendon healing in a rat achilles tendon injury model [J]. Acta Biomater, 2016, 42: 136 - 146.

LA MARCA A, BROEKMANS F J, VOLPE A, et al. Anti-mullerian hormone (AMH): what do we still need to know? [J]. Human Reproduction, 2009, 24 (9).

LEVY O, HADDO O, MASSOUD S, et al. A patient-derived Constant-Murley score is comparable to a clinician-derived score [J]. Clinical Orthopaedics and Related Research, 2014, 472 (1): 294 - 303.

LEWIS, JEREMY. Frozen shoulder contracture syndrome-aetiology, diagnosis and management [J]. Manual Therapy, 2015, 20 (1): 2 - 9.

LI Y, ZHANG S, ZHU J, et al. Sleep disturbances are associated with increased pain, disease activity, depression, and anxiety in ankylosing spondylitis: a case-control study [J]. Arthritis Research and Therapy, 2012, 14 (5): R215.

SCREEN H R, BERK D E, KADLER K E, et al. Tendon functional extracellular matrix [J]. J Orthop Res, 2015, 33 (6): 793 - 799.

WATERMAN B R, BELMONT P J, CAMERON K L , et al. Epidemiology of ankle sprain: the United States military academy [J]. The American Journal of Sports Medicine, 2010, 38 (4): 797 - 803.

WOLF J M, STURDIVANT R X, OWENS B D. Incidence of de Quervain's tenosynovitis in a young, active population [J]. Journal of Hand Surgery, 2009, 34A (1): 112 - 115.

WU Z, MCGOOGAN J M. Characteristics of and important lessons from the coronavirus disease 2019 (COVID - 19) outbreak in China summary of a report of 72 314 cases from the Chinese Center for Disease Control and Prevention [J]. The Journal of the American Medical Association, 2020, 323 (13): 1239 - 1242.

XIE Y, YANG K H, LYU Q, et al. Practice guideline for patients with ankylosing spondylitis/spondyloarthritis [J]. Chinese Journal of Internal Medicine, 2020, 59 (7), 511 - 518.

ZHANG L, ZHOU F, ZHAO K N. Molecular approaches target to immunotherapy for HPV-associated cancers [J]. Curr Cancer Drug Targets, 2017, 17 (6): 512 - 521.

《中国脑卒中防治报告 2018》编写组. 我国脑卒中防治仍面临巨大挑战:

《中国脑卒中防治报告2018》概要［J］. 中国循环杂志，2019，34：105－119.

毕含鑫，时永全. 幽门螺旋杆菌根除后胃癌发病的相关因素［J］. 现代肿瘤医学，2021，29（8）：1438－1442.

蔡璟浩，周健.《2021 年美国糖尿病学会糖尿病医学诊疗标准》解读［J］. 中国医学前沿杂志（电子版），2021，13（2）：13－23.

曾宪涛，李胜，龚侃，等. 良性前列腺增生症临床诊治实践指南的循证评价［J］. 中华医学杂志，2017，97（22）：1683－1687.

柴岚. 类风湿因子阳性是得了类风湿关节炎吗［J］. 健康博览，2021（3）：31.

陈洁，叶礼燕. 儿童腹泻病诊断治疗原则的专家共识［J］. 中华儿科杂志，2009（8）：634－636.

陈三军，陈功，郑晓瑛. 中国残疾人口调查与数据［J］. 国际生殖健康/计划生育杂志，2011，30（3）：216－217.

陈小亮，唐玲华，周治国，等. 彩色多普勒超声在儿童桡骨小头半脱位的诊断与治疗中的应用［J］. 临床外科杂志，2017，25（9）：691－693.

陈玉娟，刘斌，李梦雨，等. 短暂性脑缺血发作进展为脑梗死的危险因素研究进展［J］. 海南医学，2020，31：1183－1186.

陈子江，刘嘉茵，黄荷凤，等. 不孕症诊断指南［J］. 中华妇产科杂志，2019，54（8）：505－511.

迟春花，汤葳，周新. 支气管哮喘基层诊疗指南：2018 年［J］. 中华全科医师杂志，2018，17（10）：751－762.

储传敏，张鹤，王磊，等. 2019 年泌尿系统结石诊治进展［J］. 上海医学，2020，43（6）：341－346.

储和真，谢益敏，周伟民，等. 一次性包皮环形切割吻合器治疗学龄前儿童包茎的效果［J］. 临床医学研究与实践，2019，4（17）：93－94.

邓菊芳. 胎动计数在孕妇对胎儿自我监护中的应用［J］. 中外医学研究，2010，8（21）：177－177.

丁晶，汪昕. 癫痫诊疗指南解读［J］. 临床内科杂志，2016，33（2）：142－144.

丁祖运，陈优民，吴富华，等. 老年股骨颈骨折患者半髋关节置换术后早期感染的风险因素分析［J］. 中国骨与关节杂志，2019，8（7）：543－546.

董虹亮，陈明. 32 例软纤维瘤临床分析［J］. 现代医药卫生，2007，23（14）：2097－2097.

方悦怡. 华支睾吸虫病防治［J］. 华南预防医学，2007，33（2）：70－72.

付泽明. 女性不孕症病因的研究进展［J］. 中国计划生育学杂志，2014，22

(6)：430－432.

傅裕，鲍迎秋，常建民. 皮肤软纤维瘤与血脂、血糖代谢异常的关系［J］. 中国麻风皮肤病杂志，2010（4）：261－263.

高剑华，陈玉蓉，崔静. 腹腔镜手术联合米非司酮治疗子宫内膜异位症效果观察［J］. 山东医药，2017，57（10）：72－74.

高劲松，刘俊涛. 介入性产前诊断适应证和禁忌证及应用［J］. 中国实用妇科与产科杂志，2015（9）：825－828.

高尿酸血症相关疾病诊疗多学科共识专家组. 中国高尿酸血症相关疾病诊疗多学科专家共识［J］. 中华内科杂志，2017，56（3）：235－248.

高莹莹. 抗缪勒管激素测定指导女性不孕症个体化诊疗［J］. 国际内分泌代谢杂志，2015（35）：423.

高媛媛，张兹镇，张亚. 先天性尿道下裂自然病因研究进展［J］. 临床小儿外科杂志，2021，20（1）：81－85.

葛明完. 中医综合护理对缓解产后宫缩痛的效果观察［J］. 实用妇科内分泌杂志（电子版），2017（17）：48－49.

郭微. 传统手术与腹腔镜手术治疗宫外孕的临床疗效观察［J］. 中国医药指南，2016，14（6）：126－127.

国际血管联盟中国分部糖尿病足病专家委员会. 中国糖尿病足诊治指南［J］. 中国临床医生杂志，2020，48（1）：19－27.

国家基本公共卫生服务项目基层高血压管理办公室，基层高血压管理专家委员会. 国家基层高血压防治管理指南［J］. 中国循环杂志，2017，32（11）：1041－1048.

国家老年医学中心，中华医学会老年医学分会，中国老年保健协会糖尿病专业委员会. 中国老年糖尿病诊疗指南：2021年版［J］. 中华糖尿病杂志，2021，13（1）：14－46.

国家卫生和计划生育委员会，国家中医药管理局. 流行性感冒诊疗方案：2018年版［J］. 中国感染控制杂志，2018，17（2）：181－184.

国家卫生健康委员会. 手足口病诊疗指南：2018年版［J］. 传染病信息，2018（3）：193－198.

何权瀛，王莞尔. 阻塞性睡眠呼吸暂停低通气综合征诊治指南（基层版）［J］. 中华全科医师杂志，2015，14（7）：509－515.

何小川，罗新，谭长连. 食管高密度异物（鱼刺）的CT诊断［J］. 实用放射学杂志，2007，23（7）：914－915.

黄长形，姜泓，白雪帆. 肾综合征出血热诊疗陕西省专家共识［J］. 陕西医学杂志，2019，48（3）：275－288.

江娜，曹奕．耳鸣基础研究与诊疗进展［J］．中医药临床杂志，2011，23（4）：368－371.

蒋荣猛．麻疹诊断标准（2017 年版）解读［J］．传染病信息，2017，30（4）：189－191.

蒋彤．夏训强本领，虫咬勿忽视［J］．解放军健康，2020（4）：30.

鞠强．中国痤疮治疗指南：2019 修订版［J］．临床皮肤科杂志，2019，48（9）：583－588.

李呈凯，白树财，宋秀钢，等．老年髋部骨折患者术后谵妄相关危险因素的回顾性研究［J］．中华骨科杂志，2018，38（4）：250－256.

李川川，张彦．对《国际高血压学会 2020 国际高血压实践指南》与我国高血压防治策略的思考［J］．中华高血压杂志，2020，28（9）：815－817

李辉斌，孙晖，钱海华．肛裂治疗进展［J］．现代中西医结合杂志，2012，21（33）：3754－3756.

李惠琴，崔建欣．系统性红斑狼疮患者的健康教育［J］．基层医学论坛，2009，13（3）：55－56.

李津，金捷．睡眠呼吸监测技术的研究进展［J］．国际生物医学工程杂志，2008，31（6）：352－354.

李军，张雅，朱海松．改良经闭孔无张力尿道中段悬吊术与腹腔镜下膀胱颈 cooper 韧带悬吊术治疗中老年女性压力性尿失禁疗效比较［J］．安徽医药，2021，25（1）：95－99.

李胜．痔疮的发病与治疗综述［J］．中国医药指南，2014（1）：43－44.

李世亭，王旭辉．面肌痉挛的诊断与治疗［J］．中华神经外科疾病研究杂志，2011，10（6）：481－484.

李舜伟，李焰生，刘若卓，等．中国偏头痛诊断治疗指南［J］．中国疼痛医学杂志，2011，17（2）：65－86.

李铁男，李上云．脂溢性皮炎中医治疗专家共识［J］．中国中西医结合皮肤性病学杂志，2020，19（3）：283－284.

李伟，公维军，高磊，等．《欧洲帕金森病物理治疗指南》康复方案解读［J］．中国康复理论与实践，2020，26（5）：614－620.

李岩．消化性溃疡的药物治疗进展［J］．中国实用内科杂志，2007，27（1）：24－25.

李扬璐，阮祥燕．多囊卵巢综合征与不良妊娠结局的研究进展［J］．中国临床医生杂志，2021，49（1），8－11.

梁旭，王永翔．微创治疗腋臭的新进展［J］．中国美容整形外科杂志，2017，28（11）：699－701.

廖淑欣，杨芳. 胎儿宫内治疗的现状与进展［J］. 妇产与遗传（电子版），2016，6（4）：12－17.

廖有刚，龙建华，申凯，等. 睾丸扭转诊治的研究现状［J］. 临床泌尿外科杂志，2019，34（7）：578－581.

林金欢，徐晖，李兆申. 上消化道异物内镜处理进展［J］. 中华消化内镜杂志，2015，32（12）：864－866.

刘驰，张耀南，薛庆云. 超声及 MRI 检查诊断肩袖撕裂的临床研究［J］. 中华关节外科杂志（电子版），2015，9（3）：305－309.

刘丹. 米非司酮、甲氨蝶呤联合中药保守治疗宫外孕并发症的疗效分析［J］. 现代诊断与治疗，2015，26（18）：4111－4113.

刘德全，韩海荣，伊鹏飞. 急性脑梗死患者出院后复发情况及危险因素调查分析［J］. 临床医学工程，2021，28：255－256.

刘静，屈秀娜，姜朋朋，等. 基于加速康复外科理念缩短接台手术术前禁饮食时间的应用研究［J］. 中国实用护理杂志，2021，37（7）：499－504.

刘静野，潘苏玲. 两种麻醉方法对激光治疗颈部软纤维瘤患者接受程度的探讨［J］. 系统医学，2019，4（10）：96－98.

刘俊涛. 无创产前检测国际指南与中国规范［J］. 中国实用妇科与产科杂志，2017，33（6）：564－567.

刘清军.《三叉神经痛诊疗中国专家共识》解读［J］. 中国现代神经疾病杂志，2018，18：643－646.

刘树正，王阳，陈鹏. 雷火灸临床应用概况［J］. 实用中医药杂志，2015，（4）：362－365.

刘文忠，吕农华，谢勇，等. 幽门螺旋杆菌胃炎京都全球共识研讨会纪要［J］. 中华消化杂志，2016，36（1）：53－57.

刘宇鹏，杨军. 儿童分泌性中耳炎治疗国际共识（IFOS）解读及国内诊疗现状［J］. 临床耳鼻咽喉头颈外科杂志，2018，32（21）：1674－1678

刘源. 耳石症的识别和治疗［N］. 大众健康报，2020－12－02.

陆燕. 自拟“鼠标手失活方”治疗腕管综合征［J］. 临床医药文献电子杂志，2014（1）：80.

陆瑶，赵公芳，徐泉，等. 结直肠腺瘤性息肉的相关因素及机制研究进展［J］. 消化肿瘤杂志（电子版），2020，12（4）：233－237.

路遥. 剪指甲剪出来的甲沟炎［J］. 健康博览，2020（1）：33.

罗蒙瑶，王婷婷，李和江. 妊娠相关乳腺癌 7 例临床分析［J］. 浙江医学，2020，42（11）：1184－1186.

罗学宏. 观尿色识疾病［J］. 家庭医学，2020（12）：22.

罗友华，黄亦琦，杨辉．中草药凉茶的研究概述［J］．海峡药学，2006，18（5）：95－98.

马腾，邵振羽，欧阳琳．部队官兵甲沟炎治疗研究进展［J］．人民军医，2019，62（10）：984－988.

孟凤霞，王义冠，冯磊，等．我国登革热疫情防控与媒介伊蚊的综合治理［J］．中国媒介生物学及控制杂志，2015，26（1）：4－10.

秘营昌，邹德慧．中国成人急性淋巴细胞白血病诊断与治疗指南：2016 年版［J］．中华血液学杂志，2016，37（10）：837－845.

潘延斌，谭美乐，杨猛，等．寻常疣的治疗进展［J］．世界最新医学信息文摘，2020，20（96）：124－127.

彭程，汪燕，马振刚．蜂蜇伤的急救措施［J］．蜜蜂杂志，2019，39（6）：34.

秦薇．择期手术患者术前禁食禁饮时间的研究进展［J］．中华护理杂志，2014，49（1）：76－79.

邱贵兴，裴福兴，胡侦明，等．中国骨质疏松性骨折诊疗指南：骨质疏松性骨折诊断及治疗原则［J］．黑龙江科学，2018，9（2）：85－88，95.

任金英．彩色多普勒超声检查诊断甲状腺结节的效果观察及准确率分析［J］．影像研究与医学应用，2021，5（1），7－8.

宋青，毛汉丁，刘树元．中暑的定义与分级诊断［J］．解放军医学杂志，2019，44（7）：541－545.

苏锡铭．控制饮食有助于降低血胆固醇水平［J］．国外医学（护理学分册），2005，24（9）：508－509.

孙红霞，侯顺玉，林玲．手术与保守治疗子宫腺肌病对患者月经卵巢功能及生活质量的影响［J］．中国妇幼保健，2021，36（2）：273－275.

孙丽．偏头痛的防治［J］．中国临床医生，2010，38（9）：18－20.

孙丽娟，王欣，吴青青，等．超声检查胎儿颈项透明层厚度在筛查胎儿染色体异常中的价值［J］．中华妇产科杂志，2013，48（11）：819－823.

孙亮．突发性耳聋的病因及预后因素研究进展［J］．海南医学，2013，24（13）：1967－1969.

孙秋宁，房柔好，陈典．多汗症及腋臭的肉毒素注射治疗专家共识［J］．中国中西医结合皮肤性病学杂志，2017，16（1）：90－93.

汤宇．慢性踝关节不稳定治疗新进展［J］．中国康复理论与实践，2008（5）：449－451.

唐小龙，马直勉，孙浩博，等．混合痔手术治疗技术新进展［J］．现代生物医学进展，2015，15（28）：5567－5570.

陶依娆，孙景奕，杨岩，等．房性早搏与心房颤动复发相关性的荟萃分析

[J]. 中华医学杂志, 2021, 101 (3): 229-234.

王博, 史海水, 宋利. 胆固醇的生理作用及高脂血症、动脉硬化的治疗 [J]. 中国实用医药, 2007, 2 (25): 53-54.

王辰, 迟春花, 陈荣昌, 等. 慢性阻塞性肺疾病基层诊疗指南: 2018 年 [J]. 中华全科医师杂志, 2018, 17 (11): 856-870.

王芳红. 埋线减肥疗法的作用机理及饮食原则探讨 [J]. 中国保健营养, 2019, 29 (3): 359.

王宏伟, 张洁尘. 老年皮肤瘙痒症诊断与治疗专家共识 [J]. 中国皮肤性病学杂志, 2018, 32 (11): 1233-1237.

王秋萍. 溃疡性结肠炎诊治规律探讨 [J]. 时珍国医国药, 2007 (9): 2295-2296.

王威, 赖荣德. 2018 年中国蛇伤救治专家共识 [J]. 中华急诊医学杂志, 2018, 27 (12): 1315-1322.

王艳丽, 赵喜新, 郭现辉. 透穴埋线治疗单纯性肥胖症 1206 例 [J]. 中医研究, 2018 (8): 59-61.

王忠玲. 探讨分析冠心病介入治疗的临床研究进展 [J]. 中西医结合心血管病电子杂志, 2020, 8 (33): 75-76.

温凯纯. 地中海贫血筛查在产前检查中的临床应用研究 [J]. 黑龙江医药, 2020, 33 (6): 1393-1395.

吴佳润, 赵斌霞. 颈椎病易发群体发病率与主要发病原因的研究 [J]. 当代体育科技, 2015, 5 (23): 26-27.

吴文海, 易帆, 孟宏. 敏感性皮肤评价方法 [J]. 中华皮肤科杂志, 2019 (4): 275-278.

吴奕娴, 郑飞云. 腹腔镜手术治疗卵巢子宫内膜异位症的临床分析 [J]. 数理医药学杂志, 2019, 32 (6): 829-830.

席寅, 赖克方, 陈如冲, 等. 咳嗽变异性哮喘的临床特征及其与典型哮喘的关系 [J]. 中华哮喘杂志 (电子版), 2011, 5 (3): 150-155.

下肢浅静脉曲张诊治共识微循环专家组. 下肢浅静脉曲张诊治微循环专家共识 [J]. 中华老年多器官疾病杂志, 2020, 19 (1): 1-6.

项蕾红. 强脉冲光临床应用专家共识: 2017 [J]. 中华皮肤科杂志, 2017, 50 (10): 701-705.

谢巧珍, 张志谦, 耿学斯. 儿童便血的诊断与治疗 [J]. 广东医学, 2019, 40 (5): 614-617.

刑泽军, 马迅. 下颈椎在屈伸运动时的应力分布研究 [J]. 颈腰痛杂志, 2004, 6: 382-384.

徐建荣. 登革热及其防治的研究进展［J］. 上海预防医学，2005，17（4）：167－169.

杨博华. 下肢静脉曲张的诊断与治疗［M］. 北京：中国协和医科大学出版社，2013.

杨梅. 人乳头瘤病毒知多少［J］. 健康必读，2020，(12)：247.

杨一华，黄国宁，孙海翔，等. 不明原因不孕症诊断与治疗中国专家共识［J］. 生殖医学杂志，2019，28（9）：984－992.

杨颖. 儿童风湿免疫性疾病相关 HLH 发病机制及诊治研究进展［J］. 国际儿科学杂志，2020，47（9）.

杨月欣，苏宜香，汪之顼，等. 中国学龄前儿童膳食指南：2016［J］. 中国儿童保健杂志，2017，25（4）：325－327.

叶霁霁，罗小红. 静脉血栓栓塞复发因素及预防策略的研究进展［J］. 全科护理，2021，19（3）：336－339.

尹倩. 类风湿因子阳性就是类风湿关节炎吗?［J］. 家庭医药，2019，(6)：60.

余芳，刁静. 孕期如何控制体重减少妊娠糖尿病发生［J］. 医学信息，2016，29（6）.

虞宁娜，吴笑春，辛华雯. 警惕抗菌药物与乙醇相互作用致双硫仑样反应［J］. 药物不良反应杂志，2003，5（6）：381－383.

张建平. 复发性流产诊治的专家共识［J］. 中华妇产科杂志，2016，51（1）：3－9.

张树君，张帆. 产前唐氏综合征筛查的临床应用价值［J］. 世界最新医学信息文摘，2017，17（33）：182.

张文勤. 系统护理对妊娠期糖尿病健康知识及妊娠结局的影响［J］. 实用妇科内分泌电子杂志，2020，7（2）：143.

张晓林，陈邵涛，王媛媛，等. 中药贴敷腕三阳穴配合康复锻炼治疗鼠标手的临床研究［J］. 中国处方药，2017，15（12）：115－116.

张振. 自查，发现早期乳腺癌［J］. 健康生活，2017（12）：35－36.

交流会及第十三届全国青年生理学工作者学术会议论文摘要. 出版地：出版单位，2019：2.

赵扬玉，魏瑗. 复杂性双胎妊娠特殊并发症的诊断和宫内治疗问题［J］. 中华妇产科杂志，2016，51（6）：477－480.

赵以林，罗爱林. 2018 版美国麻醉医师协会适度镇静和镇痛指南解读［J］. 临床外科杂志，2019，27（1）：24－28.

郑锦芬. 频繁美甲不可取［J］. 大众健康，2020（7）：108－109.

中国抗癌协会淋巴瘤专业委员会，中国医师协会肿瘤医师分会，中国医疗保健国际交流促进会肿瘤内科分会. 中国淋巴瘤多学科诊疗模式实施指南［J］. 中华肿瘤杂志, 2021, 43（2）: 163－166.

中国抗癌协会乳腺癌专业委员会. 中国抗癌协会乳腺癌诊治指南与规范: 2019年版［J］. 中国癌症杂志, 2019, 29（8）: 609－679.

中国医师协会皮肤科医师分会. 带状疱疹中国专家共识: 摘要［J］. 健康指南, 2019（5）: 14－15.

中国医师协会中西医结合医师分会内分泌与代谢病学专业委员会. 甲状腺功能亢进症病证结合诊疗指南: 2021［J］. 世界中医药, 2021, 16（2）, 193－196.

中国中西医结合学会皮肤性病专业委员会环境与职业性皮肤病学组. 抗组胺药在皮肤科应用专家共识［J］. 中华皮肤科杂志, 2017, 50（6）: 393－396.

中国中西医结合学会消化系统疾病专业委员会. 消化性溃疡中西医结合诊疗共识意见: 2017年［J］. 中国中西医结合消化杂志, 2018, 26（2）: 112－120.

中华医学会, 中华医学会杂志社, 中华医学会全科医学分会, 等. 稳定性冠心病基层诊疗指南: 2020年［J］. 中华全科医师杂志, 2021, 20（3）: 265－273.

中华医学会肝病学分会, 中华医学会感染病学分会. 丙型肝炎防治指南: 2019年版［J］. 中华传染病杂志, 2020, 38（1）: 9－28.

中华医学会骨科学分会关节外科学组. 骨关节炎诊疗指南: 2018年版［J］. 中华骨科杂志, 2018, 38（12）: 705－715.

中华医学会呼吸病学分会哮喘学组. 支气管哮喘患者自我管理中国专家共识［J］. 中华结核和呼吸杂志, 2018, 41（3）: 171－178.

中华医学会呼吸病学分会哮喘学组. 咳嗽的诊断与治疗指南: 2015［J］. 中华结核和呼吸杂志, 2016, 39（5）: 323－354.

中华医学会急诊分会, 京津冀急诊急救联盟, 北京医学会急诊分会, 等. 急性胰腺炎急诊诊断及治疗专家共识［J］. 中华急诊医学杂志, 2021, 30（2）: 161－172.

中华医学会内分泌学分会. 中国高尿酸血症与痛风诊疗指南: 2019［J］. 中华内分泌代谢杂志, 2020,（1）.

中华医学会皮肤性病学分会毛发学组. 中国斑秃诊疗指南: 2019［J］. 临床皮肤科杂志, 2020, 49（2）: 69－72.

中华医学会皮肤性病学分会荨麻疹研究中心. 中国荨麻疹诊疗指南: 2018版［J］. 中华皮肤科杂志, 2019, 52（1）: 1－5.

中华医学会神经病学分会, 中华医学会神经病学分会脑血管病学组. 中国急性缺血性脑卒中诊治指南: 2018［J］. 中华神经科杂志, 2018, 51（9）: 666－

682.

中华医学会神经病学分会，中华医学会神经病学分会脑血管病学组. 中国缺血性脑卒中和短暂性脑缺血发作二级预防指南：2014［J］. 中华神经科杂志，2015，48（4）：258－273.

中华医学会神经病学分会帕金森病及运动障碍学组，中国医师协会神经内科医师分会帕金森病及运动障碍学组. 中国帕金森病治疗指南：第4版［J］. 中华神经科杂志，2020，53：973－986.

中华医学会神经外科学分会功能神经外科学组，中国医师协会神经外科医师分会功能神经外科专家委员会. 三叉神经痛诊疗中国专家共识［J］. 中华外科杂志，2015，53：657－664.

中华医学会神经外科学分会神经介入学组. 颅内动脉瘤血管内介入治疗中国专家共识：2013［J］. 中华医学杂志，2013，93（39）：3093－3103.

中华医学会生殖医学分会第一届实验室学组. 人类体外受精－胚胎移植实验室操作专家共识：2016［J］. 生殖医学杂志，2017，26（1）：1.

中华医学会糖尿病学分会，中国医师协会营养医师专业委员会. 中国糖尿病医学营养治疗指南：2013［J］. 中华糖尿病杂志，2015，7（2）：73－88.

中华医学会外科学分会疝与腹壁外科学组，中国医师协会外科医师分会疝和腹壁外科医师委员会. 成人腹股沟疝诊断和治疗指南：2018版［J］. 中华胃肠外科杂志，2018，21（7）：721－724.

中华医学会外科学分会血管外科学组. 腹主动脉瘤诊断与治疗指南［J］. 中国实用外科杂志，2008，28（11）：916－918.

中华医学会消化病学分会. 2020年中国胃食管反流病专家共识［J］. 中华消化杂志，2020，40（10）：649－663.

中华预防医学会肝胆胰疾病预防与控制专业委员会，中国研究型医院学会肝病专业委员会，中华医学会肝病学分会，等. 原发性肝癌的分层筛查与监测指南：2020版［J］. 肝癌电子杂志，2021，8（1）：1－15.

周鑫，陈付艳，刘世珑，等. 影响老年髋部骨折患者围术期及术后生存期的高危因素分析［J］. 重庆医学，2016，45（27）：3854－3856.

朱自严，郭忠慧，朱永明. 人不是熊猫 人血不是熊猫血［J］. 中国输血杂志，2014（9）：982－984.

祝行行，蒋文静，朱威. 脂溢性皮炎病因机制的研究进展［J］. 实用皮肤病学杂志，2017，10（1）：41－43.

后　记

医学知识太过于复杂，但是，“疾病是如何发生、发展的”“得了这个病能好吗”“这个疾病应该怎么治疗”“日常生活应该如何预防这个疾病”，等等，都是广大群众迫切想知道的问题。虽然网络信息很发达，但网上五花八门的答案却让群众更加疑惑，甚至被引导去了错误的道路。本书出版的初衷就是避免大家掉进道听途说的“坑”里。

广东省第二人民医院发起科普征文后便收到各个科室的踊跃投稿。短短几天的时间便收集到了200余篇关于各个学科系统常见病的科普文章。党办党建科带头组建了一个由各学科专家组成的编委会进行审稿，经过多次审稿，共收录150篇常见病科普文章，本书终于成形。

本书能够完成，需要感谢很多人。

感谢踊跃投稿的各位医护人员，以及负责协调各科室的健康教育兼职人员。

感谢小林漫画的支持。

感谢许鸣、孙瑞琳、张青、傅晓英、刘清萍、孙鸿涛、卢慧勤、刘兴涛、邱晓拂、魏佳雪、彭宏、马力、曹东林、段佑才、蔡长青、高鹏、肖承江（排名不分先后）等专家对文章进行细致审核。感谢党办党建科、门诊部等科室人员给予的阅后反馈。

感谢插画师李婉滢、陈新格通宵达旦为文章创作插画。

感谢中山大学出版社。

还有许多需要感谢的人、感谢的事，在此不能一一列举。希望本书可以真正帮助到大家认识更多的常见病、多发病，了解医学常识，避免踩“雷”，避免入“坑”，健康生活每一天。